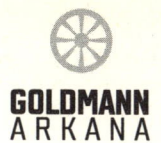

Buch

Am Beispiel seines eigenen Lebensweges zeigt Peter Michael Dieckmann auf eine sehr überzeugende und persönliche Art und Weise, dass wirklich jeder die Technik des Reiki erlernen und seine innere Sensibilität finden kann, wenn er nur bereit dazu ist. Dieckmanns Ziel ist es, dass immer mehr Menschen, wenn sie Reiki hören, an Liebe, Vergebung und Verantwortung denken und weniger an geheime Symbole oder dergleichen. Denn für Dieckmann bedeuten gute Reiki-Seminare mehr als Einweihung und Handauflegen: Meditationen und Übungen sollten Bestandteil eines jeden Reiki-Seminars sein und erhalten auch in diesem Buch den ihnen gebührenden Raum.

Viele Menschen blockieren sich durch ihre Ansprüche, die sie sich selbst auferlegen. Reiki ist eine Form der Lichtheilung, mit der Besonderheit, dass man es sowohl als Meditationstechnik für sich selbst als auch zur Behandlung eines anderen nutzen kann. Reiki wirkt nicht in erster Linie auf den Körper ein, sondern entfaltet seine Wirkung über die Aura, die den Menschen umgibt. Dabei verbindet sich die Aura des Gebenden mit der Aura des Empfängers. So heilt nicht die Technik des Handauflegens allein, sondern vielmehr das Licht, welches durch die Präsenz des Gebers auf den Empfänger abstrahlt. Doch vor allem ist Reiki eine Begegnung mit sich selbst, wie Peter Michael Dieckmann in diesem Buch anhand seiner persönlichen Erfahrungen überzeugend zur Darstellung bringt.

Autor

Peter Michael Dieckmann, 1961 in Duisburg geboren, ist Hauptkommissar bei der Kriminalpolizei und war viele Jahre Zielfahnder. Als »harter Junge« eines mobilen Einsatzkommandos zählten für ihn nur harte Fakten, mitunter sogar die Fäuste. Umso größer seine Überraschung, als er in Reiki-Kursen seine innere Sensibilität entdeckte. Peter Michael Dieckmann gibt als Reiki-Lehrer Seminare und Workshops. Er wohnt mit seiner Frau Karin im Ruhrgebiet.

Von Peter Michael Dieckmann ist bei Arkana bereits erschienen:

Wenn zwei sich treffen in meinem Namen (33723)

Peter Michael Dieckmann

Ich bin berührt

Reiki oder
Die Schule des Lebens

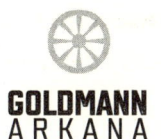

Zeichnung der vier Reiki-Symbole auf S. 256 von Anett Damm,
Chakra-Zeichnung auf S. 274 von Mary Ann Zapalac.

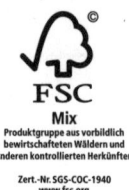

Mix
Produktgruppe aus vorbildlich
bewirtschafteten Wäldern und
anderen kontrollierten Herkünften

Zert.-Nr. SGS-COC-1940
www.fsc.org
© 1996 Forest Stewardship Council

Verlagsgruppe Random House FSC-DEU-0100
Das für dieses Buch verwendete FSC-zertifizierte Papier
München Super liefert Mochenwangen.

1. Auflage

Originalausgabe Mai 2008
© 2008 Wilhelm Goldmann Verlag, München
in der Verlagsgruppe Random House GmbH
Umschlaggestaltung: Design Team München
Redaktion: Ralf Lay
WL · Herstellung: CZ
Satz: Uhl+Massopust, Aalen
Druck und Bindung: GGP Media GmbH, Pößneck
Printed in Germany
ISBN 978-3-442-21807-3

www.arkana-verlag.de

Für Waltraud

*Du bist einmalig und einzigartig.
Durch dich hat das Göttliche ein Zeichen gesetzt.*

Inhalt

Vorwort 11
Zum Beginn 17

Erster Teil: Licht und Heilung 21

Licht und Lebensenergie 23
Aura: Ausstrahlung und Anziehung. 23
Emotionen – Fluss der Lebensenergie 27
Reiki, ein Name für Lichtheilung 30
Heilige Rituale – Einweihung 34
Lebensenergie und Heiliger Geist:
Pipeline zur göttlichen Quelle. 40

Heilung und Veränderung 46
Krankheit und Gesundheit – Karma oder
Wohlverhalten?. 46
Vier Einstellungen zur Förderung der Heilung 53
Friede sei mit dir: Die heilende Kraft der Worte 57
Der Engel aus der Zukunft – Heilung aus der Ferne . . 63

Hausaufgaben und Meditation 71
Hausaufgaben – Übungen für Veränderung. 71
Zwölf Hausaufgaben für zwölf Monate. 79
Meditation 84

Mantren und Symbole 97
Ohne Symbole ist es kein Reiki – oder etwa doch? . . . 97
Die Symbole des Mikao Usui 102
Die Kraft der Klänge. 106

Zweiter Teil: Die drei Grade des Reiki 113

Drei Grade und drei Themen 115

Der erste Grad – Liebe 117
Selbstliebe oder Egoismus? 118
Selbstbild und Selbstwert 124
Hier bin ich – Selbstvertrauen und freier Wille 138
Lieber eine Minute mit der Liebe als eine
Ewigkeit ohne… 146

Der zweite Grad – Vergebung 151
Dreh dich nicht um: Die Erkenntnis der
Frau Lot 151
Die Agentur des Göttlichen 155

Verabschiede, was gehen will, begrüße,
was kommen will, beachte, was bleiben will 162
Meinungen und Standpunkte 167
Freude und Einverständnis 174
Der Sinn des Lebens ist Öhrchenkraulen 179

Der dritte Grad – Verantwortung 187
Ich bin verantwortlich für das, was mir
gehört 187
Meister seiner Gedanken und Gefühle sein. 191
Die Spiritualitätsfalle 194

Die fünf Säulen der Meisterschaft 200
Wille und Glaube 200
Bedingungen und Zustände..................... 206
Die Scheinwerfer der Achtsamkeit 213
Die Gesetze im Land meiner Seele 218
ICH BIN – Meister der Gedanken.................. 222
Reichtum und Glück 228

Das Vaterunser und die Bergpredigt: Die Essenz....... 234
Das Vaterunser 235
Die Bergpredigt................................ 238

Dritter Teil: Übung und Anwendung 245

Das Reiki-Fundament........................... 247
Die Geschichte des Reiki – Wahrheit und
Legende 247
Traditionelles Reiki – Fünf Prinzipien und
vier Symbole.................................. 253
Die Reiki-Behandlung:
Einsatz, Wirkung, Adressaten 257

Reiki zur Selbstanwendung....................... 264
Reiki – Sein oder Tun?........................... 264
Energieräder: Kleine Chakrenlehre 272
Die Reiki-Meditation: Die reine Übung 279
Der innere Gottesdienst: Die erweiterte
Reiki-Meditation............................... 282
Merksätze und weitere Übungen zur
Selbstbehandlung 285
Reiki trinken................................... 287

Reiki für andere 291
Praktiziere es auf deine Art und Weise 291
Lichtbilder – Information und Resonanz........... 294

Die Lehrerausbildung........................... 300

Zum Schluss................................... 304

Nachwort *von Wolfram Zurhorst* 315

Dank... 317
Die Meditationen 318
Kontakt 320

Vorwort

Als ich meinem Verleger von meiner Absicht erzählte, eines Tages ein Buch über Reiki zu schreiben, antwortete er: »Glauben Sie, dass die Welt noch ein Reiki-Buch braucht?« Zunächst war ich sprachlos, und dann stimmte ich ihm zu. Es gibt viele gute Reiki-Ratgeber mit Erklärungen und Zeichnungen von Handpositionen, Beschreibungen von Heilungserfolgen und Geschichten über den Entdecker des Reiki. Doch wollte ich kein Buch schreiben à la »Es ist schon alles über Reiki geschrieben worden, nur noch nicht von mir...«.

Ich wollte darüber schreiben, wie ich Reiki verstehe und in meinen Seminaren vermittle. Ursprünglich wollte ich es erst zu einem Zeitpunkt schreiben, zu dem ich selbst keine Seminare mehr durchführen würde. Als »Vermächtnis« meiner Arbeit sozusagen. Nun ist es anders gekommen, und ich bin froh darüber. Ich habe die Absicht, noch lange Jahre Menschen meine Art des Reiki näherzubringen. Denn ich möchte, dass der Begriff »Reiki« eines Tages vornehmlich mit den Themen der drei Grade in Verbindung gebracht wird; ich möchte, dass immer mehr Menschen, wenn sie den Begriff »Reiki« hören, an Liebe, Vergebung und Verantwortung denken und immer weniger an geheime Symbole oder dergleichen.

Gute Reiki-Seminare bieten mehr als Einweihung, Handauflegen und eine leckere Dinkelsuppe zum Mittagessen: Meditationen und Übungen sollten Bestandteil eines jeden Reiki-Seminars sein und erhalten auch in diesem Buch den ihnen gebührenden Raum. Übungen der Selbstannahme und des Selbstvertrauens stehen im Zentrum des ersten Grades. Die Heilung der Vergangenheit, Vergebung und Akzeptanz sind die inhaltlichen Schwerpunkte des zweiten Grades. Im Meistergrad geht es um die Übernahme der Verantwortung. Die Botschaft lautet: »Ich bin der ›Boss‹. Ich kann meine Gedanken, Gefühle und Erfahrungen verändern.«

Die beschriebenen Übungen sind jedoch nicht nur für Reiki-Anwender geeignet. Sie können von jedermann ohne irgendeine spezielle Voraussetzung durchgeführt werden und haben das Potenzial, unser Leben zu verändern. Denn Heilung bedeutet immer Veränderung. Im Vordergrund steht die Verwandlung von Krankheit in Gesundheit. Doch wer diesen Wandel will, muss auch für weitere Veränderungen bereit sein. So wie die Ursache einer Krankheit oftmals vielschichtig ist, wirkt auch ihre Heilung auf mehrere Bereiche des Lebens ein.

Reiki ist eine Form der Lichtheilung. Der erste Teil des Buchs beschreibt die Grundlagen und schafft so die Basis für das Folgende. Darüber hinaus ist Reiki ein Weg mit drei Stationen. Wer den Weg geht, begegnet an jeder Station einem großen Thema: An der ersten trifft man die Liebe, an der zweiten die Vergebung, an der dritten die Verantwortung. Die Stationen des Reiki werden »Grade« genannt.

Die Themen der drei Grade stehen im zweiten, also mittleren Teil und somit im Zentrum des Buchs. Referate über

Selbstliebe, Vergebung und Verantwortung nutzen jedoch nichts, wenn die Botschaften das Herz nicht erreichen. Die Erkenntnisse müssen zur Erfahrung werden. Dabei können Übungen und Meditationen helfen. Der Verstand kann nur verstehen; er kann nicht begreifen, nicht fühlen. Der Verstand mag vieles erklären, doch was Gefühle betrifft, ist er inkompetent.

Der dritte Teil des Buchs beschäftigt sich mit der Geschichte, den »Basics« und der praktischen Anwendung des Reiki. Das Besondere am Reiki ist, dass man es sowohl als Meditationstechnik für sich selbst als auch zur Behandlung eines anderen nutzen kann. Es gibt viele Möglichkeiten, Reiki zu praktizieren. Die Technik ist nicht starr und dogmatisch, sondern lebendig und individuell. Jeder tue es auf seine Weise. Auch die Heilung in die Ferne bzw. die Heilung durch Zeit und Raum ist ein Anwendungsgebiet des Reiki. Für mich ist es die tägliche Begegnung mit mir selbst.

Peter Michael Dieckmann

Vor deiner Geburt wurde dir gesagt ...

*Vor deiner Geburt wurde dir gesagt,
dass du nun die Gelegenheit hast,
in einen neuen Körper einzutauchen.
Und du hast gesagt: Ich will es wagen.*

*Vor deiner Geburt wurde dir gesagt,
dass du für die Zeit des körperlichen Lebens vergessen würdest,
wer du bist, woher du kommst.
Und du hast gesagt: Ich will es wagen.*

*Vor deiner Geburt wurde dir gesagt,
dass du wieder Neuland betreten wirst,
Erfahrungen machen wirst wie nie zuvor und niemals danach.
Und du hast gesagt: Ich will es wagen.*

*Vor deiner Geburt wurde dir gesagt,
dass es manchmal leicht, doch oft auch schwer sein wird,
dass du oftmals stark und oft auch schwach sein wirst.
Und du hast gesagt: Ich will es wagen.*

*Vor deiner Geburt wurde dir gesagt,
dass es immer neue Begegnungen in deinem Leben geben wird.
Dir wurde auch gesagt, dass es Abschiede geben wird.
Und du hast gesagt: Ich will es wagen.*

*Vor deiner Geburt wurde dir gesagt,
dass du oft nicht wissen wirst,
wohin die Reise geht, wohin dein Leben steuert.
Und du hast gesagt: Ich will es wagen.*

Vor deiner Geburt wurde dir gesagt,
dass immer Hilfe in deiner Nähe ist, du nie wirklich allein bist.
Dir wurde auch gesagt, dass du dich dennoch oft allein
  fühlen wirst.
Und du hast gesagt: Ich will es wagen.

Vor deiner Geburt wurde dir gesagt,
dass du alle Schätze in dir trägst, sie aber auch nur in dir
  finden kannst.
Dir wurde auch gesagt, dass du oft noch im Außen suchen und
  Enttäuschung erfahren wirst.
Und du hast gesagt: Ich will es wagen.

Vor deiner Geburt wurde dir gesagt,
dass das Geheimnis des Lebens darin besteht,
dass nur der bekommt, der bereit ist zu geben, der bereit ist,
  alles zu geben.
Und du hast gesagt: Ich will es wagen.

Vor deiner Geburt wurde dir gesagt,
dass du nur dann Liebe und Geborgenheit spüren wirst,
wenn du selbst Liebe und Geborgenheit gibst.
Dir wurde gesagt, dass nur du allein zum Retter deines Lebens
  werden kannst.
Und du hast gesagt: Ich will es wagen.

Vor deiner Geburt wurde dir gesagt,
dass du die Stimme, die vor der Geburt zu dir spricht,
auch während deines Lebens immer hören kannst.
Dir wurde gesagt, dass du in dich hineinhorchen musst,
  um sie zu hören.
Und du hast gesagt: Ich will es probieren.

*Vor deiner Geburt wurde dir gesagt,
dass du zurückkehren wirst und dann die Frage
   beantworten musst:
die Frage, was du gemacht hast aus deinem Leben,
was du gemacht hast mit deinen Fähigkeiten und Talenten,
wie du die Gelegenheiten genutzt hast,
   die dir von oben zugefallen sind.
Und du hast gesagt: Ich will Antwort geben.*

*Vor deiner Geburt wurde dir gesagt,
dass zwar dein Körper, niemals aber deine Seele
   geschädigt werden kann.
Und du hast gesagt: Ich will daran denken.*

*Vor deiner Geburt wurde dir gesagt,
dass du dir selbst immer vertrauen kannst.
Und du hast gesagt: Ich will es versuchen.*

*Vor deiner Geburt wurde dir gesagt,
dass du jetzt die Gelegenheit hast zu lachen und zu weinen,
zu essen und zu trinken, zu schmecken und zu fühlen,
   zu singen und zu tanzen.
Dir wurde gesagt, dass du die Gelegenheit hast,
   dein Leben zu leben.
Und du hast gesagt: Ich will es wagen.*

*Vor deiner Geburt wurde dir gesagt,
dass du so wertvoll bist,
dass das Leben selbst ohne dich nicht existieren könnte.
Und du hast gesagt: Ich will es niemals vergessen.*

Zum Beginn

Ich war ein Bulle im Ruhrgebiet und habe auf den Straßen Duisburgs Menschen »gefischt«. Heute, als Reiki-Lehrer, tue ich dasselbe; lediglich die Zielsetzung ist eine andere. In meiner Eigenschaft als Kriminalkommissar der Fahndung war ich auf der Suche nach Straftätern, nun fahnde ich nach Interessenten für meine Seminare. An meiner Seite ist Karina, meine Ehefrau. Damals war es mein Freund und Kollege Bert, mit dem ich einen großen Teil meiner Dienst- und Freizeit verbrachte.

Nach dem Spätdienst besuchten wir oft eine Kneipe namens »Kokosnuss«. Der Innenraum war schlauchartig, sehr eng und sehr lang – ein dunkler Ort zu jeder Tageszeit. Dafür sorgten neben den Gästen schwarze Vorhänge vor den Fenstern. Eines Abends, mitten in der Woche, kamen wir nach anstrengender Dienstverrichtung an diesen Hort der Geborgenheit und bezogen unsere Stammplätze am hinteren Ende des Tresens. Wir waren die einzigen Gäste. Außer uns und dem Wirt befand sich kein Mensch im Laden. Niemand hatte Lust auf ein Gespräch. Wortlos guckten wir vor uns hin und tranken unser Bier.

Wenig später betrat ein Mann die Kneipe. Er war weder uns noch dem Wirt bekannt. Der Fremde blieb im vorderen Bereich der Theke stehen und schloss sich dem allgemeinen

Schweigen an. Plötzlich zog er aus seiner Jackentasche eine Pistole und legte sie demonstrativ vor sich auf die Theke. Er verlor dabei kein Wort, blickte jeden Einzelnen von uns lautlos und kampfeslustig an. Der Wirt, ein alter Fahrensmann in der Ganovengastronomie, zeigte sich wenig beeindruckt. Seelenruhig wandte er sich dem Schrank hinter sich zu, öffnete eine Schublade, entnahm ihr einen Revolver und legte ihn neben die Pistole seines Gegenübers. Auch er blieb bei dieser Aktion stumm.

Bert und ich beobachteten von unseren Plätzen aus das muntere Spiel. Wir hatten die Regeln kapiert und verfügten über entsprechendes Material, um mitzuspielen. Wir zogen unsere Dienstwaffen aus dem Hosenbund und legten sie ebenfalls vor uns auf den Tresen. Der Fremde verstand die Botschaft, griff schnell nach seiner Knarre und suchte das Weite. Der Wirt legte seinen Revolver zurück in den Schrank und zapfte noch zwei Bier an. Bert und ich steckten die Dienstwaffen wieder zurück und schauten weiter vor uns hin. Niemand hatte ein Wort gesprochen. Es war wie die Szene aus einem schlechten Stummfilm.

Wenn mir damals an jenem düsteren Ort jemand prophezeit hätte, dass ich eines Tages »Heilen durch Handauflegen« praktizieren würde, hätte ich ihn wohl höchstpersönlich über den Tresen gezogen.

Meiner Reiki-Lehrerin Christa begegnete ich 1996 zum ersten Mal. Zu dieser Zeit wohnte sie in Langenfeld, einem kleinen Ort in der Nähe von Düsseldorf. An eine Szene erinnere ich mich noch deutlich: Ich war im Flur ihres Hauses und schaute in einen leeren Raum, in dessen Mitte eine Kerze auf dem Boden stand. Um die Kerze herum lagen Kissen. Und irgendetwas faszinierte mich bei diesem Anblick – natürlich wusste ich zu diesem Zeitpunkt noch nicht, dass ich gerade einen Blick in meine Zukunft warf…

Christa stand neben mir und gab mir einen Flyer für ein Reiki-Seminar. »Modifiziertes Reiki«, sagte sie, »etwas modernisiert, ein wenig vom alten Staub befreit.« Damals war ich an Reiki überhaupt nicht interessiert. Ich hatte Christa in ihrer Eigenschaft als spirituelles Medium aufgesucht. Ich wollte von ihr Botschaften aus der geistigen Welt hören. Das reichte mir völlig. Ich wollte passiv bleiben, nicht selbst etwas tun.

Erst zwei Jahre später begann ich mit der Reiki-Ausbildung. Christa war mittlerweile mit ihrem Ehemann Uli in ein kleines Dorf im tiefsten Westerwald gezogen. Sie hatten dort ein Haus gemietet, das in früheren Zeiten eine Kapelle gewesen war. Der Raum, in dem Christa ihre Seminare abhielt, verfügte noch über ein altes buntes Kirchenfenster. Ansonsten hatte Christa mit der Kirche nicht viel am Hut. Dennoch ging sie ab und an sonntags in den katholischen Gottesdienst und wurde dort zum Schrecken der versammelten Gemeinde. An der Stelle in der Liturgie, an der es heißt: »Herr, ich bin es nicht würdig, dass du einkehrst unter meinem Dach«, stand sie regelmäßig auf und rief: »Ich schon!« Dann wandte sie sich an die übrigen Besucher und fragte: »Sie etwa nicht?« Übertriebene Unterwürfigkeit war Christas Sache noch nie gewesen. Sie wusste: Gott wohnt in allen Menschen, und jeder ist seiner würdig.

Das Thema »Selbstwert« stand im Zentrum ihrer Seminare. Doch sah sie ihre Aufgabe nicht darin, ihre Schüler mit Lob zu überschütten. Christa arbeitete mit Meditation und Musik. Die Übungen führten mich in die Tiefen meiner Seele. Dort begegnete ich den Dämonen, die mir seit meiner Kindheit immer zuflüsterten: »Du bist es nicht wert, geliebt zu werden... Du musst dir die Liebe der anderen verdienen... Du darfst dich selbst nicht in das Zentrum deiner Liebe stellen...«

Diese innere Arbeit, wie Christa ihre Übungen nannte, empfand ich oft als sehr heftig; aber sie hat mir gutgetan. Seichtes »Leben-Liebe-Licht-Gesäusel« hätte mich nicht beeindrucken können. Um mich als »harten Bullen« auf den so genannten spirituellen Weg zu bringen, war ein anderes Kaliber nötig. Ich schreibe »so genannten«, weil der Lebensweg eines jeden Menschen spirituell ist, unabhängig davon, ob er sich für spirituelle Themen interessiert oder nicht.

»Reiki« heißt übersetzt: »universelle Lebensenergie«. »Rei« bedeutet »universell«, »Ki« bedeutet »Lebensenergie«. Reiki wird in Verbindung mit einem Mann namens Mikao Usui gebracht, der um 1900 in Japan lebte. Doch was er entdeckte, gab es schon immer. Das Universum hat keinen Anfang, und es hat kein Ende. Es war immer und wird immer sein. Die Energie des Universums ist lebendig. Sie ist wahrhaft »universelle Lebensenergie«.

Erster Teil

LICHT UND HEILUNG

Licht und Lebensenergie

Aura: Ausstrahlung und Anziehung

Manchmal sagen wir über einen Menschen, er verfüge über eine besondere Ausstrahlung. Diese Beschreibung ist keine Metapher, sondern sie drückt aus, was wirklich zutrifft: Ein Mensch, der präsent ist, ganz gegenwärtig, erfüllt den Raum mit seiner Aura. Sein Licht strahlt nach innen und außen aus.

Das Licht ist die Essenz allen Seins. Es umgibt und durchdringt jedes Wesen, jeden Körper, jeden Gegenstand. Es umgibt und durchdringt ALLES, WAS IST. Alle großen Meister lehrten: Es gibt nur einen Gott, es gibt nur ein Licht. Dieser eine Gott zeigt sich in unendlich vielen Farben und Aspekten. Das Licht ver-teilt sich. Jeder Aspekt Gottes ist sich seiner selbst bewusst, empfindet sich als selbständiges »Ich«. Meine Aura ist mein Anteil an der universellen Lebensenergie. Sie ist das Land meiner Seele inmitten des Allumfassenden. Das Licht ist zu (meiner) Form geworden. Die Weite meiner Aura ist die Weite meiner Seele.

All unsere Gedanken, Gefühle und Handlungen wirken auf die Aura ein. Wir strahlen aus, was wir denken, fühlen und tun. Das Licht der Aura hat magnetische Kräfte; es zieht an, was ihm entspricht. Die Situationen und Begegnungen unseres Lebens sind Ergebnis dieser Anziehung. Wir können nicht erfahren, was nicht in Resonanz mit unseren Gedanken und Gefühlen steht. Jeder Samen muss auf fruchtbaren Boden fallen, um gedeihen zu können.

In früheren Jahren – lange bevor der Klimawandel das Hauptthema in den Medien war – bin ich kaum einem Streit aus dem Weg gegangen. Und merkwürdigerweise traten mir viele solche Situationen förmlich entgegen. Doch damals kam mir nicht in den Sinn, dass dies an mir liegen könnte. »Was soll man machen?«, dachte ich. »Das Leben ist ein Western; und deshalb muss sich ein Cowboy nicht wundern, wenn er ständig Indianern begegnet...«

Meine Frau Karina erinnert sich noch gern an einen Rosenmontag in den Achtzigern. Gemeinsam mit meinem Freund und Kollegen Bert sowie dessen damaliger Freundin suchten wir die bereits erwähnte »Kokosnuss« auf. Dort trafen wir auf zwei weitere Kollegen, die ebenso wie wir mit ihren Freundinnen Karneval feiern wollten. Der Laden war zum Bersten voll. Wir saßen an der Theke und nahmen die zeit- und ortsüblichen Getränke ein.

Ein Mann, den wir nie zuvor gesehen hatten, bemühte sich eifrig, mit Karina in körperlichen Kontakt zu treten. Sie allerdings wünschte diese Art der Kommunikation auf keinen Fall und forderte ihn auf, mit der Grapscherei aufzuhören. Da er nicht hören wollte, sagte sie mir Bescheid. Ich hatte den Vorfall bis dahin gar nicht bemerkt. Nun also wandte ich mich an den Herrn, der etwa in meinem Alter war, und bat ihn höflich, die Finger von meiner Frau zu lassen. Sollte er meiner Bitte nicht entsprechen, würde er die meinigen zu Fäusten geballt in seinem Gesicht spüren können. Er beschloss jedoch, meine Worte zu ignorieren, und intensivierte seine Kontaktaufnahme. Daraufhin beschloss ich, konsequent zu sein und sein offenbar überstarkes Bedürfnis nach körperlicher Nähe zu befriedigen. Ich traf ihn an der Stirn. Und er kippte um. Das fand ich gut. Weniger gut fand ich die plötzliche Erkenntnis, dass mein neuer Freund seinen Kneipengang in Begleitung von etwa dreißig Kumpels angetreten hatte, die in Dreierreihen an der Theke standen. Sie alle verband die Liebe zu ihrem Fußballverein. Es war ein Fanclub des MSV Duisburg, dessen Mitglieder sich als »Hooligans« bezeichneten. Scheiße rollt den Berg hinunter, und in diesem Moment saß ich im Tal. Es begann ein Tumult. Vier Polizisten kämpften gegen dreißig Fußballfans. Mittendrin fünfzig weitere Gäste vor und ein erschreckter Wirt hinter der Theke.

Wir hatten keine Chance, aber mächtig viel Glück. Einer der Hooligans hatte Tränengas dabei und war offenbar hocherfreut über die günstige Gelegenheit, davon Gebrauch machen zu können. Er sprühte eifrig und reichlich. Ein Run auf die Kneipentür begann. Alles drängte nach draußen an die frische Winterluft. Der stürmischen Kneipenflucht schlossen sich – für uns Gott sei Dank – auch die Hooligans an. Zurück blieben nur vier Polizisten mit ihren Freundinnen, ein Wirt sowie zahlreiche unbezahlte Rechnungen. Der arme Kneipier musste zusehen, wie sich sein proppenvoller Laden in null Komma nichts in eine trostlose Hütte verwandelte. Lediglich acht Personen verharrten an der Theke und feierten lautstark ihren Sieg. Kaum ein weiterer Gast gesellte sich mehr dazu. Die meisten machten an der Tür kehrt. Zu stark war noch die Wirkung des Tränengases.

Heute, als Reiki-Lehrer, denke und fühle ich anders als damals. Die Qualität meiner Aura hat sich verändert. Ich strahle etwas anderes aus und ziehe daher auch andere Erfahrungen an. Seit ich kein Cowboy mehr bin, begegnen mir keine Indianer mehr.

Die Aura enthält auch die Wünsche und Träume eines Menschen. Daher kommt es vor, dass Wahrsager, die die Aura sehen können, den Menschen eine ihren Wünschen entsprechende Zukunft vorhersagen. Doch sehen sie nicht das Kommende, sondern das (in der Aura) Gegenwärtige. Nichts spricht dagegen, die Dienste von Menschen mit der Fähigkeit des Auralesens für sich in Anspruch zu nehmen. Doch sollte man sehr sparsam mit solchen Sitzungen umgehen und sich dessen bewusst sein, was dieser Mann oder diese Frau wirklich sieht.

Auch ich habe bis vor einiger Zeit einmal jährlich eine Auraleserin und Kartenlegerin aufgesucht, um Informationen für die Zukunft zu erhalten. Letztlich wollte ich bestätigt werden. Es tut einfach gut, wenn einem jemand sagt: »Du bist auf dem richtigen Weg, deine Wünsche und Vorstellungen werden sich erfüllen, hab einfach nur ein wenig Geduld.« Die Bestätigung ist wieder neuer Antrieb und erhöht die Chance, dass es wirklich so kommt, wie es dem Wunsch und der Vorhersage entspricht. Da die Aura magnetisch wirkt, zieht das Gegenwärtige das Kommende an.

Menschen, die absolut im Hier und Jetzt leben, können sich den Gang zu einem Auraleser allerdings sparen. Sehen wir einmal davon ab, dass jemand, der vollkommen in der Gegenwart lebt, vermutlich gar nicht erst auf den Gedanken käme, zu einem Wahrsager zu gehen. Täte er es dennoch, sähe der Auraleser nichts. Ein Mensch, der nur in der Gegenwart lebt, hat in diesem Sinne keine Vergangenheit und keine Zukunft. Daher könnte ihm auch keine Zukunft vorhergesagt werden. Wenn der Auraseher kein Scharlatan ist, würde er vermutlich sagen: »Tut mir leid, ich kann außer weißem Licht nichts sehen. Aber vielleicht könnten Sie mir eine Sitzung geben?«

Emotionen – Fluss der Lebensenergie

Die Aura, die unseren Körper umgibt, ist nicht fest und starr, sondern fließend. Sie ist nicht wie ein Mantel, den man trägt, sondern eher wie ein Wasserfall, unter dem man steht. Das Licht der Aura ist ein Strom der Lebensenergie. Diese Energie lässt jedes Wesen leben, fühlen. Gefühle sind der Ausdruck des Lebens. Das Grundgefühl des Lebendigen ist das Spüren des ICH BIN. Jedes Wesen ist sich seines Da-Seins bewusst. Es spürt: »Ich bin.« Auf diesem Grundgefühl bauen alle anderen Gefühle auf. Die Emotionen sind Wellen auf dem Strom des ICH BIN. Sie verändern sich stetig, sind immer beweglich: dauernd *in motion*. Fühle ich nichts anderes als »Ich bin«, fließt die Lebensenergie in mir gleichmäßig und harmonisch. Ich bin in meiner Mitte, ich bin in Meditation.

Der Fluss der Energie kann nicht verhindert werden. Aber jedes Wesen bestimmt die Schnelligkeit und die Richtung, in der die Energie durch den Herrschaftsbereich seines Ichs fließen soll. Ich kann entscheiden, ob ich die Energie in der gebenden oder nehmenden Richtung fließen lasse. In jedem

Moment entscheide ich, ob ich *für* oder *gegen* (mich) lebe. In der gebenden Richtung fließt die Energie von mir weg, in der nehmenden Richtung fließt sie zu mir hin.

Man stelle sich ein (Licht-)Schwert vor. In der gebenden Richtung zeigt die »Klinge« nach vorn, sie arbeitet für mich. In der nehmenden Richtung ist die »Klinge« auf mich gerichtet, sie arbeitet gegen mich. In der gebenden Richtung befinde ich mich in meiner Kreativität und fühle mich wohl. In der nehmenden Richtung bin ich auf der Suche. Ich versuche, die Energie von außen, von anderen Menschen, Projekten, Zielen und so weiter zu mir hinzuziehen. Das ist mühsam und kostet Kraft. Die Energie selbst will immer gestalten, will erschaffen, sie will stets in der gebenden Richtung fließen. Es ist anstrengend, sie jedes Mal wieder dazu zu zwingen, dass sie umgekehrt fließe.

Je freier die Lebensenergie in der gebenden Richtung fließt, desto weiter ist die Aura. In Momenten der Angst zieht sich die Aura am Körper zusammen. Der Begriff »Angst« hat seinen Ursprung in dem Wort »Enge«. Ein ängstlicher Mensch fühlt sich nicht nur innerlich eng, sondern ist es auch in seinem äußeren Tun. Die Lebensenergie fließt dann in der nehmenden Richtung, strahlt also nur schwach nach außen aus. Angst ist das (vergebliche) Bemühen, den Fluss der Gefühle aufzuhalten. Ich befürchte, fühlen zu müssen, was ich nicht fühlen möchte. Ich will es nicht so weit kommen lassen, dass ich die Verletzung, den Schmerz oder die Trauer spüren muss. Also blockiere ich. Sind Leib und Seele miteinander in Einklang, so ist die Aura um den Körper gleichmäßig weit. Der Mensch ist wahrhaft in seiner Mitte. In Zeiten der Disharmonie ist die Aura um den Körper an einigen Stellen weiter, an anderen enger. Der Mensch steht im wahrsten Sinne »neben sich«.

Jede Emotion hat ihre eigene Geschwindigkeit. Die Freude ist schneller als die Traurigkeit, die Dankbarkeit ist rascher als die Einsamkeit. Grundsätzlich fließt der Strom der Energie geschmeidiger in der gebenden als in der nehmenden Richtung. Die Lebensenergie will eher erschaffen als zerstören.

Mit dem Wechsel der Gefühle verändert sich die Geschwindigkeit der Energie. Gehen die Gefühle sanft ineinander über, verändert sich das Tempo gleichmäßig. Dann fließt die Energie mal etwas langsamer, mal etwas schneller. Wird ein Gefühl jedoch unmittelbar durch ein gegensätzliches abgelöst, ist auch der Tempowechsel entsprechend abrupt. Direkte Wechsel von himmelhoch jauchzend zu todtraurig, von großer Hoffnung zu tiefer Enttäuschung kommen einer energetischen Vollbremsung gleich. Die schnell in die gebende Richtung fließende Lebensenergie stoppt abrupt ab, um anschließend in die umgekehrte, nehmende Richtung weiterzufließen. Der Wechsel von tieftraurig zu hocherfreut wiederum bedeutet für die Lebensenergie die unmittelbare Umkehr vom Rückwärtsgang zur vollen Kraft voraus. Wer auf Dauer solch extremen Tempowechseln ausgesetzt ist, verbringt sein Leben auf einer emotionalen Achterbahn.

Das »Anhalten aller Bewegung« ist die einfachste Methode, den Wechsel der Emotionen in sich zum Stillstand zu bringen: Man werde einmal vollkommen regungslos. Nach kurzer Zeit gelangt man dann in sein Grundgefühl. Die äußerliche Beruhigung des Körpers führt zur innerlichen Beruhigung der Gefühle. Nur bewegliche Körper können Emotionen entwickeln. Ein Tier kann ebenso wie der Mensch Freude und Neid, Dankbarkeit und Traurigkeit spüren. Wesen in unbeweglichen Körpern hingegen sind immer in ihrem Grundgefühl. Die Lebensenergie fließt durch Bäume und Steine immer gleichmäßig und immer in der gebenden Richtung. Ihr Seinszustand ist meditativ.

Jede Meditationstechnik harmonisiert den Fluss der Energie. Gleich, ob Yoga oder Zen, ob Tai Chi oder Qigong, jede Übung bewirkt die Umkehr der Energie von der nehmenden in die gebende Richtung. Die Gefühlswellen flachen ab, das Grundgefühl stellt sich ein.

Auch Reiki wirkt in diesem Sinne und ist daher eine Form der Meditation. Lege ich die Hände bei mir selbst auf, meditiere ich allein. Behandle ich einen anderen, beziehe ich ihn in die Meditation mit ein.

Während einer Reiki-Behandlung wird die Geschwindigkeit des Aurastroms erhöht. Je schneller das Licht fließt, desto größer und heilsamer ist die Wirkung. Ein Fluss mit schneller Strömung hat stärkere Kräfte als ein Gartenteich. Auf diesem Prinzip beruht die Lichtheilung. Blockaden werden aus dem Weg geräumt. Die Energie kann wieder frei und ungehindert durch die Aura fließen.

Reiki, ein Name für Lichtheilung

In jeder katholischen Kirche brennt ein ewiges Licht. Es ist das Symbol für die ewige, göttliche Kraft, die alles erschaffen hat. Jedes Teil im Universum spürt sie in sich. Jedes Teil im Universum ist Ausdruck dieser Kraft. Wir können sie fühlen, und wir können sie sehen. Ihr reinster für uns sichtbarer Ausdruck ist Licht.

Die Kraft hat viele Namen. Manche Heiler unterscheiden zwischen »Reiki«- und »Christus«-Kraft, oder sie haben andere Bezeichnungen für die Heilenergie, mit der sie in Verbindung stehen. Diese Terminologien sind jedoch irreführend, weil sie den Schluss nahelegen, es gebe mehrere solcher Energien. Vielmehr ist ALLES, WAS IST, mit derselben, einen Quelle verbunden. Das Licht des Reiki ist kein japanisches, es ist kein christliches, jüdisches oder buddhistisches Licht. Das Licht leuchtete schon, lange bevor der erste Mensch es sehen konnte. Der Strom des Lichts floss schon, lange bevor der erste Mensch es in sich spüren konnte. Das ewige Licht des Reiki war da, bevor die Menschen ihre Kulturen entwickelten, ihre Religionen erschufen, ihren Glauben formulierten.

Es gibt keine unterschiedlichen Energien, es gibt nur Unterschiede in der Qualität, sie zu erfahren. Ein Tier erfährt den Strom der Lebensenergie in sich anders als ein Mensch. Ein Mensch wiederum erfährt den Strom der Lebensenergie in sich anders als ein Engel. Die Erfahrung ist immer individuell. Jedes Wesen ist einzigartig und einmalig und spürt daher die Energie auch auf seine einmalige und einzigartige Weise. Niemand kann die Lebensenergie so spüren, wie ich sie spüre. Auch die Quelle selbst spürt die Energie auf ihre eigene und einzigartige Weise.

Gleich, wie man die Technik der heilenden Energieübertragung auch nennt, sie ist nie unabhängig von der Person, die sie gibt. Es sind nicht nur die Methoden, die Heilung verursachen. Die Methoden unterstützen. Was wirklich heilt, ist die Ausstrahlung, die Präsenz des Heilers. Es gibt keine Trennung zwischen dem Menschen und der (heilenden) Lebensenergie. Es gibt keinen Unterschied zwischen der Seele und der Energie. Meine Seele ist die Energie. Man könnte die Aura daher auch als »Seelenenergie« bezeichnen. Mit jedem Einatmen nimmt der Körper die Seelenenergie in sich auf, mit dem Ausatmen gibt er sie wieder an die Aura ab. Der Atem stellt die Verbindung zwischen Körper und Seele her. Nach dem letzten Atemzug im Leben eines Menschen löst sich die Aura vom physischen Körper.

Der Mensch wird zu dem, was er immer war: Licht.

Auf vielen religiösen Bildern ist das Haupt der Heiligen von einem Lichtkranz umgeben. Der Heiligenschein repräsentiert das strahlende Licht dieser heiligen Männer und Frauen.

Das Wissen um die Aura ist also auch der Kirche nicht abhandengekommen. Weitestgehend verschollen in ihr ist jedoch die Kunst des Heilens durch Berührung, das die ersten Schüler des Meisters der Liebe praktizierten. Warum? Weil sie nicht glauben, dass sie es können!

Reiki kann ohne Bedingungen, ohne Voraussetzungen und ohne »esoterischen Schnickschnack« praktiziert werden. Es gibt keine Regeln, an die man sich dabei halten müsste, allein der Wille, die Absicht des Menschen, heilende Energie an sich selbst oder an andere zu übertragen, zählt. Reiki wirkt auf unsere Aura ein. Die Aura ist ein Strom von weißem Licht. Die Kraft, die beim Reiki übertragen wird, ist ebenfalls weißes Licht. Reiki ist daher Lichtheilung in reinster Form.

Bei der Behandlung verbindet sich die Aura des Gebenden mit der Aura des Empfangenden. Nicht die Technik des Handauflegens allein heilt, sondern vielmehr das Licht, das durch die Präsenz des Gebers auf den Empfänger ausstrahlt. Die Übertragung muss nicht über die Hände erfolgen. Das Handauflegen ist die einfachste und naheliegendste Technik. Die Energie kann aber auch mit dem Rücken, den Füßen und jedem anderen Körperteil übertragen werden. Die Aura umgibt den ganzen Körper. So wie jeder Bereich des Körpers die Energie empfangen kann, kann sie auch mit jedem Bereich des Körpers übertragen werden. Reiki mit den Augen zu senden ist eine der stärksten Übungen, die ich kenne. Auch Worte können die Aura »berühren« und Heilung bewirken.

Der Kontakt mag ebenso aus der Entfernung hergestellt werden. Das ist das Prinzip der Fernheilung. Das Licht zweier Menschen kann sich über die Grenzen von Zeit und Raum hinweg verbinden. Das Licht vieler Menschen kann sich verbinden und ausstrahlen. Das geschieht in jedem Moment, wir sind uns dessen nur nicht immer bewusst.

Wüssten wir von der Macht, über die wir verfügen, könnten wir die Kraft des Lichts, das wir ständig bündeln und ausstrahlen, im Bewusstsein eines gemeinsamen Willens nutzen. Wir könnten die Verhältnisse auf diesem Planeten allein durch unseren Glauben und unser Wissen verändern. Mit dem Glauben an unsere göttliche Schöpferkraft und dem Wissen, was wir erschaffen wollen, könnten wir wahrhaft Berge versetzen. Doch mangelt es nicht nur am Glauben, sondern auch am Wissen. Weil wir nicht wissen, was wir wollen, wissen wir auch nicht, was wir tun.

Wir scheinen nicht zu wissen, ob wir die Natur erhalten oder weiter mit schnellen Autos fahren wollen. Wir wissen nicht, ob wir die Tiere schützen oder sie weiter essen wollen. Wir wissen nicht, ob wir den Hunger in der Welt bekämpfen oder unsere Wirtschaft schützen wollen. Wir lösen viele Probleme nicht, weil wir meinen, dass andere sie lösen müssten, Politiker, Wissenschaftler, Wirtschaftsbosse. »Was kann ich als Einzelner schon tun?«, fragen sich manche. Meine Macht kann jedoch nicht größer sein als meine Bereitschaft, Verantwortung zu übernehmen. Glaube ich an meine Machtlosigkeit, werde ich nichts ausrichten können. Doch glücklicherweise gibt es überall auf der Welt viele Menschen, die mehr groß- als kleingläubig, mehr mutig als ängstlich sind.

Heilige Rituale – Einweihung

Reiki ist eine Technik, um Körper und Seele miteinander in Einklang zu bringen. Das hat sie mit anderen meditativen Praktiken gemein. Darüber hinaus aber kann der Effekt der Harmonisierung und Blockadenlösung zugleich bei mir selbst und einem anderen entstehen. Behandle ich einen anderen Menschen, fließt die Energie sowohl durch mich als auch durch ihn. Wir beide profitieren gleichermaßen davon. Das ist das Besondere und Schöne an dieser Form der Meditation.

Reiki hat mir geholfen, besser mit mir selbst und meinem Leben umzugehen. Im Laufe der Zeit habe ich gelernt, leichter zu verabschieden, was gehen will, leichter zu begrüßen, was kommen will, und leichter mit dem zu leben, was bleiben will. Auch haben die Einweihungen in die drei Reiki-Grade und meine tägliche Übung dazu beigetragen, dass anstehende Veränderungen beschleunigt wurden. Die Lebensenergie fließt nicht nur durch den Körper, sondern auch durch die anderen Bereiche des Lebens. Werden Blockaden beiseitegeräumt, kann sie freier fließen.

Zur Reiki-Ausbildung gehört auch das Ritual der Einweihung. Ein anderes Wort für »Einweihung« ist »Öffnung«: Der Mensch öffnet sich für eine andere, höhere Qualität der Lebensenergie. Diese Qualität entsteht durch eine höhere Schwingung. Das Licht fließt schneller als gewöhnlich durch die Aura. Der Mensch ist ein geistiges Wesen in einem materiellen Körper. Materie ist Licht in niedriger Frequenz. Die Lebensenergie fließt daher durch die Aura eines Menschen langsamer als durch die Aura eines rein geistigen Wesens. Jeder Körper unterliegt diesbezüglich einer »Höchstgeschwindigkeit«, die er ertragen kann. Ein kleiner Vogel könnte den starken Strom der Energie, der durch die menschliche Aura fließt, wohl nicht verkraften. Ebenso wenig könnte ein Mensch dauerhaft die »Lichtgeschwindigkeit« eines Engels in sich aushalten. Aber er kann es zeitweise. Jeder kann sich für gewisse Zeit einer höheren Schwingungsfrequenz öffnen. Die einzige Voraussetzung, die dafür nötig ist, ist der Wille, es zu tun. Der Wille setzt den Glauben voraus, dass es erstens möglich und zweitens »erlaubt« ist.

Das Ritual der Einweihung ist also eine Handlung im Zeichen des Willens. Wie es vonstattengeht, spielt keine große Rolle. Es kommt weniger darauf an, *was* getan wird, als vielmehr, *in welchem Bewusstsein* es getan wird. Nicht die Handlung ist entscheidend, sondern der Wille, der hinter der Handlung steht.

Schon Jesus wies darauf hin, wie einfach es ist, sich der göttlichen Energie zu öffnen. Er sagte: »Klopfet an, so wird euch aufgetan.« Manche Einweihungen sind in ihrer Nachwirkung allerdings so heftig, dass die Bezeichnung »Anklopfen« untertrieben scheint. Zudem weckt die von mir favorisierte Beschreibung des Tür-»Eintretens« in mir wehmütige Erinnerungen an meine Zeit als Zielfahnder…

Einweihungen gibt es nicht nur beim Reiki. Alle Religionen und spirituellen Gemeinschaften verfügen über entsprechende Rituale. Die katholische Kirche kennt die Firmung, die im Allgemeinen vom Bischof gespendet wird. Mit seiner Hilfe verbindet sich der Gläubige mit der göttlichen Quelle. Die Öffnung für die göttliche Energie ist jedoch nicht auf Helfer angewiesen. Viele Menschen erfahren sie im Laufe ihres Lebens, ohne bewusst darum gebeten zu haben. Es sind natürliche Einweihungen mitten im Alltag, die für die Betreffenden zu einem unvorhergesehenen Zeitpunkt geschehen. Sie sind meistens mit heftigen Empfindungen verbunden.

Es gibt etliche Berichte von Menschen, die nach einer Krankheit oder einem Schicksalsschlag eine starke, heilende Kraft in sich spürten, die ihnen auch anschließend jederzeit zur Verfügung stand. Es muss nicht immer ein schlimmes Erlebnis sein, das die Öffnung bewirkt. Der Apostel Paulus erfuhr seine Einweihung bei Damaskus. Er wurde geblendet von weißem Licht, welches ihn mit der göttlichen Quelle verband. Er empfand sich danach als einen anderen Menschen und dokumentierte dies durch die Änderung seines Namens von »Saulus« zu »Paulus«.

Eine Reiki-Einweihung ist in diesem Sinne eine »künstliche« Öffnung, die zu einem beabsichtigten Zeitpunkt mithilfe eines anderen vollzogen wird. Eine Einweihung pro Grad reicht aus. Eine Tür muss nur einmal geöffnet werden. Ich mache in meinen Seminaren jedoch pro Grad zwei Einweihungen. Falls die Tür zum Himmel nach der ersten Einweihung noch ein wenig in den Angeln hängen sollte, gibt ihr der zweite Tritt den Rest…

Es ist nicht immer nur das Ritual, das eine Öffnung herbeiführt. Manchmal geschieht es während einer Übung, die der Teilnehmer sehr intensiv erlebt.

Ich möchte ein Beispiel von Britta erzählen, die im Rahmen ihrer Reiki-Lehrerausbildung an einem Seminar an der Nordsee teilnahm. Den letzten Tag wollte sie morgens bei Sonnenaufgang beginnen. Während alle anderen noch schliefen, standen wir am Strand und schauten auf das Meer. Dann stellte ich mich hinter sie und sprach einige salbungsvolle Worte über den Zusammenhang von Gott- und Selbstvertrauen. Anschließend forderte ich sie auf, sich mit ausgebreiteten Armen nach hinten fallen zu lassen.

Ich schwöre, dass ich sie auffangen wollte! Ich hatte diese Übung zuvor schon zig Male angeleitet, und noch nie war etwas passiert. Doch diesmal hatte ich keine Chance. Britta fiel gerade und ohne Ausfallschritt auf den Rücken. Es passierte so schnell, dass ich nicht reagieren konnte. Ihr Sturz war zu rasant für meine Augen. Dafür konnte ich den dumpfen Knall des Aufpralls umso deutlicher hören. Ich befürchtete Übles, als ich mich zu ihr herunterbeugte: »Schlimmstenfalls hat sie einen Wirbelbruch, bestenfalls beschimpft sie mich, weil ich sie nicht aufgefangen habe«, dachte ich.

Doch sie lag mit einem Lächeln da und sagte: »Danke, dass du mich so leicht und langsam hinabgeleitet hast.«

Ich bewunderte ihre Ironie in dieser Situation, doch dann stellte ich fest, dass sie diese Worte ernst meinte. Sie hatte tatsächlich das Gefühl erfahren, in den Armen eines anderen hinabzusinken. Wem immer diese Arme gehörten, meine waren es nicht. Später berichtete sie mir, dieses Gefühl habe sie noch lange Zeit nach dem Seminar begleitet.

»Die Übung am Strand war meine Einweihung zur Reiki-Lehrerin«, sagte sie. Das eigentliche Ritual sei nicht mehr wichtig gewesen.

Durch die Einweihung werden Prozesse in Gang gesetzt, die von jedem anders erlebt werden. Ein Teilnehmer berichtete mir, in den Tagen nach seiner Einweihung in den ersten Grad habe er immer wieder Szenen aus seiner Kindheit und Jugend vor Augen gehabt. Innere Bilder, die lange im Keller seines Unterbewusstseins gelegen hatten. Das erste Bild betraf seine Kommunion, das zweite den Anblick auf den Leichnam seiner Großmutter und das dritte eine mediale Kontaktaufnahme beim so genannten »Tischchenrücken«. Die Bilder waren Symbol für seine Beschäftigung mit spirituellen Themen: Religion, Tod und Jenseits. Das Reiki-Seminar hatte ihn wieder auf den Weg gebracht, den er lange zuvor verlassen hatte.

Der Reiki-Lehrer ist ein Zeremonienmeister. So wie ein Priester das Ritual der Taufe und ein Bischof das Ritual der

Firmung ausrichtet, richtet der Reiki-Lehrer das Ritual der Einweihung aus. Taufe, Firmung und Einweihung verbinden den Menschen mit der göttlichen Quelle. Der Mensch öffnet sich dem Licht, der Lebensenergie, der Kraft, die aus dieser Quelle strömt. Der Reiki-Lehrer bewirkt nicht die Öffnung, sondern hilft dem Einzuweihenden dabei, sich selbst zu öffnen. Die einzige Voraussetzung, die er dafür erfüllen muss, sind sein Wille und Glaube: der Wille, Mittler zwischen Himmel und Erde zu sein, und der Glaube, dazu fähig und berechtigt zu sein.

Der Wille zeigt sich durch einen inneren Drang, dies zu tun. Der Gedanke an das Tun löst Freude aus. Würde der Gedanke an das Tun das Gefühl der Abneigung auslösen, wäre es nicht Wille, sondern Widerwille. Mit Widerwillen wird niemand ernsthaft Priester oder Reiki-Lehrer. Wenn doch, würde er mangels Authentizität scheitern.

Der Glaube, es zu können, entsteht mit der Erfahrung. Die Erfahrung beginnt bereits mit dem ersten Grad. Der Reiki-Schüler hat erfahren, dass die Einweihung bei ihm selbst eine Öffnung bewirkte. Das Tun seines Lehrers war wirkungsvoll: Wenn mein Reiki-Lehrer es kann, werde ich es auch können, sobald ich Lehrer bin. Der Glaube, es zu dürfen, entsteht durch die Erlaubnis. Die Erlaubnis erfolgt zum Abschluss der Ausbildung. Die Aushändigung der Lehrerurkunde an mich dokumentiert die »Lizenz«, es ab jetzt tun zu dürfen. Nun habe ich schriftlich, dass ich es darf. Dennoch ist es nur die Erlaubnis, die ich mir selbst gegeben habe. Der andere ist nur scheinbar von mir getrennt und doch wichtig, damit der Glaube in mir entstehen kann. Seine Glaub-Würdigkeit steckt mich an.

Das Geheimnis ist: Ich *dürfte* es auch ohne Urkunde, ohne Erlaubnis durch einen anderen und sogar ohne Ausbildung. Ich *könnte* es auch ohne Urkunde, ohne Legitimation – und sogar ohne einen einzigen Reiki-Grad erlangt zu haben. Doch könnte ich es nur dann, wenn ich den Willen und den Glauben hätte. Und wer den Willen hat, ist (meist) auch bereit, Zeit und Energie für die Ausbildung zu opfern. Wer es ernst mit seiner Sache meint, ist auch bereit, in sie zu investieren.

Was für Reiki-Lehrer gilt, gilt auch für Priester bzw. Priesterinnen. Ein Mensch, der Mittler zwischen Himmel und Erde sein will und glaubt, es auch ohne Priesterweihe sein zu dürfen, *ist* ein Priester. Darin liegt die große Chance für alle Frauen in der katholischen Kirche. Denn meines Erachtens wird es Zeit, dass der Männerclub der Priester um den Frauenclub der Priesterinnen ergänzt wird.

Lebensenergie und Heiliger Geist – Pipeline zur göttlichen Quelle

»Reiki? Kenn ich! Is' 'ne Sekte.« Diesen Satz, ausgesprochen in breitestem Ruhrgebietsslang, hörte ich eines Abends im Treppenhaus vor unserer Wohnung. Wie an jedem Meditationsabend hatten an die fünfzehn Leute ihre Schuhe vor unserer Tür abgestellt. Zur gleichen Zeit feierten unsere Nachbarn Kindergeburtstag. Einer der Väter holte sein Kind von der Feier ab, als ich gerade einen unserer Meditationsteilnehmer im Flur begrüßte. »Guck mal, Papa! So viele Schuhe«, sprach das Kind.

»Welche Fete geht denn bei denen ab?«, gab der Papa die Frage an unsere Nachbarn weiter.

»Meditationsabend«, lautete die knappe Antwort der Nachbarin.

»Die machen auch Reiki«, fügte ihr Ehemann hinzu.

Dann sprach der Mann diesen Satz aus: »Reiki? Kenn ich! Is' 'ne Sekte.«

Tatsächlich befand sich der Begriff »Reiki« im vergangenen Jahrhundert auch im Wortschatz einiger kirchlicher Sektenbeauftragter. Bei ihren Warnungen vor pseudoreligiösen Bewegungen nannten sie zuweilen manchmal Reiki. Merkwürdigerweise warnten sie nicht vor Tai Chi oder Qigong, obwohl auch diese beiden Techniken ebenso wie Reiki Methoden der Heilung sind. Sogar begrifflich stimmen sie überein. »Chi«, »Qi« und »Ki« sind drei Schreibweisen für das gleiche Wort: Lebensenergie. Dabei passte auch Reiki nie in das Schema von Sektenbeauftragten. Die Technik ist für jedermann erlernbar. Es gibt es keine Organisationsstruktur, die Reiki-Ausübende an sich bindet. Der Reiki-Grad eines Praktizierenden weist auf Anzahl und Inhalt der Seminare hin, die er besucht hat, und ist nicht Ausdruck eines Stellenwerts innerhalb einer Hierarchie.

Auch entspricht der Begründer der Reiki-Bewegung nicht dem Feindbild eines »gefährlichen Gurus«, der Menschen in einen Ashram lockt und dort einer Gehirnwäsche unterzieht. Im Gegensatz zu manch anderen spirituellen Meistern provozierte der freundliche Herr Usui weder durch seine Worte noch durch seine Taten. Er häufte keine Reichtümer an und verlangte von niemandem, ihn zu verehren. Er vermittelte den Menschen, wie sie sich selbst und andere durch eine einfache Technik heilen können, und bat darum, es umsonst zu tun. Er schuf keine Lehre, bekehrte niemanden und stellte sein Wissen ohne Forderungen und Bedingungen der Allgemeinheit zur Verfügung. Er gab den Menschen lediglich den Rat, sich an wenige Lebensregeln zu halten, die weder den Zehn Geboten noch anderen mir bekannten ethischen Grundsätzen widersprechen.

Tai Chi und Qigong übt man nur für sich. Im Westen wird gejoggt, und im Osten bevorzugt man eben fließende gymnastische Bewegungen. Auch Meditation wird akzeptiert – im Osten wie mittlerweile auch im Westen. Wer lange still sitzen kann, warum nicht? Wenn dadurch die Selbstheilungskräfte angeregt werden – wunderbar. Doch behaupten die »Reiki-Leute«, sie könnten mit dieser Technik nicht nur sich, sondern auch andere heilen. Und das ist offensichtlich auch heute noch vielen suspekt.

Als Chris de Burgh vor einiger Zeit öffentlich erklärte, er könne mit seinen Händen heilen, und diese Aussage mit Beispielen belegte, fragte die *Bild Zeitung* süffisant, ob er sich denn jetzt für Christus hielte. Dieser Kommentar des *Bild-Zeitungs*-Redakteurs dokumentierte den weitverbreiteten Glauben, dass nur Jesus als der göttliche Christus durch Berührung seiner Hände heilen *konnte* (und vielleicht auch, dass nur er es *durfte*). Es mag für manche angehen, dass es neben dem göttlichen »Heiland« Menschen gibt, die durch Auflegen ihrer Hände heilen können. Doch muss es ihnen (von Gott) gegeben sein. Es kann nur eine Gabe sein, keine Fähigkeit, die man erlernen könnte.

Eine von vielen Voraussetzungen zur Heiligsprechung eines Verstorbenen durch die katholische Kirche ist der Nachweis eines Wunders. Das Wunder besteht sehr oft aus einer Heilung, die auch mit heutigem schulmedizinischem Wissen nicht erklärbar ist. Der Anwärter auf die Gloriole beweist durch die Wunderheilung seine starke Verbindung zu Gott. Gott lässt durch ihn seine Kräfte fließen. Dieser Mensch muss also würdig sein.

Und nun behaupten einige Leute, dass jedermann durch eine Einweihung zum Heilenden werden könne, unabhängig davon, ob er Sünder oder Ehrenmann, fromm oder ungläubig sei. Viele, die das behaupten, berufen sich auf einen kleinen, freundlichen Herrn aus Japan namens Mikao Usui. Der jedoch hat nichts Neues erfunden. Er hat eine Fähigkeit entdeckt, über die alle Menschen zu allen Zeiten und in allen Kulturen verfügten. Er entdeckte sie für sich, lernte, mit ihr umzugehen, nutzte und lehrte sie auf seine Weise. Er nannte die Technik nach der Kraft, der er sich geöffnet hatte: universelle (Rei) Lebensenergie (Ki).

Schon mehrmals in der Geschichte gab es Bewegungen von Menschen, die eine universelle Kraft in sich fühlten, mit deren Hilfe sie heilen konnten. Eine der bekanntesten ist die Gruppe der Jünger Jesu. Auch sie waren erfüllt von einer Energie, die sie als heilig empfanden. Sie glaubten, diese Energie käme direkt von der göttlichen Quelle, und nannten sie den »Heiligen Geist«. Doch auch die ersten Christen stießen bei den etablierten religiösen Vertretern ihrer Zeit zunächst auf wenig Gegenliebe.

Die Anhänger Jesu taten nichts »Böses«, sie waren nicht gewalttätig, predigten die Nächstenliebe, halfen den Leidenden und heilten die Kranken. Obwohl sie ihren Glauben nicht als neue Religion ansahen, sondern eher als eine neue Richtung innerhalb des Judentums, wurden sie verfolgt. Auch Reiki-Praktizierende betrachten sich nicht als Angehörige einer neuen Religion. Sie sehen sich als Kanal für eine Kraft, die nicht von ihnen selbst, sondern aus einer höheren Quelle stammt. Wenn man jedoch berücksichtigt, dass der Begriff »Religion« (lateinisch *religio*) ursprünglich so viel wie »Rückverbindung« (zum Göttlichen) bedeutet, könnte man das Ausüben von Reiki durchaus im weitesten Sinne als religiöse Handlung begreifen.

Menschen, die von sich behaupten, eine direkte Leitung zum Göttlichen zu haben, wirken auf andere oft anmaßend. Die Tatsache, dass die ersten Christen angefeindet wurden, bedeutet aber nicht, dass ihre Lehre falsch war. Sie war schädlich für die etablierten Priester, die befürchten mussten, dass die Frohe Botschaft des Nazareners auch sie befreien könnte – und zwar von ihrer Macht über die Gläubigen. Jesus vermittelte, dass es einen anderen Weg zu Gott gibt, der nicht über die Station der Tempelpriester führte. Aus deren Sicht musste also verhindert werden, dass allzu viele Menschen diesen »Unsinn« glaubten. Ihr Widerstand war somit ein Zeichen dafür, dass die Botschaft wirkungsvoll war. Harmlosigkeiten müssen ja nicht bekämpft werden. Das Gleiche gilt für Reiki: Wäre es nicht wirkungsvoll, könnte man es ignorieren.

Reiki hat sich in den letzten Jahren etabliert. Viele Prominente outen sich als Praktizierende. Reiki-Workshops werden in Volkshochschulen, Kliniken und mittlerweile auch in kirchlichen Bildungsstätten angeboten. Was ist nun – abgesehen vom Namen – der Unterschied zwischen der universellen Lebensenergie des Herrn Usui und dem Heiligen Geist der Jünger Jesu? Die Antwort lautet: Es gibt keinen Unterschied. Beides ist eins. Die Botschaft aller großen spirituellen Meister lautet: Es gibt nur einen Gott. Somit gibt es nur eine göttliche Energie. Die göttliche Energie ist die Lebenskraft, die Schöpferkraft, die alles durchfließt und alles durchdringt. Sie ist innerhalb und außerhalb der Materie. Ihre Essenz ist weißes Licht.

Heilung und Veränderung

Krankheit und Gesundheit – Karma oder Wohlverhalten?

Mein Hausarzt ist ein Schulmediziner im besten Sinne. In seinem Wartezimmer hängt ein großes Schaubild: »Der Mensch als Industriepalast« steht in großen Worten über dem Abbild eines Menschen, der so aussieht, als käme er gerade frisch von seiner eigenen Obduktion. Ein- bis zweimal jährlich stehe ich staunend vor diesem Plakat. Und jedes Mal denke ich, dass man doch wirklich nicht esoterisch angehaucht sein muss, um beispielsweise in den Augen eines Kindes mehr als nur den Teil eines Maschinenparks zu sehen.

»Gesundheit ist Management«, sagt mein Hausarzt immer wieder. Regelmäßige Routineuntersuchungen ermöglichen das frühzeitige Erkennen von Krankheiten, die dann mit den geeigneten Methoden, meist chemischen Mitteln oder chirurgischen Eingriffen, bekämpft werden können. Das ist seine These. Er verkündet allerdings die Botschaft der Achtsamkeit: Schenk deinem Körper die Aufmerksamkeit, die er verdient. Behandle ihn gut und frag ihn ab und zu nach seinen Sorgen.

Für die Diagnostik setzt mein Hausarzt alle erdenklichen Apparate ein. Mit seinen Stethoskopen hört er Teile des Körpers ab, bevor er ihn im Ganzen bei der Computertomographie durch die Röhre schiebt. Er verfügt über ein gut ausgestattetes Labor für Blutabnahmen, nutzt Ultraschall und Röntgenstrahlen. Würde er nicht nur über modernste Technik, sondern auch noch über die Begabung des Aurasehens verfügen, wäre mein Hausarzt in der Disziplin der Früherkennung wahrhaft unschlagbar.

Denn Heiler mit dieser Fähigkeit sehen Krankheiten, die den Weg aus der Zukunft in die Gegenwart angetreten haben. Bevor sich die ersten Symptome im Körper manifestieren, sind sie bereits in der Aura wahrnehmbar, die den physischen Körper umgibt. Man könnte es wie folgt beschreiben: Eine Krankheit muss sich von außen durch die Aura vorarbeiten, bevor sie den Körper berühren kann. Solange die Krankheit noch nicht körperlich geworden ist, kann sie mithilfe von Reiki geheilt werden. Jede Form der Lichtheilung wirkt (zuerst) auf die Aura ein. Das Licht heilt das Licht.

Hat sich die Krankheit bereits im Körper manifestiert, sind oft auch »feste« Methoden gefordert. Es ist ebenso schwer, einen akuten Bauchdurchschuss mit Reiki zu heilen, wie Seelenschmerz durch eine Herztransplantation zu beseitigen. Verfechter der geistigen Heilung, die jegliche Schulmedizin verteufeln, sind genauso eingeschränkt wie Ärzte, die nichts anderes als ihre Methoden zulassen. Offenheit auf beiden Seiten ist gefordert. Erstrebenswert wären Kliniken, in denen Fachärzte aller Richtungen mit Geistheilern verschiedener Traditionen zusammenarbeiten könnten. Mir ist eine Klinik in Berlin bekannt, in der dies praktiziert wird. Es gibt mittlerweile viele Schulmediziner mit ganzheitlichem Verständnis, die den Körper nicht für eine Maschine halten, sondern ihn als Tempel einer unabhängig von ihm existierenden Seele ansehen. Mein Hausarzt gehört offenbar nicht dazu. Wenn ich ihm einen Vortrag über Aura und Lichtheilung hielte, würde er mich vermutlich krankschreiben.

Im vergangenen Jahr war ich als Teilnehmer einer Podiumsdiskussion auf einem Esoterik-Kongress eingeladen. Das Thema der Diskussion lautete »Schulmedizin kontra Geistheilung«. Als ich die Einladung erhielt, fragte mich meine Frau Karina: »Warum bist du eigentlich eingeladen? Davon hast du doch gar keine Ahnung.« Durch diese aufbauenden Worte gestärkt, saß ich als einer von fünfen sonntagmorgens vor etwa hundertvierzig Zuhörern auf dem Podest. Der Leiter der Diskussion, der früher ein bekannter Fernsehmoderator gewesen war, hatte offenbar zuvor mit meiner Frau telefoniert, denn er ignorierte mich. Er stellte den Anwesenden allerlei Fragen, doch mich ließ er außen vor. Mir blieb nichts anderes übrig, als oben auf der Bühne zu sitzen und ins Publikum zu starren.

Nach einer Weile stellte er die Frage, was man denn tun müsse, um gesund zu bleiben. Jeder der Teilnehmer hatte ein eigenes Konzept. Eine Ärztin aus Frankfurt, die vornehmlich Krebspatienten behandelte, erklärte, dass gesunde Menschen voller Liebe seien. »Liebe alle Wesen, und du bleibst gesund«, lautete ihre Botschaft. In diesem Moment konnte ich meinen meditativen Zustand nicht länger beibehalten, griff ungefragt nach dem Mikrofon und erklärte, dass ich in den letzten Jahren viele Menschen kennenlernen durfte, die voller Liebe und dennoch krank waren. Umgekehrt hätte ich in meinem Leben schon viele Stinkstiefel getroffen, die vor Gesundheit nur so strotzten. Gerade als Polizist ist mir mancher »böser Bube« begegnet, der bereits als Kind beim Kasperletheater zum Krokodil gehalten hatte und keineswegs mit Siechtum bestraft wurde.

Viele erkranken nicht an unterdrückter Liebe, sondern vielmehr an unterdrücktem Ärger. Wer zwischen guten und schlechten Gefühlen unterscheidet, nur die vermeintlich guten spüren und die vermeintlich schlechten in sich vermeiden möchte, führt letztendlich einen Kampf gegen sich selbst. Fast alle Menschen, die zu autoaggressivem Verhalten neigen, stammen aus Familien, in denen vorgeblich negative Gefühle tabuisiert werden. Immer soll alles schön harmonisch sein, nie darf jemand wütend werden. Wenn das Ventil geschlossen bleiben muss, wendet sich die Energie nach innen. Auf Dauer wird der Druck zu groß, und weil ja kein anderer verletzt werden darf, traumatisiert sich der Mensch eben selbst. Die einen werden aktiv, beginnen, sich Wunden zuzufügen. Manche schneiden sich, andere schlagen sich, wieder andere fügen sich Brandverletzungen zu. Andere bleiben passiv. Ihre Selbstverletzung geschieht in Form einer organischen Krankheit.

Es gibt keine guten und keine schlechten Gefühle, alle Gefühle gehören zum Leben. Emotionen sind die Bewegungen in unserem (Gefühls-)Leben. Wer seine Gefühle in sich leben lässt, bleibt nicht stehen. Kein Gefühl bleibt, wie es ist. Immer ist alles im Fluss.

Die Aussage, ein liebender Mensch sei immer gesund, erinnert mich an die alte Weisheit, der zufolge ein gesunder Geist in einem gesunden Körper wohne. Wenn dies stimmte, wäre die Hälfte der Menschheit irre. Viele aber, die schon lange nur noch im Bademantel durch die Wohnung geschoben werden, sind geistig noch voll auf der Höhe.

Doch muss ich hinzufügen, dass der soeben zitierte Spruch für mich eine ganz neue Bedeutung gewonnen hat, seitdem ich die Finger von Nikotin und Alkohol lasse. Die Lebensenergie, die geistigen Ursprungs ist, fließt offenbar leichter durch einen unbelasteten Körper.

Im weiteren Verlauf meines Statements teilte ich den Anwesenden mit, dass der Sinn des Lebens meines Erachtens nicht darin besteht, immer gesund zu bleiben. Schließlich braucht die ewige, geistige Seele ein Tor, um den vergänglichen Körper zu verlassen und in ihre eigentliche Heimat, die geistige Welt, zurückkehren zu können. Da gibt es nicht viele Möglichkeiten. Kaum einer schläft abends gesund ein und wacht morgens nicht mehr auf. Der Tod kommt meist durch Unfall oder Krankheit. Die Seele entscheidet selbst, auf welche Weise sie aus diesem körperlichen Leben abtreten möchte. Mal geht sie schnell und überraschend, mal geht sie langsamer, aber bewusster dem Ende ihrer Inkarnation entgegen. Man kann es mit einer Party vergleichen: Da gibt es Gäste, die schnell und unauffällig verschwinden, ohne sich zuvor von den anderen verabschiedet zu haben. Andere wiederum gehen nicht, ohne zuvor allen die Hand geschüttelt zu haben. So verlässt auch manche Seele die Party ihres körperlichen Lebens kurz und schmerzlos. Manch andere wiederum geht den Abschied bewusster an. Sie erfährt ihre Krankheit in allen Phasen, durchlebt Schmerz und Traurigkeit ebenso wie Wut, Hoffnung und schließlich Akzeptanz. Es sind intensive Lernerfahrungen, von denen die Seele auf ihrem weiteren Weg durch die ewige Existenz profitiert.

Es gibt Krankheiten, die vermeidbar sind. Wer zum Beispiel lange Zeit exzessiv raucht, braucht sich über einen morgendlichen Sechser-Pasch beim Würfelhusten nicht zu wundern. Manche Krankheitssymptome sind auch Ausdruck von blockierter Lebensenergie. Der Mensch traut sich nicht zu leben, was in ihm ist. Der Grund dafür ist meistens Angst: Angst vor der Meinung der anderen, Angst vor einer neuen, unbekannten Zukunft, Angst vor bösen Überraschungen. Man verharrt lieber in den bekannten Lebenssituationen, weil man weiß, was man hat: »Lieber den Spatz in der Hand als die Taube auf dem Dach«, lautet demgemäß ein Spruch, der Menschen beruhigen soll, die zwar nicht zufrieden, aber auch nicht mutig genug sind, um etwas zu verändern. Die kreative Energie richtet sich dann nicht nach außen, sondern nach innen; und dies kann in der Folge zur Krankheit führen.

Jesus sagte einmal: »Wenn du hervorbringst, was in dir ist, wird es dich retten. Wenn du nicht hervorbringst, was in dir ist, wird es dich zerstören.«

Darüber hinaus aber gibt es Krankheiten, die für den Menschen unvermeidlich sind. Sie sind Bestandteil des Reisegepäcks, das die Seele ins körperliche Leben mitgenommen hat. Die Krankheit ermöglicht ihr Erfahrungen, die sie auf andere Weise nicht machen könnte. Ich glaube auch nicht, dass Gesundheit die Voraussetzung für Glück ist. Ich kenne Menschen, die von sich sagen, dass sie nicht trotz, sondern vielmehr *durch* ihre Krankheit glücklich geworden sind. Die Krankheit hat ihnen geholfen, das Wesentliche im Leben zu erkennen. Ein glückliches Leben ist nie ein bequemes Leben. Wer nur nach den angenehmen Gefühlen strebt, kann nicht glücklich werden.

Ich las einst von einer Frau, der bei einer Schwangerschaftsvorsorgeuntersuchung zwei Informationen mitgeteilt wurden. Erstens, es sei ein Junge. Zweitens, er werde schwerstbehindert sein. Der Arzt riet ihr zur Abtreibung. Noch sei Zeit dafür. Nach intensiver Überlegung entschied sich die Frau dafür, das Kind auszutragen. Ihr Sohn sollte das Licht der Welt erblicken. Nie wieder sprach sie darüber, jemals daran gezweifelt zu haben. Viele Jahre später fand sie auf dem Küchentisch ein Blatt Papier, auf das der Sohn ihr eine Nachricht geschrieben hatte: »Liebe Mama, ich bin froh, dass ich geboren wurde.«

Die Frau hatte sich damals für das Glück entschieden, nicht für die Bequemlichkeit.

Als ich meine flammende Rede beendet hatte – man gestatte mir an dieser Stelle die Fütterung meines Egos –, applaudierte der Saal. Viele hatten sich zuvor gefragt, ob sie die Voraussetzungen für ein gesundes Leben erfüllten, die meine Vorredner auf dem Podium aufgezählt hatten. Meine Worte befreiten sie von der Überlegung, welches Fehlverhalten für ihre Krankheit verantwortlich sei. Manche halten ihre jetzigen Lebensumstände auch für die Folge karmischer Verstrickungen. Sie glauben, dass sie den einen oder anderen Kühlschrank, der ihnen in diesem Leben geliefert wird, in einem früheren Leben bestellt hätten. Da mag was dran sein. Dennoch bin ich der Ansicht, dass der Glaube an karmische Verstrickungen die sicherste Methode ist, weiter in ihnen zu verharren. Denn das Wissen, warum ich krank geworden bin, befreit mich nicht von der Krankheit. Viele glauben, dass die Kenntnis der Ursache Voraussetzung für die Heilung ist. Ich glaube das nicht. Ein hässliches Möbelstück in meiner Wohnung verschwindet nicht, nur weil ich mich daran erinnere, warum ich es damals gekauft habe. Es verschwindet, wenn ich es hinaustrage und auf den Sperrmüll werfe. Diesen Prozess nennt man »Heilung«. Die Frage, welches Verhalten oder welche innere Einstellung zu meiner Krankheit geführt hat, macht wenig Sinn. Viel mehr Sinn macht die Frage, welche Einstellung zur Heilung führt. Die Telefonnummer des Schreiners, der das hässliche Teil gebaut hat, hilft mir nicht weiter. Ich brauche die Nummer von den Jungs, die Entrümpelungen durchführen.

Vier Einstellungen zur Förderung der Heilung

Ich bin bereit, *Veränderungen* anzunehmen; ich übernehme die *Verantwortung* für meine Krankheit; ich gebe meine Opferrolle auf und werde zum *Täter*; ich lenke meine Aufmerksamkeit auf die *gesunden* Bereiche meines Körpers. Dies sind die vier wichtigen inneren Einstellungen, die Heilung unterstützen.

Heilung ist *Veränderung*. Veränderung von Krankheit zu Gesundheit. Wer gesund werden will, muss also für Neues bereit sein. Viele Menschen wehren sich jedoch gegen »zu viel« Veränderung. Sie wollen das Gute bewahren und nur das Schlechte austauschen. Ihre Bereitschaft zur Veränderung ist gering. Manche Leiden aber bedürfen einer größeren Entschlossenheit. Je entschlossener der Wille zur Veränderung ist, desto größer ist die Chance der Heilung.

Der »Kaufladen des Lebens« ist ein Großmarkt. Abgezählte Bonbons in kleinen Mengen gibt es dort nicht. Viele Kranke aber sträuben sich gegen die Familienpackung. Aus Angst vor dem Unbekannten hüten sie das Alte und wehren das Neue ab. Und mit der Abwehr gegen die übrigen Veränderungen wehren sie auch die Veränderung der Heilung ab.

Nun bedeutet Heilung nicht, dass zwangsläufig alles umgekrempelt wird. Nicht die Veränderung ist flächendeckend, aber die Bereitschaft muss es sein. Ich muss es ernst meinen. Wer mit Pappsoldaten in den Krieg zieht, zeigt dem Gegner nicht unbedingt seine Entschlossenheit an. Im Bereich der Gesundheit ist die Krankheit der »Gegner«, dem ich zeigen muss, dass ich es mit der Veränderung ernst meine. Ich bin bereit, etwas dafür zu investieren. Ich bin nicht mehr bereit, Opfer zu sein. Aber ich bin bereit, Opfer zu bringen.

Die erste Frage, die sich ein Polizist stellt, wenn er mit einem Sachverhalt konfrontiert wird, gilt der örtlichen und sachlichen Zuständigkeit. Hält er sich nicht für zuständig, verneint er seine Verantwortung für den Fall und tut nichts. Die *Übernahme der Verantwortung* ist daher die Voraussetzung für die Macht der Veränderung. Ich kann nur verändern, was auch in meiner Macht steht. Macht ist unweigerlich mit Verantwortung verbunden. Ich muss geradestehen für das, was ich ge-macht habe. Solange ich andere für verantwortlich halte, glaube ich an meine Machtlosigkeit.

Mit der Übernahme der Verantwortung geht mein Blick nach vorn. Ich halte mich nicht mehr im Geschehen auf, sondern handle für die Zukunft. Zwar liegt die Ursache der Krankheit in der Vergangenheit, die Heilung aber liegt vor mir. Ich darf also nicht allzu lange nach hinten schauen. Ein kurzer Blick zurück zum Zweck der Orientierung muss genügen. Verantwortung ist nämlich ebenso wie Heilung nach vorn ausgerichtet, sie bezieht sich auf das, was *folgt*. Ich bin verantwortlich für die Folgen meiner Handlungen und Entscheidungen.

Ist man krank, fühlt man sich als Opfer. Ich muss also *vom Opfer zum Täter werden*. Ich gebe mich nicht weiter meiner passiven Rolle hin, sondern baue meine Aktivität aus. Ich werde kreativ und handle. Die Förderung der Kreativität ist ein wichtiger, jedoch oft vernachlässigter Aspekt der Heilung. Alle Konzentration gilt der Behandlung der Krankheit. Wenn der Patient jedoch nicht aktiv mitwirkt, bleibt er in der Passion. Das Mitwirken sollte sich nicht nur auf Aktionen beziehen, die unmittelbar mit der Behandlung zu tun haben, sondern die übrigen Lebensbereiche einbeziehen. Auf den Punkt gebracht, lautet die Botschaft: »Tu, was dir Freude bereitet.« Mir ist klar, dass ein bettlägeriger Mensch, dessen größte Freude das Tanzen ist, zumindest für die Zeit der Krankheit seinem Hobby nicht nachgehen kann. Doch trotz aller Einschränkungen wird es etwas geben, was er kreativ tun kann und woran er Spaß hat. Es gilt, die Aufmerksamkeit weg von den Einschränkungen und hin zu den Möglichkeiten zu lenken.

Aufmerksamkeit ist die Übertragung von Energie. Man verstärkt, worauf man achtet. Daher ist es wichtig, *seine Achtsamkeit auf die gesunden Bereiche des Körpers zu richten*. Viele machen es umgekehrt. Sie achten nur auf das, was nicht funktioniert, und setzen so einen Kreislauf der Krankheit in Gang. Die Körperteile lernen: Ich muss krank werden, damit der Kerl mir seine Aufmerksamkeit schenkt. Die Gesundheit sollte im Scheinwerferlicht der Bühne stehen, nicht die Krankheit. So wie ein Krankheitsherd gesunde Körperteile beeinflussen kann, können umgekehrt die gesunden Körperteile Einfluss auf die kranken nehmen. Auch Visualisierungsübungen können helfen, innere Bilder der Krankheit gegen Bilder der Gesundheit auszutauschen.

Bei Kindern macht man es instinktiv richtig. Keiner käme auf die Idee, am Bett des Kindes nur über dessen Krankheit zu sprechen. Vielmehr wird versucht, den kleinen Patienten davon abzulenken. Man zeigt ihm, was er trotzdem »alles kann«. Die Kinderstationen der Kliniken verfügen über Spielzimmer, in denen die Kinder kreativ sein dürfen. Man gibt ihnen Gelegenheit zu malen, zu singen und zu spielen. Der regelmäßige Besuch eines Clowns oder Zauberers ist mittlerweile in vielen Kliniken Standard.

Was bei der Behandlung von Kindern als selbstverständlich gilt, ist auf vielen Stationen für Erwachsene noch Zukunftsmusik. Dort gibt es oft nur Raucher- und Fernsehräume, in denen sich die Kreativität der Patienten meist auf die Inhalation von Nikotin und Unterhaltungsmüll beschränkt. Und mittwochs kommt der Klinikpfarrer. Auch sind die Kinderstationen in den Krankenhäusern wesentlich farbenfroher gestaltet. Auf den übrigen Etagen hingegen herrscht in der Regel Einheitsgrau.

Mir ist sehr wohl bewusst, dass ein Patient mit einem Herzinfarkt unmittelbar nach der Einlieferung mit der Aufforderung, ein Bild zu malen, überfordert wäre. Den Einwand aber, der Einsatz von Farben auf Intensivstationen sei überflüssig, weil die meisten Patienten im Koma lägen, sollten wir nicht ungeprüft übernehmen. Denn so, wie die Anwesenheit eines Menschen die Energie des Raums beeinflusst, in dem er sich befindet, so beeinflusst umgekehrt auch die Energie eines Raums die Menschen, die sich in ihm aufhalten.

Friede sei mit dir:
Die heilende Kraft der Worte

Zwei Monate vor ihrem fünfzigsten Geburtstag erhielt meine gute Freundin Marina durch ihren Arzt die Nachricht, dass im Kampf gegen ihre Krankheit alle medizinischen Maßnahmen ausgereizt seien. Er war ein Fachmann auf seinem Gebiet und hatte alle erdenklichen Heilmethoden angewandt.

Sie fragte ihn, ob sie ihren Geburtstag noch erleben würde. Er verneinte und empfahl ihr, sich auf den bevorstehenden Tod vorzubereiten und die letzten Angelegenheiten zu regeln. Das tat sie nicht.

Ihre beste Freundin wollte die Nachricht nicht kampflos hinnehmen und überredete Marina, alle erreichbaren Kapazitäten anzurufen und um einen Termin zu bitten. Wenige Tage später saß sie in der Universitätsklinik Bochum einem Professor gegenüber. Marina schilderte ihm den Verlauf der Krankheit. Sie erzählte auch von der Prognose ihres Hausarztes, der zufolge sie ihren fünfzigsten Geburtstag nicht mehr erleben würde. Der Professor hörte schweigend zu. Dann nahm er die Krankenakte und studierte sie.

Nach etlichen, für Marina langen Minuten legte er die Papiere zur Seite, nahm seine Brille ab, beugte sich über den Schreibtisch vor und sagte: »Hätten Sie etwas dagegen, wenn wir dem Kollegen das Gegenteil beweisen?«

Kein Medikament hätte in jenem Moment so viel Lebensenergie freisetzen können wie dieser Satz.

Marina feierte ihren fünfzigsten Geburtstag mit einer Riesenfete. Es wurde Musik gespielt, gelacht und getanzt. Ihre Kollegen von der Polizei hatten für sie ein tolles Showprogramm einstudiert.

Der Glaube an die Worte des Professors hatte ihr die Kraft gegeben, dem Tod noch einmal die Tür vor der Nase zuzuknallen. Er kam erst ein Jahr später wieder. Sie starb zwei Monate vor ihrem 51. Geburtstag.

So, wie Worte verletzen können, können sie auch heilen. Die Worte des Professors waren mehr wert als jede Methode, die er anschließend anwenden konnte. Innerhalb von wenigen Minuten hatte der Mediziner es verstanden, Resignation in Hoffnung zu verwandeln. Seine Worte hatten eine Umkehr der Energierichtung bewirkt: von der nehmenden, zehrenden weg in die gebende, aufbauende Richtung.

In diesem Fall waren es die Worte eines anderen, die für die Umkehr der Energie gesorgt haben. Affirmationen sind Heilworte, die man an sich selbst richtet. Durch die Wiederholung der Worte in Gedanken sollen einschränkende Glaubenssätze in befreiende Glaubenssätze umgewandelt werden.

Doch wirken die Worte aus dem Munde eines anderen oft stärker. Seine Präsenz ist dafür entscheidend. Wenn die Aura des Sprechers Glaubwürdigkeit ausstrahlt, kann der Glaube an Hoffnung und Heilung in seinem Gegenüber entstehen. Hätte Marina den Satz des Professors aus dem Munde des Pförtners gehört, der am Empfang in der Eingangshalle des Krankenhauses saß, wäre vermutlich nichts passiert. Sie hätte den Pförtner im Hinblick auf ihre Sorge fachlich nicht für kompetent gehalten und ihm daher nicht geglaubt. Die Worte erhalten ihre Kraft also auch durch den, der sie sagt.

Darin liegt der Wert des Beichtvaters in der christlichen Tradition. Die Beichte ist ein Schuldeingeständnis gegenüber mir selbst. Ich gestehe mir eine unangenehme Wahrheit ein, bin ehrlich zu mir und erteile mir dann die Absolution. Es hilft mir jedoch, die befreienden Worte der Vergebung im Außen zu hören, damit ich sie innerlich akzeptieren kann. Das Aussprechen der Worte übernimmt der Beichtvater. Er ist zum Schweigen verpflichtet, da er »theoretisch« gar nicht da ist. Wenn ich von meiner Schuld erzähle, hört er für mich, wenn er mir im Namen des Göttlichen vergibt, spricht er für mich.

Jesus forderte seine Schüler vor dem täglichen Abendmahl zur Beichte auf. Jeder Einzelne von ihnen sollte sagen, was ihm auf dem Herzen lag. Konflikte können nur geklärt werden, wenn sie ausgesprochen werden. Das gilt für eigene innere Konflikte ebenso wie für Differenzen mit anderen. Solange ich mit mir selbst oder einem anderen am Tisch noch hadere, kann ich Essen und Trinken nicht genießen.

Die Worte »Friede sei mit dir« haben heilende Wirkung. Als fünftes Wort schließt dann mein Name an, sodass ich zu mir sage: »Friede sei mit dir, Peter.« Ich schicke die Worte auf den Weg. Sie kehren um, kommen zu mir zurück und bringen den Frieden mit. Ich kann Frieden schließen mit einem Ereignis, das ich noch nicht überwunden habe, mit einer Situation, die ich noch nicht akzeptiere, mit einem Menschen, dem ich noch nicht verziehen habe. Immer ist es der Friede, den ich in mir und mit mir schließe.

Man könnte das Wort »dir« durch »mir« ersetzen, doch dann wäre das Mantra weniger stark. Hier kommt das Prinzip der scheinbaren Trennung und anschließenden Verbindung von Sprecher und Hörer zur Anwendung: Mein Ich erweitert sich. Ich nehme Kontakt mit einer höheren Quelle auf, die größer ist als ich und die letztendlich doch ich selbst bin. Auch die heilenden Worte des »Vaterunser«, denen im zweiten Teil dieses Buches ein eigenes Kapitel gewidmet ist, wirken nach diesem Prinzip. Der Vater ist in mir, ich bin der Vater selbst, und doch ist er mehr als ich.

Affirmationen wirken jedoch nur dann, wenn der Kontakt zwischen Denken und Fühlen hergestellt ist. Etwas zu verstehen bedeutet nicht, es auch zu begreifen. Verstehen und Begreifen sind zwei Paar Schuhe. Niemals kann mein Kopf erfassen, was meine Hände greifen. Daher ist es wichtig, während der Übung mit einer Hand den Körper zu berühren. Bin ich allein, lege ich meine Hand auf das Herzchakra. Mache ich die Übung im Beisein von anderen, berühre ich meinen Arm oder mein Bein. Das ist unverfänglicher und schützt mich vor den Fragen besorgter Mitmenschen bezüglich meiner für sie offensichtlichen Herzbeschwerden.

An welcher Stelle ich die Hand auflege, spielt keine Rolle. Wichtig ist nur, dass meine Berührung in dem Bewusstsein erfolgt, damit die Verbindung zwischen Verstand und Gefühl herzustellen. Das Problem vieler Menschen besteht keineswegs darin, nicht zu wissen, dass sie sich selbst lieben dürfen, sondern vielmehr darin, dass sie es nicht fühlen können. Ich könnte die Affirmation »Ich bin es wert, geliebt zu werden« unendlich lange in Gedanken wiederholen – wenn sie nicht in meinem Herzen ankommt, nutzt es mir nichts. Ist die Brücke zum Herzen nicht gebaut, stürzt jede Affirmation in den Abgrund.

Apropos »glaubwürdige Worte«: Ich erinnere mich an die erste Weihnachtsfeier, die ich zusammen mit meinem Kollegen Bert bei der Polizei erlebte. Wir hatten uns zu Beginn unserer beruflichen Laufbahn im Präsidium kennengelernt und angefreundet. Nach dreijähriger Fachhochschulausbildung waren wir beide als frischgebackene Kommissare der Fahndung zugeteilt worden. Bei den älteren Kollegen hatten wir einen schweren Stand. Sie waren als Kriminalbeamte allesamt »alte Hasen« und verfügten im Gegensatz zu uns über jahrelange Erfahrung im Umgang mit Ganoven. In ihren Augen waren wir Greenhorns, die nach dem Abitur den kurzen Weg zum Kommissar eingeschlagen hatten, während sie, so wie die meisten anderen auch, den beschwerlichen Weg über die Schutzpolizei gegangen waren. Auf uns Schlauberger hatten sie sehnsüchtig gewartet.

Es kam nun also der Tag der ersten dienstlichen Weihnachtsfeier, den wir mit den Kollegen erleben durften. Wie es die Tradition gebot, hatte man alle noch lebenden Pensionäre, die über genügend körperliche und geistige Kapazitäten verfügten (Mindestvoraussetzung: Ich registriere, dass jemand meinen Rollstuhl schiebt...), zur Dienststelle gekarrt. So saß man bei Speis und Trank an der festlich geschmückten Tafel und tauschte lautstark Erinnerungen an Kriminalfälle und Polizeieinsätze der vergangenen vierzig Jahre aus.

Keiner nahm ein Blatt vor den Mund. Die Menschen im Ruhrgebiet sind bekannt für offene und ungeschminkte Worte. Wie alle Bereiche des Lebens ist auch der Kampf gegen das Verbrechen nicht frei von menschlichen, in diesem Fall polizeilichen, Unzulänglichkeiten. Die alten Geschichten, wer den Gesuchten mit falschem Pass erkannte und wer ihn laufen ließ, wer die richtige und wer die falsche Tür eintrat, wer bei körperlichem Widerstand der Festzunehmenden seinen Mann stand und wer sich vorschnell zurückzog, um Verstärkung zu holen, variierten je nach Erzähler. Es ging hoch her, und die Erinnerungen der Kollegen harmonierten nicht immer miteinander.

Die Einzigen, die mangels Erfahrung nicht mitreden konnten, waren mein Freund und ich. Schweigend saßen wir dabei und beobachteten das muntere Treiben am Tisch. Inmitten der lebhaften Diskussion wandte sich einer der alten Haudegen an Bert: »Du bist so ruhig. Sag doch auch mal was«, forderte er ihn auf.

Der antwortete trocken: »Der Kranz brennt.«

Alles schaute auf die Mitte des Tischs. Es stimmte. Der Adventskranz stand lichterloh in Flammen. Nur Bert und ein paar Pensionäre, die nicht mehr Herr ihrer Beine waren, blieben sitzen. Der Rest sprang hektisch auf. Vereint in dem gemeinsamen Ziel, Wasser in einem geeigneten Behältnis herbeizuschaffen, rannten einige in die Küche, andere auf die Toilette. Die Übrigen versuchten, die Flammen mit allen möglichen und unmöglichen Textilien zu ersticken.

Die gemeinsame Aktion war erfolgreich. Ein Eimer voll

Wasser und diverse Lappen beendeten die Existenz von Feuer, Adventskranz und Papiertischdecke. Und nachdem sich die Aufregung gelegt und die Menschen wieder gesetzt hatten, sagte der Kollege, der meinen Freund zu einem Wortbeitrag aufgefordert hatte, anerkennend: »Er redet nur selten. Aber eins muss man ihm lassen. Was er sagt, hat Hand und Fuß.«

Berts Antwort waren heilende Worte, die verhinderten, dass an diesem Abend der Programmpunkt »Es werde Licht« unerwünschte Folgen hatte…

Der Engel aus der Zukunft – Heilung aus der Ferne

Ich empfehle meinen Seminarteilnehmern, die nicht in meiner Nähe wohnen, sich in ihrer Umgebung eine Reiki-Gruppe für einen Austausch zu suchen. Einer von ihnen berichtete mir dann später, er sei an einem bestimmten Abend von den Anwesenden ausgeschlossen worden, weil er eben erst in den ersten Grad eingeweiht worden war. Die Gruppe wollte Fernheilung betreiben und war der Ansicht, dass über diese Fähigkeit nur Menschen verfügten, die mindestens in den zweiten Grad eingeweiht worden wären.

Gott sei Dank wissen das viele nicht, sodass sie sich nicht daran halten und erfolgreich aus der Ferne heilen. Denn diese Fähigkeit ist keinesfalls ein Privileg für Reiki-Anwender ab dem zweiten Grad. Es ist auch nicht ein Monopol der Reiki-Tradition. Es wäre schlimm, wenn nur Menschen Energie aussenden könnten, die zuvor ein Reiki-Seminar besucht hätten. Über dieses Potenzial verfügt jeder Mensch, und viele nutzen es. Für jemanden ein Licht anzuzünden – eine Kerze in einer Kirche oder anderswo – ist zum Beispiel ein Akt der Fernheilung. Dieses Ritual kennt jeder. Es ist heilsam und wirksam sowohl für den Adressaten als auch für denjenigen, der es durchführt.

Als Johannes Paul II. im Sterben lag, bat der Vatikan die Menschen in der Welt darum, für ihn zu beten. Es war die Bitte um Energie, die Bitte um Fernheilung. Den Menschen war bewusst, dass es nicht darum ging, den todkranken Papst gesundzubeten. Jedem war klar, dass er nicht wieder von allen körperlichen Gebrechen befreit am Fenster des Petersdoms erscheinen würde. Die gesendete Kraft sollte ihm vielmehr helfen, leichter in die jenseitige Welt hinüberzugehen.

Der Sender hat keinen Einfluss darauf, für welchen Zweck der Empfänger die Energie nutzt.

Die Entscheidung des Empfängers erfolgt auf der Seelenebene. Die Absicht der großen Seele unterscheidet sich manchmal von den bewussten Wünschen des (kleineren) Menschen. Die Seele ist immer größer und sich selbst bewusster als ihre im Menschen inkarnierten Anteile. Auch die Absicht, von der gesandten Energie keinen Gebrauch zu machen, liegt in der Entscheidungshoheit der empfangenden Seele. Daher kann Fernheilung niemals schaden. Ich darf also ohne Bedenken loslegen.

Ein Beispiel: Mein Onkel Paul ist krank. Ich kenne ihn nur als gestressten Menschen und glaube, er könne ein wenig Ruhe gebrauchen. Also setze ich mich in meinen Meditationsraum und schicke ihm Heilung aus der Ferne. Meiner

Vorstellung nach soll die Energie ihm zu mehr Ruhe verhelfen.

Am nächsten Tag ruft mich meine Tante an und teilt mir mit, dass Onkel Paul des Nachts entschlafen sei.

»Ach du Scheiße!«, denke ich. »Hätte ich ihm mal lieber Power statt Ruhe gesandt...«

Doch meine Gewissensbisse sind unnötig, da ich keinen Einfluss auf die Wirkung der von mir gesandten Energie nehmen kann. Sie wirkt immer entsprechend dem Seelenwillen des Empfängers. Nichts kann ohne Einwilligung der Seele geschehen. Niemand ist irgendwelchen fremden Einflüssen hilflos ausgesetzt.

Unter Reiki-Anwendern herrschen unterschiedliche Ansichten darüber, ob sich der Empfänger vorher mit der Fernheilung einverstanden erklären muss. Oder anders ausgedrückt: Ist es Manipulation, wenn ich einem Menschen ohne sein erklärtes Einverständnis Reiki schicke? Ich glaube das nicht. Ein Mensch, der sich im Koma befindet, kann sich nicht mehr äußern. Sollte ich ihm deshalb heilende Lebensenergie verweigern? Und was ist, wenn ein guter Freund von mir krank ist, der mit spirituellen Themen nichts am Hut hat? Der auf meine Frage unweigerlich antworten würde: »Komm mir nicht mit diesem esoterischen Kram...« Sollte ich wirklich darauf verzichten, ihm Lebensenergie zu senden, wenn er sie nötig hat? Unbestritten ist es hilfreich, wenn der Adressat die Energie auch haben möchte. Das setzt voraus, dass er von der Heilung weiß. Er kann die Energie bewusster empfangen. Weiß er es nicht, kommt die Energie dennoch an. Die Entscheidung über Annahme oder Abweisung der Energie erfolgt in diesem Fall allein auf der (unbewussten) Seelenebene.

Für die Fernheilung gilt ebenso der Satz »Jeder tue es auf seine Weise«. Wer möchte, kann ein Foto des Empfängers vor sich aufstellen. Wer gut und gern visualisiert, kann sich vorstellen, wie heilende Energie die Aura des Adressaten erfüllt. Ein schönes Bild ist ein Pfeil aus Licht, der auf die Aura des Empfängers zielt. Der Heiler spannt den Bogen und schießt den energetischen Lichtpfeil ab.

Möchte ich jemandem Fernheilung zukommen lassen, so widme ich meine morgendliche Reiki-Übung dem Empfänger. Ich bitte darum, dass die Energie, die zunächst durch meine Aura fließt, sich anschließend auf die Reise zu dem Adressaten der Heilung macht. Doch auch hierbei gilt: Alles ist möglich, nichts ist nötig. Das heißt, dass keine Regel allgemein gültig ist. Nötig ist allein der Wille, die Energie auf die Reise zu schicken. Alle Hilfsmittel und Techniken, die ich bei meinen Heilungsritualen benutze und anwende, unterstützen meine Absicht und meine Achtsamkeit. Kerzen und Räucherstäbchen tragen zu einer angenehmen und aufbauenden Atmosphäre bei. Doch funktioniert Fernheilung auch, wenn sie von einer schäbigen Bahnhofshalle aus betrieben wird. Die Energie ist überall, und sie ist überall gleich gut und wirksam. Daher kann sie von überallher gesandt und an jedem Ort empfangen werden.

Nicht nur Menschen und Tiere, sondern auch Orte, Zeitpunkte und Ereignisse können Adressat meiner Fernheilung sein. Während ich an diesem Kapitel schreibe, erhalte ich den Anruf einer hellsichtigen Frau. Sie berichtet, in einer Vision Szenen gesehen zu haben, die sich in Paris am 14. Februar 2007 oder 2008 ereignen könnten. Sie habe einen Anschlag auf den Eiffelturm (vorher)gesehen und suche nun Menschen, die Licht an diesen Ort und in diese Zeit senden.

»Was, glaubst du, wird geschehen, wenn wir Licht dorthin senden?«, frage ich sie.

»Dann wird nichts Schlimmes geschehen«, lautet ihre Antwort.

»Vielleicht ja erst recht«, erwidere ich. »Es könnte doch sein, dass wir die Stimmung mit unserem Licht erst richtig anheizen. Wenn der Empfänger bestimmt, wozu er die Energie einsetzt, warum sollte es bei Orten und Zeitpunkten anders sein? Jemand, der am Boden lag, entscheidet auch selbst, was er mit der neu gewonnenen Kraft anstellt, nachdem ich ihn aufgepäppelt habe. Es liegt an ihm, ob er – sagen wir – anschließend zu Hause gestärkt die Wohnung aufräumt oder seine Möbel zu Kleinholz hackt, ob er seine Energie aufbauend oder zerstörerisch einsetzt.«

Nun bin ich kein Fatalist, der sich phlegmatisch in den Sessel setzt, weil er meint, man könne am Lauf der Welt nichts ändern. Ganz im Gegenteil. Jede Veränderung ist entweder Zerstörung oder Aufbau, und oft bedingt das Erste das Zweite. Aber es ist eine Binsenweisheit: Wir können nicht immer vorhersehen, was geschieht; und nicht immer geschieht etwas in unserem Sinne. Ich wollte die hellsichtige Frau mit meinem Einwand darauf hinweisen, dass die Aussendung der Energie gemäß dem Wunsch des Empfängers nicht nur zur Bewahrung des Alten, sondern auch zu dessen Zerstörung und Geburt des Neuen führen kann. Die ausgesendete Kraft wirkt unterstützend. Wenn etwas bewahrt werden will, unterstützt sie bewahrend; wenn es erneuert werden soll, wirkt sie (vielleicht) zuerst zerstörend. Sicher ist nur, dass ich im Februar der nächsten Jahre nicht in Paris sein werde...

Dennoch kann es nützlich sein, einen Ort mit Lichtenergie zu versorgen, den man später aufsuchen möchte. Wenn ich zum Beispiel einen wichtigen Termin habe, vor dem mir ein bisschen angst ist, oder wenn ich mich sorge, wie sich ein bevorstehendes Gespräch oder die Situation, die mich an diesem Ort erwartet, entwickeln wird, setze ich mich einen oder mehrere Tage vorher hin, schließe die Augen und stelle mir den betreffenden Platz vor. Dabei spielt es keine Rolle, ob ich ihn kenne; es reicht, eine Vorstellung davon zu entwickeln. Ob meine Vorstellung den Tatsachen entspricht, ist für die Übung nicht von Belang. Nun stelle ich mir eine Lichthülle vor, die das Haus oder den Raum umgibt. Kraft meines Willens sende ich auf diese Weise Energie dorthin. Sobald ich mich dann auf den Weg zu meinem Termin mache, bin ich mir bewusst, dass ich gleich das Innere der Lichthülle betreten werde. Ich weiß, dass der Boden energetisch für mich bereitet ist.

Die Ursache für die Wirksamkeit der Übung liegt nicht in dem Ort, sondern in mir selbst. Ich gehe mit einer anderen Einstellung auf die Zukunft zu, bin bewusster und habe das Heft in die Hand genommen. Ich bin dem Geschehen nicht hilflos ausgeliefert, sondern habe bereits im Vorfeld etwas getan. Ich habe mich nicht (nur) im Kopf auf das Kommende vorbereitet, sondern mich einer stärkeren Methode bedient: Ich habe die göttliche Energie auf die Reise in Zeit und Raum geschickt. Ich werde von ihr profitieren, wenn beides zu meiner Gegenwart wird.

Die Energie fließt durch Zeit und Raum. Es gibt keine energiefreie Zeit, es gibt keinen energiefreien Raum. Jede Zeit hinterlässt ein Energiefeld, das nach vorn in die Zukunft, nach hinten in die Vergangenheit und nach rechts und links in den Raum der Gegenwart ausstrahlt. Jede Epoche ist ausgesprochen lebendig. Daher ist es möglich, heilende Energie in die Zeiten und so in Vergangenheit und Zukunft zu senden. Das Energiefeld der Zeit wird gespeist durch Gedanken, Gefühle und Ereignisse. Je intensiver die Gedanken und Gefühle sind, desto nachhaltiger wirken sie sich aus. Gravierende Ereignisse, wie etwa der Zweite Weltkrieg und der Holocaust, strahlen stark auf das Energiefeld früherer und zukünftiger Zeiten aus.

An dem Tag, als ich zum ersten Mal in diesem Leben den Boden Roms betrat, machte sich Benedikt XVI. auf den Weg nach Polen. Als ich die Ewige Stadt nach vier Tagen Aufenthalt wieder verließ, kam er zurück. Rom war zu klein für uns beide. Ich hatte die Schweizer Garde für mich allein. Schließlich wird sie traditionsgemäß an meinem Geburtstag vereidigt. Gern hätte ich dem Papst beim sonntäglichen Angelusgebet gelauscht und mit vielen anderen »Benedetto« gerufen. Doch er hatte Wichtigeres zu tun. Er besuchte das ehemalige Konzentrationslager Auschwitz und begegnete dort Menschen, die es überlebt hatten. Er sprach zu ihnen als Angehöriger der Nation, in deren Namen unzählige Menschen ermordet worden waren. Zugleich repräsentierte er als Oberhaupt der Kirche eine Institution, die zu dem himmelschreienden Unrecht weitestgehend geschwiegen hat.

Während seiner Rede erschien am Himmel ein Regenbogen. Im Alten Testament, der Bibel der Juden, wird der Regenbogen als Zeichen der Versöhnung Gottes mit den Menschen beschrieben. Eine Brücke aus Licht, die Himmel und Erde miteinander verbindet. Von diesem Ritual ging eine heilende Wirkung aus.

Als wenige Wochen später die Fußballweltmeisterschaft in Deutschland begann, waren die Deutschen wie von einer Last befreit. Noch nie hat die Welt dieses Volk so fröhlich erlebt. Auch wenn ich der Einzige sein sollte, der es so empfindet: Diese beiden Ereignisse stehen miteinander in Verbindung. An jenem Tag im Mai 2006 war der alte Kardinal Ratzinger ein Engel aus der Zukunft.

Hausaufgaben und Meditation

Hausaufgaben – Übungen für Veränderung

Kaum jemand verlässt einen unserer Meditationsabende oder eine Einzelsitzung ohne *seine* »Hausaufgabe«. Die Hausaufgabe ist eine konkrete Handlung, die in einem bestimmten Bewusstsein getan werden soll. Im Gegensatz zu den alltäglichen Verrichtungen, die zum Teil Gewohnheit geworden sind, führt die Hausaufgabe zu neuen Erfahrungen. Durch *anderes* Tun wird *anderes* erfahren. Auf diese Weise wird das Rad der Veränderung in Schwung gebracht.

Eine Handlung, die im Sinne einer Übung vollzogen wird, wirkt ungleich stärker als jede rein gedankliche Auseinandersetzung mit einem Thema, das einen bedrückt. Gedanke, Wort und Tat sind die Möglichkeiten, die uns zur Verfügung stehen. Jede meiner Taten ist zunächst ein Gedanke, unabhängig davon, ob er mir bewusst ist oder nicht. Jedes Bild, das ich im Außen sehe, ist in mir als inneres Bild entstanden. Jede Tat beginnt als Idee. Das gilt für die »kleinen«, alltäglichen Bereiche meines Lebens ebenso wie für die »großen«. Das Bild der Bäckerei ist Folge meiner Idee, Brötchen zu holen. Dabei spielt es keine Rolle, ob die Bäckerei wirklich so aussieht, wie ich sie mir vorgestellt habe. Entscheidend ist die Idee, die hinter den inneren Bildern steht.

Der Prozess der Bewusstwerdung bedeutet, den Zusammenhang zwischen den inneren Gedankenbildern und den äußeren Geschehnissen in seinem Leben immer klarer zu erkennen. Meine Gefühle stehen in Resonanz zu meinen Gedanken und Handlungen. Meine Gedanken beeinflussen mein Verhalten. Mein Verhalten wiederum beeinflusst den Verlauf einer Situation. Und die Situation beeinflusst mein Gefühl.

Gefühle konfrontieren uns mit den Themen unseres Lebens. Die Lebensthemen sind die Lernaufgaben der Seele. Die Seele wählt das körperliche Dasein auf der Erde, um sich diesen Aufgaben zu stellen. Sie sind die Herausforderungen, die Hürden auf unserem Lebensweg.

Oft wissen wir, welches Ereignis in Resonanz zu unserem Gefühl steht. Falle ich bei der Führerscheinprüfung durch, ist mir klar, warum ich enttäuscht (oder wütend auf den Prüfer) bin. Stirbt mein Kanarienvogel, kenne ich den Grund meiner Traurigkeit. Habe ich in der New Yorker Bronx den Kontakt zu meiner Reisegruppe verloren und stehe nun einer messerschwingenden Gang gegenüber, kann ich die Frage nach der Ursache meiner Angst präzise beantworten. Inneres Erleben und äußere Erfahrung stimmen in diesen Fällen überein. Ich kenne die Bilder, die zu meinen Gefühlen passen. Ich weiß, warum die Hürde steht. Ebenso weiß ich, wann sie aufgestellt wurde: Die Hürde meiner Enttäuschung wurde aufgestellt, als ich mit dem Fahrschulwagen über den Standstreifen bretterte. Die Hürde meiner Traurigkeit wurde aufgestellt, als der Kanarienvogel vom Hund gefressen wurde. Die Hürde meiner Angst wurde aufgestellt, als der Bus mit der Reisegruppe ohne mich losfuhr.

Manchmal jedoch liegt die Ursache für ein bedrückendes Gefühl im Verborgenen. Im Außen ist alles in Ordnung, im Inneren aber regiert das Chaos. Man steht vor einer Hürde und weiß nicht, weshalb und wann sie aufgestellt wurde. Man ist ängstlich oder traurig, ohne einen ersichtlichen Grund für seine Angst oder Traurigkeit zu haben. Da ist kein Bild, welches das Gefühl rechtfertigen könnte. Oft sind es Ereignisse aus der Kindheit, deren Bilder gut versteckt im Keller des Unterbewusstseins herumliegen. Zum Zweck der Ursachenforschung machen sich nun manche auf die Suche. Sie lassen sich in die nähere oder fernere Vergangenheit zurückversetzen, um anschließend enttäuscht festzustellen, dass der Fund des Bildes nicht automatisch zur Überwindung des Gefühls führt. Die Erkenntnis der Ursache bedeutet nicht zugleich die Heilung. Man könnte es, um in unserem Beispiel zu bleiben, so ausdrücken: Eine Hürde verschwindet nicht von der Laufbahn, indem man den Platzwart ermittelt, der sie seinerzeit dorthin gestellt hat.

Jede Ursache ist die Folge einer vorherigen Ursache. Nichts geschieht zufällig. Je weiter ich bei der Suche nach der Ursache in die Vergangenheit gehe, umso länger ist der Weg zurück in die Gegenwart. Wie weit also will ich zurückgehen? Irgendwann muss ich mich entscheiden: »Das jetzige Wissen reicht mir. Nun ist es genug.«

Weil ich um diese Entscheidung nicht umhinkomme, kann ich sie genauso gut sofort treffen. Der Sprung über die Hürde wird nicht leichter, wenn ich alle Bilder der Vergangenheit mit mir herumschleppe. Mit dem Blick auf die Ursache bleibe ich im Damals. Die Heilung aber liegt in der Zukunft. Ich muss nach vorn schauen und vorwärtsgerichtet handeln, um zur Heilung zu gelangen. Alte Erinnerungen, die mich lähmen und blockieren, lösen sich nicht auf, indem ich mich mit ihnen beschäftige. Erinnerungen sind alte Bilder. Wenn ich in meiner Wohnung vor einem alten Gemälde stehe, das mir nicht mehr gefällt, verschwindet es nicht dadurch, dass ich es anschaue. Es verschwindet erst, wenn ich es gegen ein neues austausche. Indem ich etwas in dem Bewusstsein der Veränderung tue, kann ich ein neues Bild erschaffen.

Durch die Handlung entsteht eine Situation, die ich ansonsten so nicht erfahren hätte. Das innere Bild der Übung verbindet sich mit dem äußeren Bild der Erfahrung und wirkt so intensiv auf meine Gefühle ein. Welcher Art die Handlung ist, spielt keine allzu große Rolle. Wichtig ist allein, dass sie im Bewusstsein der Übung getan wird.

Denn es ist immer so: Wenn zwei sich treffen in meinem Namen, bin ich als Dritter im Raum.

Dieser Satz des Meisters der Liebe bezog sich nicht (allein) auf seine Anwesenheit, sondern beschreibt ein göttliches Gesetz. Dieses Gesetz besagt Folgendes: Immer dann, wenn Menschen in einer bestimmten Absicht zusammentreffen, ist eine Kraft präsent, die energetisch im Sinne der Absicht hilft. Welcher Art die Absicht ist, ob aufbauend oder zerstörerisch, ist dafür unerheblich. Der Mensch verfügt über die göttliche Gabe des freien Willens; und wenn er beschließt zu streiten oder Krieg zu führen, wird er ebenso die Kraft und die Möglichkeit dazu erhalten, wie wenn er sich für den Frieden und die Liebe entscheidet. So wird auch eine Handlung, die in dem Bewusstsein der Veränderung vollzogen wird, im Sinne der Absicht wirken.

Die Hausaufgabe kann einen konkreten Bezug zu einem bestimmten Thema haben. Sie könnte beispielsweise darin bestehen, einen Brief zu schreiben, einen Telefonanruf zu tätigen oder auf andere Weise Kontakt mit einem Menschen aufzunehmen, der eine Rolle bei meinem Thema spielt. Probleme mit Eltern, Partnern, Geschwistern und den eigenen Kindern sind oft Ausdruck meines inneren Konflikts.

Die Übung kann aber auch losgelöst von anderen sein, sie mag sogar (scheinbar) nichts mit meinem Thema direkt zu tun haben. Es kommt einzig auf meine Absicht an, etwas bewusst für mich zu ändern. Verbinde ich meine Absicht mit einer Tat, wird Wille daraus. Ich zeige dem Universum, dass ich es ernst meine. Ich sage zweimal »Ja«: »Ja, es sind meine Gedanken, meine Gefühle; und es ist mein inneres Thema.« Und: »Ja, ich kümmere mich darum.« Da »Dein Wille geschehe« ein unumstößliches Gesetz ist, wird sich meine Absicht, das Thema anzugehen, erfüllen. Ich widme meine Tat einem Zweck. Die Energie, die ich investiere, kommt diesem Zweck zugute. Auch wenn ich an der Situation selbst, in der ich mich befinde, offensichtlich nichts zu ändern vermag, kann ich dennoch etwas dafür tun. Ich könnte meinen Tagesrhythmus ändern, zum Beispiel morgens früher aufstehen und meditieren. Ich könnte meine Ernährung umstellen und Sport treiben. Gegenüber dem eigentlichen Problem bin ich zwar machtlos. Aber ich bin nicht generell machtlos. Es gibt Bereiche meines Lebens, die ich nach wie vor beherrschen kann.

Nun könnte ein Mann, der arbeitslos geworden ist und aufgrund seines Alters keinen Job mehr findet, den Tipp »Ändere deinen Tagesrhythmus« durchaus als zynisch empfinden. Schließlich hat er seinen Tagesrhythmus bereits gegen seinen Willen ändern müssen, zumindest während der Zeit, die er sonst in der Firma verbracht hätte. Doch spreche ich nicht von Veränderung *wegen*, sondern von Veränderung *für*. Das ist ein Unterschied. Eine zwangsläufige Handlung ist eine Handlung *wegen* etwas, eine freiwillige ist eine *für* etwas. Grundlage der ersten ist eine Not, Grundlage der zweiten ist eine Absicht. Ich füge der zwangsläufigen Änderung eine freiwillige hinzu. Indem ich Energie und Zeit für eine Veränderung investiere, wird sich etwas ändern. Wenn ich in einem Bereich meines Lebens etwas ändere, wirkt es sich auch auf die anderen Bereiche aus.

Ich kenne eine tolle Frau, die sehr lebenslustig ist und die Dinge immer mit großem Optimismus angeht. Sie erzählte mir einmal, dass etliche Angehörige ihrer Familie an der gleichen Krankheit gestorben seien. Sie wisse, dass sie vieles in ihrem Leben selbst in der Hand hätte, die Macht, vieles zu verändern. Die Krankheit aber sei ein Erbe der Familie und sie befürchte, ihr nicht ausweichen zu können.

Ich gab ihr die Hausaufgabe, in der ersten Woche eine Liste über Aktivitäten zu erstellen, die für ihre Familie neu sind. Sie sollte sich die Frage stellen: »Was hat noch niemand in meiner Familie getan?« In der zweiten Woche sollte sie eine Aktivität von der Liste auswählen, die sie in die Tat umsetzen mochte und konnte. In der dritten Woche sollte sie es tun. »Handle in dem Bewusstsein des Neuanfangs«, sagte ich ihr. »Sei ein Pionier.«

Der Glaubenssatz »Weil meine Ahnen erkrankten, muss ich auch erkranken« ist weit verbreitet. Doch wie jeder andere Glaubenssatz kann auch dieser verändert werden. Niemand ist hoffnungslos einem vermeintlichen Familienschicksal ausgeliefert.

Der Ursprung aller Familien liegt eine Ewigkeit zurück. Wenn man es genau nimmt, wird man keinen Anfang finden. Jeder Angehörige hatte Eltern, die wiederum Eltern hatten... In diesem Sinne ist jede Familie so alt wie das Leben selbst. Von Anbeginn der Zeit aber hatte nicht jeder Angehörige die Krankheit. Irgendwann in der Geschichte der Familie gab es einen Ersten, der sie anzog. Er war in dieser Hinsicht ein Pionier, der Neues begann. Er tat, was in der Sippe vor ihm noch niemand getan hatte: Er erkrankte an diesem Leiden. Anschließend wurde die Tradition fortgesetzt. Doch jederzeit kann die Familie einen neuen Pionier hervorbringen, der mit der alten Tradition bricht und eine neue begründet. Eine Tradition, nach der keiner in der Familie mehr an dieser Krankheit leidet.

Die Übung veränderte den Glaubenssatz, der Familienkrankheit hilflos ausgeliefert zu sein. Der Glaube »Das Schicksal entscheidet über mein Los, ich kann nichts tun« wurde durch die Überzeugung ausgetauscht, mit der Übung eine Wandlung in Gang gesetzt zu haben. Die Frau war vom Opfer zum Täter geworden. Das ist eine wichtige Voraussetzung für Heilung. Ein kranker Mensch ist Opfer seiner Krankheit. Um sie zu überwinden, muss er zum Täter werden. Das bedeutet, er muss etwas im Bewusstsein der Heilung tun. Manchmal reicht es aus, einfach nur zum Arzt zu gehen; oft aber muss mehr geschehen.

In den letzten Jahren kam es mir bei meinen Besuchen auf esoterischen Messen und Kongressen oft so vor, als habe jeder Zweite die Dienstleistung der »spirituellen Lebensberatung« im Angebot. Der Begriff ist weit gefächert. Die einen arbeiten mit Tarotkarten, andere sind Auraseher oder erhalten ihre Informationen aus der geistigen Welt.

Ein Lebensberater, gleich, welcher Methoden er sich bedient, sollte dem ratsuchenden Menschen niemals sagen, *wie* er sich entscheiden soll. Aber er kann ihm mitteilen, *was* er tun soll. Das ist ein Unterschied. »Verlasse deinen Ehemann, wechsle die Arbeitsstelle« und so weiter sind Entscheidungen, die der Ratsuchende selbst treffen muss. Kein anderer, und sei er noch so erfahren, noch so hellsichtig und noch so angebunden an die geistige Welt, kann wissen, welche Entscheidung *die richtige* ist. Mit jeder Entscheidung wird eine Richtung eingeschlagen. In diesem Sinne ist jede Entscheidung richtig. Sie führt auf einen Weg der Erfahrung. Und auf jedem Weg erfährt der Mensch angenehme und unangenehme Gefühle. Keiner ist *nur* voller Freude. Keiner ist *nur* voller Leid. Es gibt ebenso wenig richtige wie falsche Entscheidungen, wie es richtige und falsche Gefühle gibt.

Ein guter Lebensberater hilft dem Ratsuchenden, selbst zu erkennen: »Was will ich? Wo will ich hin?« Er gräbt nicht in der Vergangenheit, sondern verweist auf die Zukunft. Denn entscheidend ist nicht, woher man gekommen ist, sondern vielmehr, in welche Richtung man gehen will. Doch welche Richtung es ist, muss jeder für sich selbst herausfinden.

Ein guter Lebensberater ermöglicht dem Ratsuchenden, zu seiner eigenen Stärke zurückzufinden. Er gibt ihm eine Aufgabe, eine Übung, etwas, was getan werden kann. Bei der Entwicklung der Übung sind der Phantasie keine Grenzen gesetzt. Die Übung kann und darf auch Spaß machen.

Jeden Monat verteilen wir eine Hausaufgabe an die Teilnehmer unserer Meditationsabende. Die Übung bezieht sich nicht auf ein konkretes Lebensthema des Einzelnen. Alle entscheiden selbst, ob sie die Hausaufgabe machen möchten oder nicht. Doch in jeder Übung liegt eine Chance – aber nur für den, der sie nutzt. Wichtig ist auch, die Übung im Bewusstsein der Hausaufgabe zu machen. Die Erinnerung, so etwas irgendwann schon einmal getan zu haben, reicht nicht aus. Die bewusste Einstellung »Jetzt mache ich die Hausaufgabe« ist für die anschließende Erfahrung von Bedeutung.

Zwölf Hausaufgaben für zwölf Monate

Sei ein Pionier: Erstelle in der ersten Woche eine Liste mit Handlungen, die du noch nie getan hast.
In der zweiten Woche wähle von der Liste eine Handlung aus, die du tun möchtest und tun kannst.
In der dritten Woche setz es um. Mach es in dem Bewusstsein: »Ich bin ein Pionier!«

Jede Situation ist eine Folge der vorherigen. Jedes Ereignis baut auf dem vorangegangenen auf. In jedem Moment setze ich eine Kettenreaktion in Gang. Die Situation, die ich jetzt erlebe, wäre nicht entstanden, wenn auch nur die kleinste Begebenheit in der Vergangenheit anders verlaufen wäre. In dieser Erkenntnis liegt ein großes schöpferisches Potenzial. Ändere ich jetzt mein Verhalten, verändere ich meine ganze Zukunft. In jedem Moment meines Lebens kann ich neu beginnen.

Theater: Geh an einen alltäglichen Ort und stell dir dabei vor, du beträtest ein Theater. Begib dich in ein Kaufhaus, ein Restaurant oder an einen anderen Ort mit vielen Menschen. Schau dir die Szene für einige Minuten in dem Bewusstsein an, alle Personen hätten das, was sie tun, extra für dich einstudiert.

Mit solchen spielerischen Übungen können wir unser Bewusstsein schulen. Meine Wahrnehmung bestimmt meine Weltanschauung. Meine Weltanschauung ist meine Wahrheit. Wenn ich mir erlaube, ab und an anders als üblich auf die Welt zu schauen, erweitere ich meine Wahrheit. Eines Tages ist meine Wahrheit so weit geworden, dass sie keine Grenzen mehr kennt.

Niemals zuvor, niemals danach: Begib dich an einen Ort, an dem du noch nie warst und den du voraussichtlich auch kein zweites Mal in deinem Leben aufsuchen wirst. Welcher Ort, ob drinnen oder draußen, spielt keine Rolle. Entscheidend sind nur die beiden Kriterien: niemals zuvor und niemals danach.
Halt dich dort in dem Bewusstsein auf, dass du nur ein einziges Mal in deinem Leben an diesem Ort sein wirst: nämlich **jetzt**. Atme die Atmosphäre der Einmaligkeit ein.

Mit dieser Übung erhalten wir ein Gespür für die immer währende Einmaligkeit unseres Lebens. Nur jetzt haben wir die Gelegenheit, unser Leben zu dieser Zeit an diesem Ort zu erfahren. Niemals zuvor, niemals danach…

Drei Edelsteine: Besorg dir drei Edelsteine. Den ersten behalte für dich. Den zweiten schenke einem Menschen, den du gern hast. Den dritten schenke einem dir fremden Menschen, den du nie zuvor gesehen hast.

Abschied: Such in deiner Wohnung nach einem Gegenstand, den du schon lange besitzt und zu dem du zwiespältige Gefühle hegst. Nimm ihn mit auf den Schrottplatz einer Autoverwertung. Halt dich einige dort Minuten auf und beobachte die Szenerie. Leg dann den Gegenstand ab, verabschiede dich und geh.

Neue Wege gehen: Es gibt Wege, die du regelmäßig zurücklegst. Der Weg zur Arbeit, zum Einkaufen und so weiter. Manches Ziel könntest du auch auf einem anderen Weg erreichen. Mach dich in den nächsten Wochen auf und geh den neuen Weg.

Durch dich hat das Göttliche ein Zeichen gesetzt: Setz in den nächsten Wochen an drei Stellen außerhalb deiner Wohnung und deiner Arbeitsstelle ein persönliches Zeichen. Hinterlass Spuren deiner Anwesenheit.

Du bist das Licht: Geh an einen Ort mit vielen Menschen. Kaufhäuser, Bahnhöfe, Fußgängerzonen kommen für diese Übung in Betracht. Stell dich so, dass du von Menschen umgeben bist, und bleib regungslos stehen. Erstarre!

Mach dir bewusst, dass alles um dich herum in Bewegung ist. Die Menschen in deinem Umfeld sind die Planeten. Du bist der Fixstern, du bist die Sonne, du bist das Licht.

Danken und Bitten: Frag dich: Gibt es in meinem Leben einen Menschen, dem ich aufrichtig dankbar bin und der davon nichts weiß? Geh hin und danke ihm.

Frag dich: Gibt es in meinem Leben einen Menschen, an den ich eine Bitte habe und der davon nichts weiß? Geh hin und sprich deine Bitte aus.

Einladung – einfach nur so: Leg jeden Tag zwei Euro zur Seite. Nach zwanzig Tagen hast du vierzig Euro beisammen. Lade davon einen Menschen zum Essen ein, der damit nicht rechnet. Wenn er fragt, warum du das tust, sag: »Einfach nur so!«

Willkommen in meinem Leben: Achte in den nächsten Wochen auf die Menschen, die neu in dein Leben kommen. Wenn du möchtest, dass einer von ihnen in deinem Leben bleibt, überreiche ihm als Symbol der Begrüßung ein kleines Geschenk.

Guter Tag – schlechter Tag: Nimm eine Blankokarte und schreib auf die eine Seite: »Guter Tag«. Auf die andere Seite schreibe: »Schlechter Tag«. Leg die Karte so oft wie möglich vor dich hin, am Schreibtisch, Küchentisch und so weiter. Wähle die Seite, die oben liegt, so, wie du es gerade empfindest. Ist es ein guter Tag oder ist es ein schlechter Tag?

Mit dieser Übung können wir uns mehr und mehr bewusst werden, dass wir selbst Einfluss darauf haben, ob der aktuelle Tag ein guter oder ein schlechter für uns ist. Wir lernen: »Ich bin der Boss!«

Vor einigen Jahren sah ich im Fernsehen das Interview

mit einem Mann, der vor seinem Leben nicht geflüchtet ist. Er war als Hobbypilot mit einem Freund, der seine Leidenschaft teilte, in einem Kleinflugzeug um die Welt geflogen. In Südamerika stürzte die Maschine ab. Er blieb unverletzt und konnte die Maschine verlassen. Das Flugzeug fing Feuer, und er ging zurück, um seinem Freund zu helfen. Vergeblich. Der Freund starb. Er selbst erlitt bei dem Rettungsversuch lebensgefährliche Verbrennungen, die ihn für immer entstellten. Auch sein Gesicht war ein Anblick, der andere Menschen zunächst erschreckte. Der Mann berichtete, seine Begeisterung für das Fliegen sei immer so groß gewesen, dass ihm sogar der Gedanke an einen Tod durch Absturz keine Sorge bereitet hätte: »Der Gedanke, mit dem Flugzeug an einem Berg zu zerschellen, machte mir nichts aus. Der Gedanke, mit dem Flugzeug ins Meer zu stürzen, ließ mich gleichgültig. Das Einzige, was in mir immer starke Angst auslöste, war der Gedanke, in einem Flugzeug zu verbrennen. Und nun war genau das eingetreten, was ich immer befürchtet hatte«, sagte er in dem Interview.

Er erzählte von seinem Leben, das sich seitdem so grundlegend verändert hatte. Er erzählte von den inneren Wunden, die mittlerweile verheilt waren, und den äußeren Narben, die ihn für den Rest seines Lebens begleiten würden. Vor dem Absturz war er ein attraktiver Mann. Nun habe er es geschafft, mit seinen äußeren Entstellungen offensiv umzugehen. Er habe gelernt, sich mit seinem Aussehen anzufreunden, seine Verletzungen zu akzeptieren. Jeden Morgen sage er sich, dass er die Wahl habe: Es kann ein guter Tag werden, es kann ein schlechter Tag werden. Und jeden Morgen entscheide er sich bewusst für den guten Tag.

Meditation

Man sollte Meditation nicht mit Entspannung verwechseln. Wer zu unseren Meditationsabenden kommt und Entspannung erwartet, wird oft eines Besseren belehrt. Meditation ist der Blick nach innen. Je tiefer meine Meditation ist, desto tiefer schaue ich in mein Inneres. Ich tauche hinab zur Quelle meiner Gedanken und Gefühle. In der Meditation bin ich bereit, meinen Gedanken und Gefühlen bewusst und intensiv zu begegnen. Meditationen sind Techniken der Bewusstwerdung. Tiefe Entspannung führt zum Einschlafen. Tiefe Meditation hingegen führt zum Erwachen.

Die Schule der Meditation lehrt das Leben im Hier und Jetzt. Durch die Übungen können wir lernen, den jetzigen Augenblick nicht mehr zu verpassen. Regelmäßig sind wir mit unseren Gedanken an einem anderen Ort oder in einer anderen Zeit. Wir sind gedanklich nicht da, wo unser Körper ist. Wir sind nicht ganz anwesend. Wir planen die Zukunft und analysieren vergangene Ereignisse. Wir fragen uns, wie es anderswo war, ist oder sein wird.

Meditationstechniken sind Ablenkungstricks für den Verstand. Die Übungen dienen dazu, den Verstand von Vergangenheit und Zukunft abzulenken, damit das Herz die Gegenwart empfinden kann. Wer denkt, kann nicht gleichzeitig fühlen, und wer fühlt, kann nicht gleichzeitig denken. Das eine schließt das andere aus. Unter großen Schmerzen ist es schwer, ein mathematisches Problem zu lösen. Das Gefühl hindert den Verstand, klar zu denken. Wer umgekehrt an einem mathematischen Problem arbeitet, läuft nur geringfügig Gefahr, währenddessen in einen Weinkrampf zu verfallen. Ebenso klein ist die Gefahr, große Freude zu empfinden. Denken ist die beste Methode, vor seinen Gefühlen zu flüchten. Meditation ist ein Weg, wieder zu ihnen zurückzufinden.

Das Leben im Hier und Jetzt zu verbringen bedeutet nicht, das Vergangene zu vergessen oder zu verdrängen. Aber ich kann mich an das Geschehene erinnern, ohne mich in der Vergangenheit aufzuhalten. Leben im Hier und Jetzt bedeutet auch nicht, keine Entscheidungen mehr für die Zukunft zu treffen. Im Gegenteil: Entscheidungen kann man nur im Hier und Jetzt treffen. Wer sich heute nicht entscheidet, verpasst manches in der Zukunft. So lege ich bereits im Juli die Seminartermine für das nächste Jahr fest. Ich muss die Zimmer im Hotel buchen, einiges im Vorfeld organisieren, damit ich später tun kann, was mir die größte Freude bereitet: Menschen Reiki zu vermitteln. Aber ich kann an das Zukünftige denken, ohne mich in der Zukunft aufzuhalten.

Es gibt viele Möglichkeiten, Meditation zu üben. Doch haben alle Meditationsformen eins gemein: Sie legen Wert auf Haltung und Achtsamkeit. Die innere Haltung entspricht der äußeren Haltung. Das seelische Befinden eines Menschen wirkt sich auf seine Gestik und Mimik aus. Die Körperhaltung eines Depressiven nach Verlust von Haus und Hof unterscheidet sich von der eines Sportlers nach dem Gewinn der Weltmeisterschaft. Umgekehrt kann eine Änderung der äußeren Haltung eine Änderung der seelischen (Ein)stellung bewirken. Was zumeist unbewusst geschieht, setzt Meditation bewusst ein. Die äußere meditative Haltung wird zur inneren Haltung. Die Seele folgt dem Körper.

Welche Körperhaltung für die Meditation gewählt wird, spielt keine große Rolle. Doch sollte man sich für eine Haltung entscheiden, die man immer dann einnimmt, wenn man meditieren möchte. Wählt man für die Meditation immer die gleiche Position, fällt der Einstieg in die Übung leichter, der meditative Zustand wird schneller erreicht. Ich setze mich mit geradem Rücken hin, lege den Handrücken meiner rechten Hand in die Handfläche meiner linken, sodass sich beide Daumen berühren. Sobald mein Körper diese Haltung einnimmt, weiß meine Seele: Peter will meditieren. Meine Achtsamkeit ist je nach Technik nach außen (auf einen Gegenstand, eine Musik) oder nach innen (auf Gedanken, Gefühle oder den Atem) gerichtet.

Jede Meditation beginnt im Kopf. Man hört auf die Worte eines Lehrers oder liest die Anleitung einer Übung in einem Buch. Sobald man sich auf die Übung einlässt, machen sich die Gedanken auf den Weg zum Herzen. Sind sie dort angekommen, verwandeln sie sich in Gefühle. Die Grenze zwischen Kopf und Herz liegt im Bereich der Kehle. Wer die Kontrolle nicht aufgeben will, hält die Gedanken an der Grenze auf und schickt sie zurück in den Kopf. Er wird nicht Meditierender, sondern bleibt ein Mensch, der mit geschlossenen Augen denkt. Hat er aber den Mut, die Kontrolle zu verlieren, öffnet er das Tor zum Herzen. Nun ist alles möglich. Er kann lachen oder weinen, Wut, Angst oder Freude spüren. Die Übung entfaltet ihre Wirkung. Nach einer Weile fließt die Energie weiter nach unten. Nun ist der Mensch in seiner Mitte. Er ist in Meditation. In der Mitte verschmelzen die Polaritäten. Aus Entweder und Oder werden Sowohl und Als-auch.

Jemand hat einmal gesagt, im Gebet spreche der Mensch zu Gott, in der Meditation spreche Gott zu dem Menschen. Die Kombination von Beten und Meditieren ist demnach die bestmögliche Kommunikation mit dem Göttlichen, etwa wie in dem folgenden »Gespräch mit dem Göttlichen in vier Schritten«:

> Im ersten Schritt beschreibe, wie dein Leben zurzeit für dich ist. Beschreibe, was dich momentan bewegt, was dich bedrückt, was dich erfreut. Sei ehrlich zu dir. Sei wahrhaftig.
> Im zweiten Schritt danke für all das, was für dich da ist. Danke für die Präsenz des Schönen und Guten in deinem Leben. Richte deinen Blick auf die Fülle. Sag: »Ich danke für...«
> Im dritten Schritt sprich eine Bitte aus. Bitte um das, was du erhalten oder behalten möchtest. Sag: »Ich bitte um...«
> Und dann, im vierten Schritt, hör zu, was das Göttliche dir zu sagen hat.

Geführte Meditationen erzählen kleine Geschichten, meditative Übungen lenken die Achtsamkeit. Die Grenze zwischen beiden Übungsformen ist fließend. Geführte Meditationen begleiten den Übenden in andere Gedanken- und Gefühlswelten. Sie helfen ihm, neue Bilder zu erschaffen und auf diese Weise alte Gefühle zu verändern.

Alle Übungen und Meditationen in diesem Buch sind für die Praxis geschrieben worden. Leitern von Reiki- und Meditationsgruppen, die sie für ihre Arbeit nutzen möchten, empfehle ich auch den Einsatz von Musik. Die richtige Musik an der richtigen Stelle der Übung wirkt manchmal Wunder. Sie hilft dem Übenden bei der Entscheidung, die Kontrolle des Kopfes zugunsten des Herzens aufzugeben.

Das Schiff auf dem Meer der Ewigkeit

Stell dir ein Schiff vor. Es fährt über das Meer.
Es ist das Schiff deiner Seele auf dem Meer der Ewigkeit.
Immer wieder fährt das Schiff den Hafen einer Insel an.
Einer Insel der Zeit auf dem Meer der Ewigkeit.
Du verlässt das Schiff und machst dich auf,
  die Insel zu durchqueren.

Je weiter du dich vom Hafen entfernst, desto mehr verblasst
  deine Erinnerung an das Schiff.
Mit jedem Schritt vom Hafen weg vergisst du,
  wo du hergekommen bist.
Währenddessen fährt das Schiff um die Insel herum.
Um dort, auf der anderen Seite, deine Ankunft zu erwarten
und dich wieder in Empfang zu nehmen.

Es gibt viele Inseln der Zeit auf dem Meer der Ewigkeit.
Jede von ihnen ist einzigartig und einmalig.
Ihre Landschaften sind die Herausforderungen,
  die du auf deiner Reise zu bestehen hast.
Es gibt Inseln mit Flüssen, Bergen und Schnee,

*Inseln mit Wüsten, Wind und Sand, Inseln mit Wäldern,
Wiesen und Bächen.*
*Auf manchen Inseln ist es warm und trocken,
auf anderen ist es kalt und nass.*

*Es gibt große Inseln, und es gibt kleine Inseln. Beim Verlassen
des Schiffs weißt du nicht, wie lang die Zeit sein wird,
die du brauchst, um die Insel zu durchqueren.*
*Manchmal kommt das Ende der Insel überraschend. Du
glaubst, noch im Inneren der Insel zu sein, und mit dem
nächsten Schritt siehst du den Hafen und das Schiff.*
*Auf anderen Inseln hingegen kannst du den Hafen schon
von weitem sehen.*

Auf dem Schiff ruhst du dich aus.
*Du blickst zurück zur Insel und lässt die vergangene Reise
Revue passieren.*
*Du freust dich auf die Fahrt durch das Meer der Ewigkeit
und beginnst, deinen nächsten Inselausflug zu planen.*

*Wenn du auf das Schiff deiner Seele zurückkehrst, stehen deine
Freunde und Gefährten, die dich auf deiner Reise über die
Insel begleitet haben, am Hafen und nehmen Abschied.*
Du kannst sie von deinem Schiff aus sehen.
  Sie sehen nur den weiten Ozean.
Du kannst sie rufen. Sie hören nur den Wind.

Länder der Seele

Stell dir deine Seele als einen Kontinent mit vielen Ländern vor.
Es gibt Länder in deiner Seele, in denen ist Trauer und Weinen.
In anderen Ländern ist Freude und Lachen.

Es gibt Länder in deiner Seele, in denen ist Wut und Verletzung.
In anderen Ländern ist Frieden und Genießen.

Es gibt Länder in deiner Seele, in denen ist Angst und Verzweiflung.
In anderen Ländern ist Hoffnung und Zuversicht.

Es gibt Länder in deiner Seele, in denen ist Starre und Sturheit.
In anderen Ländern ist Bewegung und Veränderung.

Es gibt Länder in deiner Seele, in denen ist Kälte und Fremdheit.
In anderen Ländern ist Wärme und Geborgenheit.

Es gibt Länder in deiner Seele, in denen ist Härte und Strenge.
In anderen Ländern ist Sanftheit und Liebe.

Es gibt Länder in deiner Seele, in denen ist Befehl und Gehorsam.
In anderen Ländern ist Fragen und Bitten.

Es gibt Länder in deiner Seele, in denen ist Nacht und Dunkelheit.
In anderen Ländern ist Licht und Sonne.

Es gibt Länder in deiner Seele, in denen ist Vernunft und Verstand.
In anderen Ländern ist Herz und Gefühl.

Viele Länder auf dem Kontinent deiner Seele.
Die einen liegen mitten in der Wüste. Andere liegen direkt am Meer.

Und jedes Land gehört dazu. Kein Land kann bekämpft,
kein Land ignoriert, kein Land deiner Seele kann zerstört
  werden.

Mit deinem ICH *kannst du dich überallhin begeben.*
Mit deinem ICH *kannst du den ganzen Kontinent bereisen.*

Doch mach dir bewusst,
dass nur Freude erfahren kann, wer sich für die Freude
  entscheidet,
dass nur Frieden erfahren kann, wer sich für den Frieden
  entscheidet,
dass nur Hoffnung erfahren kann, wer sich für die Hoffnung
  entscheidet,
dass nur Liebe erfahren kann, wer sich für die Liebe
  entscheidet.

Viele Länder auf dem Kontinent deiner Seele.
Mit deinem ICH *kannst du dich überallhin begeben.*
Mit deinem ICH *kannst du den ganzen Kontinent bereisen.*

Und nun, für die nächsten Minuten, entscheide dich, in welches
  Land deiner Seele du einziehen möchtest. Und dann geh los…

Die Schule des Lebens

Stell dir vor, du stehst auf einem Platz vor einer Schule.
Du stehst draußen auf dem Platz und siehst das Hauptportal
  der Schule.
Es ist eine große Schule, ein interessantes Gebäude.

*Bleib nun für einen Moment auf dem Platz vor der
　　Schule stehen,
halte den Blick auf das Portal und hör zu,
　　was dort gelehrt wird:*

*In dieser Schule kann man lernen, Entscheidungen zu treffen,
Verantwortung zu übernehmen, Herausforderungen
　　anzunehmen,
Stillstand und Veränderung zu akzeptieren.*

*In dieser Schule kann man lernen, das Zwitschern der
　　Vögel zu hören,
den Wind auf seiner Haut zu spüren, den Himmel mal blau
　　und mal wolkenverhangen, mal dunkel und mal sternenklar
　　zu sehen.*

*In dieser Schule kann man lernen, sich zu streiten und wieder
　　zu vertragen,
schutzlos und beschützt zu sein, zu fallen und aufgefangen zu
　　werden,
zu helfen und Hilfe anzunehmen.*

*In dieser Schule kann man lernen zu wachsen und sich zu
　　entwickeln,
sich so zu akzeptieren, wie man ist, manchmal stark und
　　manchmal schwach zu sein,
mal gefangen und mal frei, mal abhängig und mal
　　hingebungsvoll zu sein.*

*In dieser Schule kann man lernen zu geben und zu bekommen,
hilflos zu sein, mächtig zu sein, mal hungrig und mal satt zu
　　sein.*

*In dieser Schule kann man lernen zu lachen, zu weinen,
zu trauern, zu feiern,
zu sterben und neu geboren zu werden, wütend und liebend,
ängstlich und mutig, verzweifelt und dankbar zu sein.*

*In dieser Schule kann man lernen, seinen Gefühlen zu
vertrauen,
seine Gefühle zu zeigen, mit sich und anderen mitzufühlen.*

In dieser Schule kann man lernen zu lieben.

*Nun stell dir vor, du gehst los von deinem Platz vor der Schule,
du gehst auf das Portal der Schule zu, gehst hinein in die Schule
und siehst dich um. Du befindest dich:
mitten in deinem Leben.*

*Das Mädchen aus dem kleinen Dorf
irgendwo auf dieser Welt*

*Schließ deine Augen und hör mir aufmerksam zu.
Ich erzähle dir eine Geschichte.
Es ist keine Geschichte aus unendlich ferner Zeit, nein,
es ist eine aus dem vergangenen Jahr. Es ist eine wahre
Geschichte. Sie handelt von einem Mädchen.
Einem Mädchen aus einem kleinen Dorf. In welchem Land
sich das Dorf befindet, habe ich vergessen, aber ich weiß
noch, es war ein armes Land irgendwo auf dieser Welt.
Nicht alle Menschen leben unter den gleichen Bedingungen.
Deutschland ist ein reiches Land. Niemand von uns braucht
Angst zu haben, dass er verhungert. Niemand braucht*

Angst zu haben, dass er verdurstet. Deutschland ist ein sicheres Land. Naturkatastrophen sind ausgesprochen selten. Niemand von uns braucht Angst zu haben, Opfer eines Erdbebens zu werden. Niemand braucht Angst zu haben, dass sein Haus von einem Tornado weggerissen oder von einer Flutwelle weggespült wird. Zumindest im Moment noch nicht, denn wer weiß, wie Mutter Erde reagiert, wenn die Menschen weiterhin so nachlässig mit ihr umgehen. Aber das ist eine andere Geschichte.

Das Mädchen konnte nicht sehen. Vom ersten Tag an in seinem Leben war es blind. Es war ein Defekt der Netzhaut, unter dem das Kind litt, ein Defekt, der nicht zu reparieren war. Nicht zu der Zeit, als das Mädchen geboren wurde, und schon gar nicht in dem armen Land, in dem es lebte. Das kleine Mädchen konnte nicht sehen, um es herum war Dunkelheit.

Als das Kind zum Teenager herangewachsen war, hatte die Schulmedizin große Fortschritte gemacht. Es gibt viele Ärzte auf der Welt, die es sich zur Aufgabe gemacht haben, Menschen von Krankheiten zu befreien, die als unheilbar gelten. Manche von ihnen arbeiten in der medizinischen Forschung, andere arbeiten in Krankenhäusern, wieder andere haben eigene Praxen gegründet, um Menschen zu heilen. Ärzte tun viel Gutes. Sie sind oft wahre Engel, die einem kranken Menschen das Leben zurückgeben. Zwar haben viele Ärzte kein Verständnis von der Seele, doktern nur am Körper herum. Doch das ist in Ordnung. Jeder Mensch wirkt in seinem Bereich. Manchmal muss man sich spezialisieren, um auf einem Gebiet richtig gut zu sein. Aber auch das ist eine andere Geschichte.

Mittlerweile war eine operative Technik entwickelt worden, mit deren Hilfe die Augenkrankheit des Mädchens geheilt werden konnte. Das Verfahren war sehr teuer, unbezahlbar für ein Mädchen, das in einem kleinen Dorf eines armen Landes lebt. Doch das Mädchen hatte Glück. Eine Spezialklinik in Deutschland erklärte sich auf Vermittlung eines Arztes, der von dem Mädchen gehört hatte, bereit, den Eingriff kostenlos durchzuführen. Das Krankenhaus finanzierte den Flug, den Aufenthalt und die Behandlung für das blinde Mädchen aus dem kleinen Dorf irgendwo auf dieser Welt.

In den Stunden nach der Operation lag das Mädchen mit verbundenen Augen in seinem Bett. Die Augen mussten vor dem Licht geschützt werden. Doch das Mädchen war voller Freude. Zum ersten Mal in seinem Leben würde es sehen können. Es freute sich darauf, die Menschen um sich herum zu sehen, es freute sich, zum ersten Mal sein kleines Dorf zu sehen, es freute sich darauf, den Garten vor dem Haus seiner Familie zu sehen. Es freute sich auf den Anblick seiner Eltern. Es freute sich darauf, Bäume und Tiere, Wiesen, Erde und Steine zu sehen.

Es freute sich auf den Anblick des Himmels, der Wolken und der Sterne, es freute sich darauf, eines Tages das Meer zu sehen, es freute sich darauf, barfuß am Strand zu rennen, den Sand unter seinen Füßen zu spüren und mit großen, offenen Augen das Wasser, die Sonne, die Vögel zu sehen.

Doch am meisten, am allermeisten, freute es sich darauf, sein eigenes Gesicht zu sehen.

Es freute sich darauf, in einem Spiegel sich selbst zu sehen. Es freute sich über dieses unverhoffte, große, göttliche Geschenk, in seine eigenen Augen blicken zu dürfen.

Und nun frag dich: Wann habe ich mich zuletzt gefreut, mein Gesicht in einem Spiegel zu sehen? Wann habe ich es das letzte Mal als ein Geschenk betrachtet, in meine eigenen Augen blicken zu dürfen? Wann habe ich zuletzt Freude gespürt – so wie das Mädchen aus dem kleinen Dorf irgendwo auf dieser Welt?

Mantren und Symbole

Ohne Symbole ist es kein Reiki – oder etwa doch?

In den letzten Jahren bin ich auf meinen Menschenfischerzügen etlichen begegnet, die manch spirituellen Weg gegangen waren, den des Reiki jedoch bisher gemieden hatten, weil ihnen die Anwendung geheimer Symbole suspekt erschienen war. An den Symbolen ist nichts Falsches. Falsch ist jedoch, sie zu Dogmen zu erklären. Und das schreckt viele ab.

Als eine Teilnehmerin meiner Seminare nach ihrer Einweihung in den zweiten Grad einer Freundin von ihren Erfahrungen berichtete, wurde sie mit der Frage konfrontiert, ob sie denn nun auch die Symbole auswendig malen könne. Ihre Antwort, sie habe sich in dem Seminar mehr um die eigenen inneren Prozesse als um äußere Symbole gekümmert, wurde mit dem Satz quittiert: »Ohne Symbole war es kein Reiki.« Gott sei Dank ließ die Aussage ihrer Freundin meine Teilnehmerin nicht daran zweifeln, was zum Teufel sie denn nun in dem Seminar erlebt hat, wenn es kein Reiki gewesen sein sollte.

Bei dem Wort »Teufel« fällt mir übrigens – man gestatte mir den kleinen Einschub – eine andere Episode ein: Eine

Frau, die kurz vor dem Meistergrad stand, suchte auf einer Esoterikmesse den Stand eines Mediums auf. Als sie von dem bevorstehenden Seminar erzählte, wurde sie von der medialen Dame eindringlich vor der Teilnahme gewarnt: ob sie denn nicht wisse, dass Reiki eine negative und dunkle Energie sei, und ob sie denn noch nicht von Luzifer gehört hätte, dem sie unweigerlich begegnen würde, sofern sie weiter Reiki praktiziere. Auch diese Frau ließ sich nicht beirren und besuchte trotz der Warnung das Meisterseminar, in dem es darum geht, die Verantwortung für alle Gedanken, Gefühle und Ereignisse seines Lebens zu übernehmen und so zum Meister seines Lebens zu werden. Sie hatte an dem Stand der Esoterikmesse achtzig Euro für die Lektion bezahlt, dass Meisterschaft auch bedeutet, nicht mehr andere zu fragen, was gut oder schlecht für einen selbst ist.

Offenbar werden die Pflanzen des Aberglaubens, die von der katholischen Kirche im Mittelalter gesetzt wurden, heutzutage auf Esoterikmessen kräftig weitergegossen. Damals wie heute sind die Prediger des Teufels allein die, die ständig vor ihm warnen. Durch ihren Glauben an böse Mächte und negative Energien stehen sie unter dem Einfluss des von ihnen verkündeten Satans. Sie verbreiten Angst vor Dämonen, die sie selbst erschaffen haben. Ich habe in all den Jahren, in denen ich mich mit Esoterik beschäftige, gelernt, dass jede spirituelle Lehre unwahr ist, die mir Angst macht. Wahr ist für mich eine Botschaft dann, wenn sie mich von meiner Angst befreit.

Die Symbole des Herrn Usui sind Schriftzeichen, denen eine besondere Bedeutung zugesprochen wird. Doch ist für die Wirkung nicht das Symbol verantwortlich, sondern der

Mensch, der es benutzt. Die Präsenz des Anwenders ist entscheidend, nicht die Präsenz des Symbols. So wie ein Hammer nicht allein einen Nagel in die Wand schlagen kann, steht hinter der Wirkung eines Heilungssymbols immer der Mensch, der es anwendet. Ohne seine Präsenz läuft nichts, das gilt für Handwerker und Heiler gleichermaßen. Das Handwerkszeug eines Reiki-Praktizierenden sind seine Ausstrahlung, seine Hände und sein Wille. Alles andere ist nebensächlich und verzichtbar.

Selbstverständlich verschweige ich in meinen Seminaren die Symbole nicht. Wenn ich es täte, wären sie wahrhaft geheim – zumindest für meine Teilnehmer. Jedoch lege ich den Schwerpunkt auf die persönlichen Symbole des Einzelnen. Mithilfe meditativer Übungen erkennt jeder Seminarteilnehmer sein eigenes Symbol.

Wer für sich einen Bezug zu den Symbolen des Herrn Usui findet, *kann* sie benutzen, aber niemand *muss* es tun. Es sind Symbole aus einer anderen Zeit und aus einem anderen Kulturkreis. Mir persönlich sagen sie nichts. Meine Symbole sind andere. Man verstehe mich aber nicht falsch: Ich bin kein Gegner der Symbole. Ich gehe in meinen Seminaren intensiv auf sie ein und zeige Wege auf, wie man einen Kontakt zu ihnen finden kann (siehe auch das Kapitel »Das Reiki-Fundament« im dritten Teil dieses Buchs).

Jedes innere und äußere Bild im Leben eines Menschen kann zu einem wichtigen Symbol werden. So ist mein Meistersymbol eine Möwe. Das Bild der Möwe begegnete mir zu einem Zeitpunkt, als ich alles in meinem Leben kontrollieren wollte. Ich mochte nichts dem Zufall überlassen und plante jede Minute. Mir wurde durch das Bild bewusst, dass eine Möwe ihr Leben spontan und voller Vertrauen lebt. So wie Richard Bach es in seinem wunderbaren Buch *Die Möwe Jonathan* beschrieben hat, fliegt die Möwe, weil sie Spaß am Fliegen hat. Sie tut es aus keinem anderen Grund. Ihr Motiv ist die Freude. Sie benötigt keinen Flugplan und bittet niemanden um Start- und Landeerlaubnis. Die Botschaft der Möwe an mich hieß: »Freiheit statt Kontrolle«.

In der folgenden Übung bzw. Meditation (»Deine Symbole«) bitten meine Reiki-Schüler im dritten Grad um Offenbarung ihres eigenen, persönlichen Meistersymbols:

> Als Jesus in der Wüste Sinai meditierte, wurden ihm Symbole offenbar. Sie zeigten ihm die Bedeutung seines bisherigen und die Bestimmung seines künftigen Lebens. Die Bedeutung der Zeit, die hinter ihm lag, die Bestimmung der Zeit, die vor ihm lag.
>
> Als Dr. Usui auf einem Berg meditierte, wurden ihm Symbole offenbar. Sie zeigten ihm die Bedeutung seines bisherigen und die Bestimmung seines künftigen Lebens. Die Bedeutung der Zeit, die hinter ihm lag, die Bestimmung der Zeit, die vor ihm lag.
>
> Und nun, während du hier in diesem Raum und jetzt in diesem Augenblick meditierst, werden auch dir Symbole offenbar. Sie zeigen dir die Bedeutung deines bisherigen und die Bestimmung deines künftigen Lebens. Die Bedeutung der Zeit, die hinter dir liegt, die Bestimmung der Zeit, die vor dir liegt.

Auch die nachfolgende Übung bzw. Meditation (»Die Kathedrale«) kann zum Erkennen eines persönlichen Symbols eingesetzt werden. Dafür bitte man um Offenbarung eines Bildes, das symbolisch für die persönliche Botschaft steht:

> Stell dir vor, du stehst in einer Stadt auf einem großen, weiten Platz und schaust auf eine Kathedrale. Es ist eine alte Kathedrale, vor Jahrhunderten gebaut. Es ist die größte Kirche, die du je gesehen hast, größer und prächtiger als jeder Dom auf Erden.
> Eine Zeit lang bleibst du draußen stehen, doch irgendwann gehst du langsam los, gehst langsam auf das Portal der Kirche zu. Und mit jedem Schritt hinein in das Innere der Kathedrale entfaltet sich vor dir die Pracht, eine Pracht genau nach deinen Vorstellungen.
> Es ist die schönste Kirche, die du je betreten hast.
> Nun gehst du an den Altar heran, ein Altar, der so geschmückt ist, wie du es getan hättest. Auf dem Altar liegt ein Buch, zugeschlagen noch, ein großes, schweres Buch. Es ist ein altes Buch. Du glaubst zunächst, es wäre die Bibel, doch als du auf den Buchdeckel schaust, stellst du verwundert fest, dass darauf dein Name eingraviert ist. Und über deinem Namen liest du die Worte: »Für dich«.
> Und plötzlich, urplötzlich wird dir klar, dass diese Kirche, diese Kathedrale einzig und allein für dich gebaut wurde. Die Größe der Kathedrale ist deine Größe, und die Pracht in ihrem Inneren ist deine Pracht.
> Wieder blätterst du eine Seite um, und dort steht: »Du bist es wert, geliebt zu werden, ohne Begründung, ohne Rechtfertigung, ohne Kompromiss.«
> Und diesen Satz prägst du dir ein. Es ist dein Satz, geschrieben in deinem Buch in der Kathedrale deiner gött-

lichen Seele. Nun wiederholst du diesen Satz und sagst im Stillen zu dir selbst: »Ich bin es wert, geliebt zu werden, ohne Begründung, ohne Rechtfertigung, ohne Kompromiss.«

Wieder blätterst du eine Seite um. Und dort, auf der nächsten Seite, steht eine Botschaft, die nur für dich allein gilt. Eine persönliche Botschaft deiner Seele nur für dich. Sie kann nur mit dem Herzen gelesen werden. Und dies versuchst du nun. Lass mit dem Buch vor deinen Augen die Botschaft in deinem Inneren entstehen.

Wenn du sie verstanden hast, dann öffnest du die Augen und sagst laut die Worte: »Ich habe verstanden.« Wenn du sie nicht entschlüsseln kannst, dann öffne die Augen und wiederhole die Worte der Seite zuvor: »Ich bin es wert, geliebt zu werden, ohne Begründung, ohne Rechtfertigung, ohne Kompromiss.«

Die Symbole des Mikao Usui

Alle Religionen und spirituellen Traditionen verfügen über Symbole. Kreuz, Anker und Herz stehen für Glaube, Hoffnung und Liebe in der christlichen Tradition. Das Brot und der Wein stehen für den Leib und das Blut Christi. Der Fisch war ein geheimes Symbol, mit dessen Hilfe sich die Anhänger des Meisters der Liebe untereinander zu erkennen gaben. Der Ursprung dieses Symbols liegt vermutlich in dem Beruf der ersten Schüler Jesu, die vormals Fischer waren und zu Menschenfischern wurden.

Die Mantren und Symbole des traditionellen Reiki lauten:

»Cho Ku Rei«, »Sei Heki«, »Hon Sha Ze Sho Nen« und »Dai Komio« (siehe auch Seite 256). Als Schriftzeichen nennt man sie »Symbole«, gesprochen oder gesungen nennt man sie »Mantren«. Mantren sind Klänge. Symbole sind Bilder.

Das Cho Ku Rei gilt als Verstärkersymbol. »Cho« bedeutet »Schwert«, »Ku« »eindringen«, »Rei« »universell«. Das Symbol ruft das Bild eines Lichtschwerts hervor, welches universell, also allumfassend, eingesetzt werden kann. Es unterstützt den Willen des Anwenders in jeglicher Hinsicht. Es dringt überall dort ein, wo es im Sinne des Heilers wirken soll.

Sei Heki gilt als Schutzsymbol. »Sei« bedeutet »Verborgenes«, »Heki« heißt »in Einklang bringen«. Das Verborgene steht für das Angstmachende, das Dunkle, Nichtsichtbare. Das Licht hingegen schützt. Wenn das Verborgene mit dem Licht verbunden wird, ist beides im Einklang.

Hon Sha Ze Sho Nen gilt als Fernheilungssymbol. »Hon« bedeutet »Ursprung«, »Sha« »leuchten«, »Ze« »den Weg weisen«, »Sho« bedeutet »Ziel«, und »Nen« heißt »Stille«. Das Licht der Quelle weist den Weg zum Ziel, an dem der Aufruhr in Ruhe, der innere Lärm in Stille verwandelt wird.

Diese drei Symbole werden im zweiten Grad vermittelt. Das vierte Symbol des traditionellen Reiki ist das Dai Komio, das Symbol des Meistergrads. »Dai Komio« bedeutet: »Weißes Licht erfülle mich.«

Das Prinzip der Symbole ist, dass sie eine Visualisierung des Bildes ersetzen. Der Heiler muss sich nicht während der Behandlung in bunten Farben ein Schwert des Lichts vorstellen, das in heilender Absicht in kranke Stellen eindringt. Es reicht für ihn aus, die Worte »Cho Ku Rei« zu denken oder sich die Schriftzeichen vorzustellen. Bei einer Fernheilung muss er nicht den leuchtenden Pfad imaginieren, der vom Ursprung zum Ziel führt, es reicht für ihn aus, sich gedanklich mit dem Symbol bzw. Mantra zu verbinden.

Mantren und Symbole funktionieren jedoch nicht durch sich selbst allein, sondern immer in Verbindung mit dem Menschen, der sie hört oder sieht. Daher ist ihre Wirkung individuell verschieden. Ein Lied, das bei jemandem Traurigkeit erzeugt, kann bei einem anderen für Freude sorgen. Ein Bild, das bei dem einen für Unruhe sorgt, kann bei einem anderen inneren Frieden hervorrufen. Musik und Bilder wirken assoziativ, es kommt immer darauf an, was der Mensch mit ihnen verbindet. Es gilt das Prinzip der Resonanz. Die Assoziation, die ein Wort, ein Bild oder ein Klang bei uns auslöst, ist abhängig von unseren Prägungen und Erfahrungen. Die Vorstellung rauschender Meereswellen ruft in einem Menschen, der als Kind einmal fast ertrunken wäre, andere Gefühle hervor als bei jemandem, dessen liebstes Hobby das Surfen ist.

Mein Freund Manfred ist leidenschaftlicher Bergsteiger. Er empfindet ein unbeschreibliches Glücksgefühl, wenn er auf der Spitze eines hohen Berges steht. Sobald er die Augen schließt und sich an diese Momente erinnert, spürt er die Kraft und Stärke des Berges in sich. Das Bild eines Berges ist für ihn ein stärkeres Kraftsymbol als das Cho Ku Rei.

Jedes Symbol, jedes Mantra, das in der Lage ist, in mir ein Gefühl der Kraft zu erzeugen, ist ein Verstärkersymbol. Jedes Symbol, jedes Mantra, das in der Lage ist, in mir ein Gefühl der Geborgenheit zu erzeugen, ist ein Schutzsymbol. Jedes Symbol, jedes Mantra, das in der Lage ist, in mir ein

Gefühl der Verbindung zu erzeugen, ist ein Fernheilungssymbol. Mein persönliches Mantra ist das »Friede sei mit dir«. Diese Worte schenken mir innerliche Stärke, Geborgenheit und Verbindung.

Symbole stehen für einen Inhalt, sie sind nicht Inhalt. Indem ich mir das Symbol vor Augen halte, bekräftige ich meinen Willen. Aber es ist mein Wille, der geschehe, nicht der Wille des Symbols. Das Symbol wirkt in mir, und ich wirke entsprechend meinem Willen. Ich lasse ein Bild meiner Absicht in mir entstehen. Ebenso kann eine Musik helfen, meinen Willen zu verstärken. Das Lied, das Mantra, ist ein Ausdruck meines Willens. Aber es ist mein Wille, der geschehe, nicht der Wille der Musik. Sie wirkt in mir, und ich wirke entsprechend meinem Willen. Es ist der Klang meines Willens, der durch die Musik in mir entsteht.

Die Botschaft lautet: Das größte Symbol bist du selbst. Du bist einmalig und einzigartig. Durch dich hat das Göttliche ein Zeichen gesetzt.

Durch dich hat das Göttliche ein Zeichen gesetzt

Du hast Ideen, die kein anderer hat.
Du sprichst Worte, die kein anderer spricht.
Du tust Dinge, die kein anderer tut.
Du bist einmalig und einzigartig.
Durch dich hat das Göttliche ein Zeichen gesetzt.

Niemand kann lieben, wie du liebst.
Niemand kann lachen, wie du lachst.
Niemand kann tanzen, wie du tanzt.

Du bist einmalig und einzigartig.
Durch dich hat das Göttliche ein Zeichen gesetzt.

Nur du kannst mit deinen Händen berühren.
Nur du kannst etwas mit deinen Worten sagen.
Nur du kannst hervorbringen, was in dir ist.
Du bist einmalig und einzigartig.
Durch dich hat das Göttliche ein Zeichen gesetzt.

Niemand kann fühlen, was du fühlst.
Niemand kann wissen, was du weißt.
Niemand kann erfahren, was du erfährst.
Du bist einmalig und einzigartig.
Durch dich hat das Göttliche ein Zeichen gesetzt.

Nur du kannst die Welt mit deinen Augen sehen.
Nur du kannst die Welt mit dir erfüllen.
Nur du kannst dein Leben erleben.
Du bist einmalig und einzigartig.
Durch dich hat das Göttliche ein Zeichen gesetzt.

Die Kraft der Klänge

Die Teilnehmer meiner Seminare erhalten Unterlagen, die sie mitnehmen können. In ihnen sind noch einmal die wichtigsten Inhalte dargestellt. Der einleitende Satz zum Thema »Selbstbestimmung und Eigenverantwortung« lautet: »Mein Leben hat allen gefallen, nur ich fand's scheiße.« Daran anschließend die Frage: »Lebst du dich oder lebst du nach den Vorstellungen der anderen?«

Ab und an hospitieren Reiki-Lehrer in meinen Seminaren, um Anregungen für ihre eigene Arbeit zu erhalten. Eine Reiki-Lehrerin bat ein paar Tage nach ihrer Hospitation um ein Gespräch. Der oben zitierte Satz in meinen Unterlagen hatte ihr keine Ruhe gelassen: »Dieses Wort kann man doch im Zusammenhang mit Reiki nicht verwenden«, sagte sie. »Dr. Usui hätte sich im Grab umgedreht«, fügte sie hinzu.

»Warum das?«, erwiderte ich. »Was ist schlecht an Stoffwechselendprodukten? Sie gehören zum Leben dazu wie Essen, Trinken und Schlafen. Dr. Usui hat die Kraft ›allumfassende Lebensenergie‹ genannt. Ihm waren die vielfältigen Aspekte des Lebens durchaus vertraut.«

»Aber Reiki ist etwas Heiliges«, gab sie zur Antwort.

»›Heilig‹ ist ein anderes Wort für ›ganz‹«, erwiderte ich. »Ein Heiliger erfährt die Einheit von allem, was ist. Wie könnte ich im Leben zur Einheit gelangen, wenn ich vor Lebenswichtigem zurückschrecke? Und wenn ich kein Problem mit dem Tun habe, sollte ich auch kein Problem damit haben, es in Worte zu fassen.«

Doch so schnell gab sie sich nicht geschlagen. Es sei eine Frage der Worthygiene, erwiderte sie. Der Klang des Wortes verursache eine negative Schwingung. Würde man das Wort ständig wiederholen, hätte der Klang einen schlechten Einfluss auf die Aura des Raumes.

»Da könnte was dran sein«, gab ich zu. »Doch was ist mit der französischen Übersetzung? Wer nicht weiß, was *merde* bedeutet, könnte es glatt für ein indisches Mantra halten.«

An dieser Stelle gab sie mir recht. Auch sie kannte das Wort *merde* nicht und gab zu, dass es nicht schlecht klang. »Es mag auch Wörter geben, die in unserer Sprache eine schöne Bedeutung haben und in einer anderen beleidigend sind«, setzte ich noch einen drauf.

Es kommt immer auf das Bewusstsein an, in welchem Namen gehandelt, gedacht und gesprochen wird. Dennoch verändern auch Klänge die Atmosphäre. In dieser Beziehung stimme ich meiner Kollegin zu. Bilder und Klänge sind Träger der Energie. Die Energie wirkt auf alles ein, was ihr entspricht. Da die gesamte Schöpfung Ausdruck der Energie ist, gibt es nichts, was nicht in Resonanz mit Bildern und Klängen treten könnte. Mantren und Symbole wirken somit nicht nur auf Menschen und Tiere, sondern auch auf Gegenstände und Räume ein. So wie es keinen seelenfreien Körper gibt, gibt es auch keinen seelenfreien Raum.

Die Schwingung in meinem Körper erhöhe ich durch meine Reiki-Meditation, die Schwingung in meinem Wohnzimmer erhöhe ich durch Klangschalen und Räucherstäbchen. Klangschalen fördern den Energiefluss eines Raums besser als das Dröhnen eines Presslufthammers, und Reiki ist für den Einklang von Körper und Seele besser geeignet als eine Kneipenschlägerei. In diesem Sinne könnte man Reiki durchaus als »Fengshui für Körper und Seele« bezeichnen.

Mantren verändern die Atmosphäre. Ab und an lege ich eine CD mit einem Mantra auf. Durch die Musik verändert sich die Atmosphäre im Raum. Es ist ein Unterschied, ob der Raum von Technomusik oder den Werken Mozarts erfüllt wird. Aber auch hinter diesen Klängen steht ein entsprechendes Bewusstsein. Es ist schwer, ein gefühlvolles Liebeslied in Heavy-Metal-Art vorzutragen. Die Schwingung der Musik wirkt auf das entsprechende Chakra ein (mehr zu den Chakren finden Sie im dritten Teil des Buches). Geigenklänge stehen in Resonanz mit dem Herzchakra, Trommeln mit dem Bauch- und Wurzelchakra. Indianer haben eine starke Beziehung zu Mutter Erde. Dieses Gefühl bringen sie in ihren Gesängen und mit ihren Instrumenten zum Ausdruck. Um die Kraft der Mutter Erde durch Töne zu symbolisieren, braucht es mehr als nur einen Triangel.

Auch die Einrichtung eines Raums hat Einfluss auf den Strom der Energie. Die Lehre der Energieströme in Räumen nennt man bekanntermaßen »Fengshui«. Aber auch diese Wissenschaft ist nicht allein östlichen Ursprungs. Alle religiösen Traditionen haben ein natürliches Gespür für Atmosphäre. Insbesondere die Katholiken wissen um den Einfluss von Klängen und Gerüchen auf die Aura eines Raums. Nicht von ungefähr wird in ihren Kirchen mit Glocken geläutet und mit Weihrauch geräuchert. Auch die Altäre stehen nicht zufällig an den Stellen, an denen sie stehen.

An einem Samstagnachmittag suchte ich einmal eine katholische Kirche mitten in der Gelsenkirchener Innenstadt auf. Ich hatte zwar nicht damit gerechnet, dass sie geöffnet war, wurde aber angenehm überrascht. In dem Kirchenraum saßen wenige Menschen, die beteten. Draußen tobte der Lärm der Straße. In der Fußgängerzone vor der Kirche war eine Bühne aufgebaut, auf der verschiedene Rapper-Gruppen ihre Musik präsentierten. Zudem waren an diesem Tag Fangruppen von Schalke 04 unterwegs, die sich auf dem Weg zum Heimspiel gegen Bayern München befanden. Die Fans bemühten sich lautstark, die Rapper zu übertönen. Die Fans von Schalke 04 zelebrieren ihre Leidenschaft wie eine Religion. Nicht umsonst war sogar Papst

Johannes Paul II. Ehrenmitglied in diesem Verein. Wenn jene Fans eines Tages vor ihren Schöpfer treten, werden sie jedoch erstaunt feststellen, dass der liebe Gott einen MSV-Duisburg-Schal trägt...

Nun ja, zurück zum Thema: In der Kirche waren die Geräusche der Straße an diesem Nachmittag wirklich gut zu hören. Und dennoch herrschte Stille! Mir wurde zum ersten Mal in dieser Deutlichkeit bewusst, dass Stille nicht das Gegenteil von Lärm bedeutet, sondern vielmehr eine innere Qualität darstellt. Das Bewusstsein des Raums war auf innere Einkehr gerichtet.

Ausschlaggebend für die Atmosphäre eines Raums ist seine Zweckbestimmung. Ein Raum, in dem Menschen meditieren und beten, hat eine andere Ausstrahlung als ein Fitnesskeller. Doch auch für die Aura eines heiligen Raums ist entscheidend, in welchem Bewusstsein die Menschen dort ihren Gottesdienst feiern. Es ist ein Unterschied, ob eine Gemeinde die Freude der Auferstehung oder das Leid der Kreuzigung ins Zentrum ihres Glaubens stellt. Eine Kirche, in deren Innerem gelacht und getanzt werden darf, hat eine andere Aura als eine, in der vornehmlich gekniet und getrauert wird. Wer jemals den Xantener Dom betreten hat, weiß, wovon ich spreche. Im Gegensatz dazu besuche man St. Marien in Schillig an der Nordsee, dem Ort meiner Seminare. In dieser Kirche fühle ich mich lebendig. Sie ist der wahre »Peters-Dom«.

Kirchen sind geweihte Orte. Mit der Einweihung zieht ein neues Bewusstsein ein. In diesem Sinne könnte man die Weihe eines Raums mit der Reiki-Einweihung eines Menschen vergleichen. Durch das Ritual öffnet sich der Mensch für ein neues Bewusstsein. Das Bewusstsein, heilen zu dürfen und heilen zu können.

Jeder Teilnehmer erhält während des Rituals der Einweihung einen Stein. Im ersten Grad, der sich mit dem Thema Liebe beschäftigt, ist es ein Rosenquarz. Ein Teilnehmer berichtete mir später, er habe diesen Stein anschließend immer in seiner Hosentasche mit sich geführt. Nie verließ er das Haus ohne seinen Stein. Er ist Mitglied in einem Gesangschor, der zur Weihnachtszeit ein Konzert absolvierte, das live und weltweit durch das Radio der Deutschen Welle übertragen wurde. Während des Konzerts fiel ihm der Stein aus der Tasche und rollte hörbar die Bühnentreppe hinab. Der Klang des Steins der Liebe ging zum Fest der Liebe um die Welt.

Zweiter Teil

DIE DREI GRADE DES REIKI

Drei Grade und drei Themen

Auf dem Weg des Reiki liegen drei Stationen,
die »Grade« genannt werden.

An der *ersten Station* begegne ich mir selbst. Ich komme in Kontakt mit meinem Körper und meiner Seele und erfahre die Lebensenergie in einer anderen, höheren Qualität. Ich gehe anders in die Wohnung meines »Ich« hinein, nicht urteilend, sondern freundlich. Deshalb werde ich auch anders empfangen. Wer klingelt und freundlich um Einlass bittet, wird anders empfangen als jemand, der, ohne zu grüßen, durch das Fenster einsteigt.

An der *zweiten Station* begegne ich den Themen, vor denen ich bislang erfolgreich fliehen konnte. Hier stelle ich mir die Fragen: »Was habe ich mir und anderen in der Vergangenheit angetan?« Und: »Was haben die anderen mir angetan?« Ich kümmere mich um die Wunden meiner Seele, die nun heilen können.

Im zweiten Grad erkenne ich die Rollen, die ich in den verschiedenen Bereichen meines Lebens spiele. In der Schule bin ich der Clown und vor meinem Vater der ängstliche Junge, im Beruf bin ich der ehrgeizige Kollege und in der Partnerschaft der eifersüchtige Liebhaber. Ich identifiziere mich mit meinen Rollen und bin doch mehr als sie. Ich muss die Masken ablegen, bevor ich mein wahres Gesicht sehen kann. Im zweiten Grad werfe ich die Krücken weg, die mich auf meinem bisherigen Weg stützten und zugleich am Weitergehen hinderten. Ich vergebe mir und anderen; ich schließe Frieden.

An der *dritten Station* liegt der Meisterstab. Hier übernehme ich die Verantwortung für mich und mein Leben. Ich mache ab jetzt keinen anderen mehr verantwortlich für meine Gedanken, für meine Gefühle und für die Situationen, die ich erlebe. Der symbolische Meisterstab verleiht mir die Macht, Dinge zu verändern. Ich habe verstanden, dass ich wählen kann, und ich mache von meinem Recht Gebrauch.

Man könnte es auch wie folgt beschreiben: Im ersten Grad kommt die Energie von oben. Sie öffnet und berührt mich. Im zweiten Grad kommt die Energie von vorn. Sie konfrontiert mich. Im dritten Grad kommt sie von hinten. Sie schiebt mich an und gibt mir Kraft.

Der erste Grad – Liebe

Diese Augen suchen

*Nimm einen kleinen Spiegel in die Hand und schau dir
 in die Augen. Mach dir bewusst:*

*Diese Augen suchen.
Sie suchen Leben.
Sie suchen Freude.
Sie suchen Sorglosigkeit.
Sie suchen Geborgenheit.
Sie suchen Frieden.
Sie suchen Liebe.
Sie suchen die Quelle.
Sie suchen Gott.*

*Nun schließ die Augen und halt den Spiegel an dein Herz.
 Mach dir bewusst:*

*Diese Augen suchen.
Sie suchen dich.*

Selbstliebe oder Egoismus?

Das Wetter an der Nordseeküste ist oft stürmisch. Doch gleich, ob der Himmel sternenklar oder wolkenverhangen ist, gleich, ob es trocken oder nass, stürmisch oder windstill ist – dreimal pro Seminar verlegen wir den Übungsraum vom Hotel an den Strand. Freitagabends geht es zum ersten Mal hinaus ans Meer.

Wir formieren uns zu einem Kreis, und nacheinander tritt jeder hervor und bekundet vor den anderen: »Ich sage es euch ins Gesicht, ich liebe mich.«

Anschließend schreit jeder Einzelne sein persönliches »Ich liebe mich« hinaus in Richtung Meer.

Zu Beginn des Seminars frage ich in die Runde: »Wen liebt ihr mehr? Euch selbst oder andere?«

Oft höre ich: »Na ja, ich liebe meine Eltern, meine Kinder, meinen Partner... aber mich selbst?«

Die Frage ist jedoch eine Fangfrage. Sie ist schlicht und einfach falsch, weil sie voraussetzt, Selbstliebe und Nächstenliebe seien zweierlei. Doch das trifft nicht zu. Gefühle sind immer in uns *selbst*. Und ebenso ist jedes Gefühl auf der Suche nach einem Adressaten im Außen. Der Ärger sucht sich einen Schuldigen und die Freude einen Teilhaber. Auch die Liebe will sich selbst verschenken. Gefühle sind nicht nur in uns, sondern auch in unserer Aura. Dort wirken sie wie ein Magnet. Wir strahlen unsere Gefühle aus und ziehen so Menschen und Ereignisse an. Selbstliebe und Nächstenliebe sind eins.

Der Meister der Liebe sprach zu seinen Schülern: »Liebe deinen Nächsten.«

Die Schüler fragten: »Meister, wie geht das? Wie kann ich es schaffen, meinen Nächsten zu lieben?« Die Frage ist verständlich. Damals wie heute war es nicht immer einfach, allen seinen Mitmenschen gegenüber solche Gefühle zu hegen.

Der Meister antwortete: »Liebe deinen Nächsten wie dich selbst! Selbstliebe ist der Weg zur Nächstenliebe.«

Mit dieser Antwort gaben sich die Schüler zunächst zufrieden und versuchten, den Rat in die Tat umzusetzen. Doch auch das war damals wie heute nicht so einfach. So gingen sie wieder zu ihrem Meister und fragen ihn: »Herr, wie geht das? Wie kann ich es schaffen, mich selbst zu lieben?«

Der Meister antwortete: »Liebe deinen Nächsten! Nächstenliebe ist der Weg zur Selbstliebe. Such dir einen Adressaten für deine Liebe, damit sie in dir wieder fließen kann.«

Der Satz »Liebe deinen Nächsten wie dich selbst« bedeutet, dass nur derjenige Liebe erfahren kann, der bereit ist, zu lieben. Glaube ich, nicht lieben zu können oder lieben zu dürfen, verschließe ich das Tor zu meinem Herzen. Solange das Tor verschlossen ist, werde ich Lieblosigkeit erfahren. Wenn ich aber die Liebe in mir zulasse, strahle ich sie aus. Dann sage ich: »Ich liebe dich.« Einsame Menschen haben die Liebe in sich verloren. Egal, ob Mensch oder Tier, sie brauchen einen Nächsten, den sie lieb haben können.

Der Satz »Liebe deinen Nächsten wie dich selbst« ist keine Aufforderung, *jeden* zu lieben. Ich kann einen anderen nicht vorsätzlich lieben. Ich kann mir vornehmen, einen Menschen zu achten, zu tolerieren, zu akzeptieren; ich kann mich entschließen, ihm freundlich statt feindlich zu begegnen. All das liegt in meiner Macht. Aber ich kann mir nicht befehlen, ihn zu lieben. Entweder spüre ich den Strom der Liebe in mir, oder ich spüre ihn nicht. Ich kann es nicht erzwingen.

»Bedingungslose Liebe« ist ein Begriff, den man heutzutage häufig in der spirituellen Szene hört. Wer an sich den Anspruch stellt, alles und jeden bedingungslos zu lieben, wird scheitern. Das Scheitern führt zur Enttäuschung und zu dem Glauben: »Ich kann es noch nicht, ich habe es noch nicht geschafft.« Lasse ich den Anspruch an mich fallen, wird es für mich leichter. Ich muss mich nicht vor mir selbst rechtfertigen und erlaube mir auch (vermeintlich) negative Gedanken und Gefühle. Ich begegne mir selbst bedingungslos. Sich von dem Anspruch der bedingungslosen Liebe anderer zu lösen ist in diesem Sinne ein wahrer Akt der Selbstliebe.

Manche halten Selbstliebe für Egoismus. Dabei kann Egoismus sogar das Gegenteil von Selbstliebe sein. Das *Selbst* ist der Mensch in seiner Ganzheit. Sein *Ego* ist das Bild, das er von sich hat. Ein sich selbst liebender Mensch mag sich auch dann, wenn es mal schlecht läuft. Er liebt sich ganz, er liebt sich mit all seinen Stärken und Schwächen. Ein egoistischer Mensch mag sich nur dann, wenn er hat, was er will. Egoismus zielt auf das Selbstbild. Egoismus ist auf das Nehmen aus, Liebe aber kann man nur geben.

Das große Dilemma der Menschen ist, immer wieder die Liebe eines anderen spüren zu wollen und ebenso immer wieder festzustellen, dass das unmöglich ist. Wer versucht, Liebe von anderen zu erhalten, wird sie nicht in sich spüren.

Die Liebe eines anderen kann keiner in sich fühlen. Jeder kann nur seine eigene Liebe spüren. Das »Paradox« des Lebens und der Liebe ist, dass nur der bekommt, der gibt. Wer auf das Nehmen aus ist, geht letztlich leer aus.

Selbstliebe bedeutet, in der gebenden Energierichtung zu leben. Selbstliebe ist ein Leben *für* statt *gegen*. Ich lebe nicht gegen mich, ich verleugne mich nicht. Ich kämpfe nicht gegen meine Gedanken und Gefühle an. Auch lebe ich mein Leben nicht in Konkurrenz mit anderen. Ich lebe nicht mehr in der Absicht, mich gegenüber anderen zu beweisen. Ich will es niemandem mehr zeigen.

Jedes Kind durchlebt eine Phase, in der es seinen Eltern demonstrieren möchte, was es draufhat. Das Kind lebt in dieser Zeit in Konkurrenz mit den Eltern. Dies ist wichtig, um in die eigene Selbständigkeit zu gelangen. Doch darf diese Phase nicht zu einem dauerhaften Zustand werden. Viele leben bewusst oder unbewusst in Konkurrenz mit ihren Nachbarn, Kollegen oder ihrer Familie. Sie wollen ihnen zeigen, dass sie ein schöneres Haus, ein größeres Auto, ein besseres Leben haben. Selbstliebe aber bedeutet, nicht mehr in den Köpfen anderer rumzuturnen. Wer sich mit anderen vergleicht, lebt nicht für, sondern gegen sich.

Ich kann nicht in der gebenden Energierichtung leben und zugleich gegen andere oder gegen etwas (an)kämpfen. Entweder lebe ich die Richtung *für* oder aber die Richtung *gegen*, beides zugleich ist nicht möglich. Selbst- und Nächstenliebe sind untrennbar miteinander verbunden.

Die Voraussetzung für Liebe ist Kontakt. Ich muss mit dem Adressaten meiner Liebe in Berührung kommen, er muss zu meinem Nächsten werden, damit die (Nächsten)liebe in mir entstehen kann. Wie hätte ich mich in meine Frau Karina verlieben können, bevor ich ihr begegnet bin? Dreißig Jahre lang wusste ich nicht, dass ich Katzen mag. Ich konnte es nicht wissen, weil keine Katzen in meiner Nähe waren. Heute bin ich ein Katzennarr.

Das Gegenteil von Kontakt ist Distanz. Distanz schaffe ich durch Kritik. Je mehr ich einen Menschen kritisiere, desto weniger kann ich ihn lieben. Das Gleiche gilt für mich selbst. Je stärker ich mich kritisiere, desto mehr entferne ich mich von mir und desto weniger kann ich mich selbst lieben. Der Trick der Selbstliebe besteht also darin, sich niemals mehr für irgendetwas zu verurteilen. Das bedeutet nicht, den jetzigen Zustand für alle Zeit zu zementieren. Die Akzeptanz des Selbst führt in der Folge zur Akzeptanz des Lebens, dessen Wesen die Veränderung ist. Alles ist im Wandel, ich brauche nichts dafür zu tun. Energie benötige ich nur, wenn ich versuche, die ewige Veränderung aufzuhalten. Auch ich verändere mich ständig. Ich denke und fühle heute anders als gestern; und das ist in Ordnung. Ich werde auch morgen anders denken und fühlen als heute; und auch das ist in Ordnung.

Selbstliebe ist die selbst erteilte Erlaubnis, glücklich zu sein. Da wir grundlos glücklich sein dürfen, dürfen wir uns auch grundlos glücklich fühlen. Meist jedoch suchen wir für das Glücklichsein einen Grund, mindestens einen Anlass. Für das Unglücklichsein brauchen wir weniger Argumente...

Und es geschieht doch

Schließ die Augen und entspann dich.
Du glaubst, jetzt nichts zu tun.
Doch sieh, was alles geschieht.

Du tust jetzt nichts,
und es geschieht doch:
Die Erde dreht sich um die Sonne.
Und du lässt es zu.

Du tust jetzt nichts,
und es geschieht doch:
Frühling, Sommer, Herbst und Winter wechseln sich ab.
Und du lässt es zu.

Du tust jetzt nichts,
und es geschieht doch:
Die Wolken ziehen am Himmel vorüber.
Und du lässt es zu.

Mach dir bewusst:

Das Leben kannst du dir nicht erarbeiten.
Das Leben kannst du nur in dir zulassen.

Vertrauen kannst du dir nicht erarbeiten.
Vertrauen kannst du nur in dir zulassen.

Die Liebe kannst du dir nicht erarbeiten.
Die Liebe kannst du nur in dir zulassen.

*Wenn du das nächste Mal bemerkst,
dass du zu viel rennst,
erinnere dich:*

Und es geschieht doch...

Selbstbild und Selbstwert

Im Jahr 1990 flog ich mit meinem Freund und Kollegen Bert nach New York. Wir hatten für relativ wenig Geld eine fünftägige Pauschalreise gebucht und wohnten in einem Hotel am Times Square. Tagsüber wanderten wir durch die Straßen Manhattans, bestaunten die Höhe der Häuser, die Breite der Straßen und die Länge der Autos. Wir waren zum ersten Mal in dieser Stadt und fanden sie gigantisch. Die Abende verbrachten wir bei schottischem Whisky an der Bar des Hotels.

Am vorletzten Abend fassten wir zu sehr später Stunde den Entschluss, auf einen kleinen Absacker in die Bronx zu fahren. Wir wollten dort, wohin sich kein Tourist verirrt, ein wenig auf die Rolle gehen. Wir fragten den Barkeeper, ob er uns eine typische Örtlichkeit in der Bronx empfehlen könne, irgendeinen Schuppen, wie man ihn aus den einschlägigen Krimis kennt.

Der Mann riet uns dringend von unserem Vorhaben ab. Das sei viel zu gefährlich. Sogar er selbst, ein New Yorker mit dunkler Hautfarbe, würde niemals freiwillig diese Gegend aufsuchen, schon gar nicht mitten in der Nacht. Für uns Touristen – Weiße und zudem der englischen Sprache nicht wirklich mächtig – wäre die Gefahr noch viel größer.

»Papperlapapp«, antworteten wir. »Wir kennen uns auf dunklen Großstadtstraßen aus, wir sind zwei Cops aus dem Ruhrgebiet«, beruhigten wir unseren besorgten Freund. Wir versprachen ihm, nach unserer Rückkehr nochmal kurz auf einen Whisky vorbeizuschauen, und setzten uns in Bewegung.

Vor dem Hotel hielten wir mit einer lässigen Handbewegung ein vorbeifahrendes Yellow Cab an. Wir waren routiniert, keinesfalls zu vergleichen mit herkömmlichen Touristen. Wir kannten uns aus, schließlich waren wir schon drei Tage in dieser Stadt. Das schien auf den Taxifahrer nicht zuzutreffen, denn wir mussten ihm mehrfach erklären, was das Ziel der Fahrt werden sollte. Schließlich hatte er verstanden und fuhr los. Nach einiger Zeit waren wir offenbar am gewünschten Ort eingetroffen.

Ich kann mich heute nicht mehr an alle Einzelheiten erinnern, aber ich weiß noch, dass es eine verdammt dunkle Stelle war, an der wir das Taxi verließen. Der Fahrer zeigte auf eine Leuchtreklame und nuschelte sinngemäß etwas wie »There«. Wir drückten ihm ein paar Dollarscheine in die Hand und wankten in Richtung Licht.

Unter dem Licht befand sich eine große Tür, die sich aber von außen nicht öffnen ließ. Von drinnen schallte laute Musik an unsere Ohren, und wir kombinierten treffsicher, dass es sich bei dem Objekt um eine Diskothek handeln müsse. Hier sind wir richtig, dachten wir und betätigten den Klingelknopf. Die Tür wurde geöffnet, und wir sahen das schwarze Gesicht eines Mannes – genauer gesagt sahen wir zunächst seine Brust. Als wir unseren Blick gen Himmel richteten, erblickten wir auch sein Gesicht. Der Kerl war riesengroß und enorm breit, ein Typ, wie man ihn aus B-Filmen kennt. Wir konnten einen knappen Blick an ihm vorbeiwerfen und stellten fest, dass in dem Laden nur Schwarze verkehrten. Unser Türsteher schaute zunächst grimmig, dann ungläubig auf uns weiße Zwerge herab. Dann legte er seinen Kopf in den Nacken und begann lauthals zu lachen. Er sah uns wieder an, lachte noch lauter und schloss kopfschüttelnd die Tür vor unseren Nasen.

Wie belämmert standen Bert und ich vor einer geschlossenen Tür mitten in der Bronx. Wir drehten um und entfernten uns von der Örtlichkeit, an der wir gerade eine empfindliche Niederlage erfahren hatten. Nach ein paar Schritten hielt ein Taxi vor uns. Der Fahrer forderte uns auf einzusteigen. Es war derselbe, der uns hingefahren hatte. Er hatte in weiser Voraussicht, was passieren würde, in der Straße gewartet. Kommentarlos fuhr er uns zu unserem Hotel zurück.

Eine Woche später saßen wir beide in Duisburg in unserer Stammkneipe und erzählten von unserem New-York-Trip. Wir hatten einen uns nicht näher bekannten Mann als Zuhörer gewonnen und berichteten ihm ausführlich von New York. Mal sprach Bert, mal sprach ich; nur der Mann sprach nie. Unser Gegenüber hörte aufmerksam und schweigend zu. Viele unserer Sätze begannen sinngemäß mit den Worten »Das kannst du dir nicht vorstellen«, »So was hast du hier in Deutschland noch nicht gesehen!« oder »Da musst du unbedingt mal hin«. Wir erzählten von gigantisch hohen Häusern, bemerkenswert breiten Straßen und unglaublich langen Autos. Nach ein, zwei Stunden war alles erzählt. Wir hatten kein Detail ausgelassen und unser gesamtes Gesprächspulver verschossen. Der Adressat unseres Berichts musste schwer beeindruckt sein, davon waren wir überzeugt. Gespannt auf seine Reaktion, schauten wir ihn an.

Er nahm schweigend sein Glas, trank einen Schluck Bier. Dann sagte er trocken: »Ich hab mal für zwei Jahre in Manhattan gewohnt.«

In diesem Moment zerbröselte unser Selbstbild des »New-York-Kenners«. Das Selbstbild des Polizisten blieb uns erhalten. Das war in Zement gegossen und (beinah) unzerstörbar.

Selbstbilder sind Masken, die man aufgesetzt hat. Das meine ich nicht abwertend, schließlich ist »Maske« die ursprüngliche Bedeutung des lateinischen Wortes *persona*.

Habe ich die Maske auf, spiele ich eine Rolle. Die Maske des Polizisten macht mich zum Polizisten, die Maske des Reiki-Lehrers macht mich zum Reiki-Lehrer. Es ist nicht verkehrt, Masken zu tragen, wir kommen während unserer irdischen Existenzen sogar gar nicht drum herum, sie aufzusetzen. Gegenüber meinen Eltern werde ich immer die Maske des Sohns tragen, gegenüber dem Kellner im Restaurant werde ich immer die Maske des Gastes und gegenüber meinem Hausarzt die des Patienten tragen und so weiter. Gefährlich wird es für mich nur dann, wenn ich mein Selbst mit einer Rolle verwechsle, wenn ich glaube, ohne diese eine Maske nicht mehr sein zu können (oder sein zu dürfen). Definiere ich mein Selbstwertgefühl ausschließlich über eine Rolle, werde ich mich in den Situationen minderwertig fühlen, in denen ich die Maske nicht tragen kann oder darf. Oder schlimmer: wenn ich die Maske zwar trage, sie aber von den anderen nicht wahrgenommen wird. Beispielsweise ist es für einen Schauspieler auf der Bühne frustrierend, wenn ihn das Publikum in seiner Rolle nicht ernst nimmt.

Als ich Karina vor zwanzig Jahren kennenlernte, trug ich ständig die Maske des Polizisten. Ich war der Kriminalkommissar der Fahndung, also Mr. Wichtig. Es ärgerte mich maßlos, dass es Karina vollkommen gleichgültig war, welchen Beruf ich ausübte. Ich stand auf meiner Bühne, spielte mir einen Wolf in der Rolle des coolen Bullen, und keine Sau schaute zu, zumindest dann nicht, wenn das Publikum aus meiner künftigen Ehefrau bestand.

»Mach dir kein Bild von deinem Gott«, heißt es in der Bibel. Gott ist ALLES, WAS IST, weil alles aus ihm selbst erschaffen ist. Es gibt nichts, was nicht Gott ist. Das heißt also für mich: »Mach dir kein Bild von ALLEM, WAS IST.« Oder anders ausgedrückt: »Mach dir kein Bild von nichts und niemandem. Sei unvoreingenommen gegenüber den Menschen und Erfahrungen, die dir begegnen. Verstell dir nicht den freien Blick.« Jedes Bild kann immer nur ein Ausschnitt der ganzen Wahrheit sein. Halte ich den Ausschnitt, den ich sehe, für die ganze Wahrheit, (ver)irre ich mich. Das gilt auch für mich persönlich. Ich habe das Recht, unvoreingenommen wahrgenommen zu werden, auch und gerade von mir selbst. Das bedeutet, dass ich mich selbst unvoreingenommen betrachte.

»Mach dir kein Bild von deinem Gott« heißt also auch: »Mach dir kein Bild von dir selbst.« Jedes Selbstbild ist kleiner als das Selbst. Mit dem Selbstbild schränke ich mich ein. Ich bin mehr als das, was ich von mir sehe. Wahre Selbsterkenntnis kann es nicht geben. Immer dann, wenn ich glaube, mich selbst erkannt zu haben, habe ich mich schon wieder verändert. So wie die Schöpfung selbst verändere auch ich mich in jedem Augenblick.

Bei einem Meditationsworkshop, den ich vor kurzem leitete, trug jeder Teilnehmer ein kleines Namensschild an seiner Kleidung. Jeder trug das Namensschild nicht für sich selbst, sondern für die anderen. Ebenso verhält es sich mit den Masken, die wir in den Situationen unseres Lebens tragen. An den Masken erkennen uns die anderen. Der Selbsterkenntnis dienen sie nicht, Masken sind immer nur für die anderen da. Dies zu begreifen ist die einzige Möglichkeit, sich von den Masken zu befreien.

Unsere beiden Katzen Mary und Susi lieben den Meditationsraum. Sie genießen die heilenden Energieströme des Raumes, während sie auf den Bodenkissen schlafen. Obwohl wir vor den Meditationsabenden gründlich staubsaugen, bleiben doch immer ein paar Katzenhaare im Raum liegen. Das bestätigen die Teilnehmer unserer Meditationsabende, die unter einer Katzenhaarallergie leiden. Ich glaube, dass es ebenso viele Hunde wie Katzen gibt. Merkwürdigerweise sind nur wenige allergisch gegen Hundehaare. Die Katzenallergiker sind in der Überzahl. Woran liegt das?

Viele körperliche Symptome sind Ausdruck innerer Glaubenssätze. Hunde glauben an Hierarchie. Katzen nicht. Katzen kennen keine Hierarchie. Sie akzeptieren keine Führungspersönlichkeiten und lassen sich nicht dressieren. Katzen entscheiden in jedem Moment neu, wie sie einem anderen, ob Mensch oder Tier, begegnen. Hunde leben in der Hierarchie, Katzen leben auf »gleicher Augenhöhe«. Hunde sind von ihrer Natur aus Rudeltiere und benötigen eine Gruppenstruktur, in der geregelt ist, wer das Sagen hat und wer hören muss. Der Hundehalter nimmt gegenüber seinem Hund die Führungsposition ein. Der Hund lernt: Frauchen oder Herrchen ist der Boss.

Auch wir Menschen verbringen unser Leben in Gruppen. Es gibt die Gruppe der Familie, der Schulklasse, der Gemeinde und die große Gruppe des Staates. Unser Zusammenleben ist strukturiert. Von klein auf lernen wir, Eltern, Lehrer und andere Persönlichkeiten als Gruppenführer zu akzeptieren. Wir lernen Hierarchie. Sie ist für ein Zusammenleben wichtig und notwendig. Die Rollen müssen verteilt sein.

Und genau das ist der Punkt: Die Hierarchie gilt immer nur für die Rollen, die Menschen innerhalb einer Gruppe ausfüllen. Der Mensch selbst aber ist losgelöst von jeder Hierarchie. Alle Menschen sind gleichermaßen wertvoll. Ein selbstbewusster Mensch kann sich in der Gruppe hierarchiegemäß verhalten und zugleich ebenbürtig mit allen Wesen fühlen.

Viele Menschen, die unter einer Katzenhaarallergie leiden, haben nach meiner Erfahrung den Unterschied zwischen Rolle und Selbst nicht verinnerlicht. Sie hinterfragen in jeder Situation unbewusst ihre jeweilige Position. Sie fragen sich immer: »Bin ich dem Menschen, der mir gegenübersteht, ›über-‹ oder ›untergeordnet‹?« Sie leben ständig in der Hierarchie. Sie kommen damit zurecht, unten zu sein, sie kommen auch damit klar, oben zu sein. Aber sie haben ein Problem damit, anderen von Gleich zu Gleich zu begegnen. Sie sind quasi allergisch gegen »dieselbe Augenhöhe«. Deshalb gebe ich Menschen, die sich von ihrer Katzenhaarallergie befreien möchten, die folgende Übung:

> Schau den Menschen, denen du begegnest, bewusst in die Augen. Sag dir dabei im Stillen: »Wir beide sind auf gleicher Augenhöhe.«
> Mach die Übung mehrmals am Tag, mal mit dem Chef, mal mit dem Lehrling, mal mit dem Lebenspartner, mal mit einem Kind. Auf die Dauer löst du dich von der Hierarchie.

Wer seinen eigenen Wert erkannt hat, ist nicht mehr auf das Selbstwertgefühl einer Gruppe angewiesen. Jede Gruppe definiert sich durch die Abgrenzung zu anderen. Womit sollte sich eine Gruppe identifizieren, wenn alles und jedes zu ihr gehörte? Das Identitätsgefühl einer Nation braucht Ausländer, das Identitätsgefühl einer Gewerkschaft benötigt Arbeitgeber. Und wo bliebe meine Identität als Fan des MSV Duisburg, wenn es Bayern München nicht gäbe? In diesem Sinne sind »Außenseiter« für jede Gruppe unverzichtbar. Umgekehrt definiert sich die Rolle des Außenseiters über die Gruppe, die ihn ausschließt. Niemand kann nur für sich selbst ein Außenseiter sein. Manch ein Außenseiter sucht Gleichgesinnte und gründet eine Gruppe, die sich wiederum von anderen abgrenzt und somit neue Außenseiter produziert.

Bereits in der Kindheit entwickeln wir Strategien zur Entwicklung des Selbstbilds, um nicht zum Außenseiter zu werden. Wir wollen Anerkennung erfahren und Ablehnung vermeiden. Wir wollen nicht, dass andere hämisch auf uns zeigen, sich über uns lustig machen oder schlecht über uns reden. Nehmen wir als Beispiel einen kleinen Jungen, der von den strengen und höchst konservativen Eltern für sein Erscheinen auf dem Planeten Erde mit einem altmodischen Vornamen bestraft worden ist. Und weil er täglich weiter wächst, isst und trinkt, muss er auch noch Kleidung tragen, die ihn von seinen Altersgenossen deutlich unterscheidet. Nun steht er vor dem Problem, möglicherweise von anderen Kindern gehänselt zu werden. Das gilt es zu vermeiden. Er benötigt eine Strategie, eine Verhaltensweise, die ihn vor dem Gespött der anderen schützt.

Eine mögliche Taktik ist, sich die Maske des Clowns aufzusetzen (»Wenn sie schon lachen, sollen sie über meine Witze lachen«). Eine weitere Strategie besteht darin, einen anderen in das Rampenlicht der Hänselbühne zu schieben. Wenn ich ständig dafür sorge, dass ein anderer im Mittelpunkt der Kritik steht, bleibe ich verschont. So hält der kleine Junge aus dem altertümlichen Elternhaus bereits am ersten Schultag Ausschau nach kleinen rothaarigen Altersgenossen mit dicken Brillengläsern. Viele legen das Verhaltensmuster nie ab, ziehen die Strategie bis an ihr Lebensende durch. Einige finden so zu ihrer Berufung. Mancher Clown aus der Kindheit blieb auf der Bühne und wurde zum Star. Und vermutlich kennt jeder von uns einen erwachsenen Zeitgenossen, der ständig schlecht über Dritte spricht. Kein Gespräch mit ihm, in dem nicht irgendein Abwesender durch den rhetorischen Schlamm gezogen wird. Die Menschen, von denen er erzählt, erscheinen nie in einem guten Licht. Immer fällt ein Schatten auf sie, weil sie zu dumm, zu faul, zu sonst was sind.

Über Dritte in deren Abwesenheit zu sprechen ist nicht generell verwerflich. Oft ist es sogar therapeutisch sinnvoll. Der Ärger über den Chef muss auch mal rausgelassen werden können, ohne dass man Konsequenzen zu fürchten hätte. Manche Geschichten über Dritte sind ja auch ganz lustig. Der Kundenstamm der oben genannten Strategen hingegen ist unendlich groß. Niemand hat in ihren Augen eine echte Chance. Und oft geht das Lustige ins Bösartige über.

Jeder von uns erzählt manchmal Kritisches über jemanden, der gerade nicht anwesend ist; aber bei den meisten Menschen hält sich das in Grenzen. So bin ich ein großer Kritiker meines Schwagers. Dabei ist er mir sehr wohlgesinnt, zudem ein feiner Kerl, der vielen Menschen hilft. Er tut viel Gutes. Dazu gehört auch, dass er mein erstes Buch mehrfach gekauft hat, um es anderen zu schenken. Zudem kümmert er sich sehr um benachteiligte Menschen, die ohne ihn keine Chance im Leben hätten. Vielleicht – oder ganz sicher sogar – bin ich nur neidisch, dass er mit seinen fünfzig Jahren als Frühpensionär ausschlafen kann, während ich mich jeden Morgen um fünf Uhr dreißig aus dem Bett quälen und zur Arbeit fahren muss. Dabei hätte ich weiß Gott Besseres zu tun. Ich kann das ruhig schreiben, denn er liest meine Bücher sowieso nicht. Noch so ein Kritikpunkt von mir...

Auch in der »spirituellen Szene« gibt es Masken, die sich manche aufgesetzt haben.

Im Jahr 2000 lernte ich auf einem esoterischen Workshop eine Frau aus Italien kennen, die einige Zeit in indischen Ashrams gelebt und dort viel gelernt hatte. Nun reiste sie als spirituelle Lehrerin durch die Lande. Sie arbeitete gut, ihre

Workshops waren ein »Kracher«. Sie hatte eine starke Ausstrahlung, verfügte über großes spirituelles Wissen und besaß die Fähigkeit, die Aura zu sehen. Sie hinterließ bei allen, die ihr begegneten, einen nachhaltigen Eindruck.

Ein halbes Jahr nach dem Workshop rief sie mich dann an. Es ginge ihr schlecht, sie habe ihre Familie in Italien verlassen, sei wieder auf Wanderschaft und suche für die nächsten Wochen eine Unterkunft. Ob sie zu Karina und mir kommen könne?

Am nächsten Tag stand sie vor unserer Tür. Sie hatte kaum noch Ähnlichkeit mit der Frau, die ich sechs Monate zuvor auf dem Workshop erlebt hatte. Sie sah schlecht aus, war übernervös und zitterte. Sie bezog ihr Quartier in der oberen Etage unserer Wohnung und ruhte sich in den folgenden Tagen aus. Abends saßen wir zusammen und redeten.

Sie hatte die Verhaltensweisen eines Kindes angenommen. So entsorgte sie regelmäßig ihren persönlichen Abfall, indem sie ihn einfach aus dem Fenster ihres Zimmers warf. Regelmäßig stolperte Karina draußen auf dem Rasen über leere Coladosen und Berge von Zigarettenkippen.

Eines Abends sprach Karina sie an: »Sei bitte so nett und benutze den Abfalleimer unten in der Küche.«

»Das habe ich auch bisher gemacht«, antwortete unser Gast.

»Gestern und vorgestern lag aber Müll vor deinem Fenster unten auf der Wiese«, setzte Karina nach.

»Das war ich nicht«, sagte sie und verzog schmollend den Mund.

Ich stand dabei und war verblüfft über die Wandlung der starken Lehrerin, die einst »Lebe deine Wahrheit« gepredigt hatte und nun trotzig wie ein kleines Mädchen dastand und uns anlog.

Zwei Jahre später traf ich sie wieder. Ich hatte in der Zeit seit ihrem Aufenthalt bei uns nichts mehr von ihr gehört. Nun rief sie wieder an, und wir verabredeten uns zu einem Spaziergang. Dabei berichtete sie von einem harten spirituellen Trainingsprogramm, das sie sich in den vergangenen Monaten auferlegt habe. Sie meditiere täglich mehrfach, ernähre sich nur noch vegetarisch, sei abstinent von Alkohol und Nikotin und jogge jeden Tag mehrere Kilometer. Meines Erachtens stand sie kurz davor, die Weltmeisterschaft in Askese zu gewinnen. Während des Spaziergangs bat sie um die Ausbildung zur Reiki-Lehrerin. Da sie bereits Reiki-Meisterin war und ich sie als gute Lehrerin kennengelernt hatte, sagte ich zu.

Am darauffolgenden Wochenende kam sie wie vereinbart für ein paar Tage zu uns nach Hause. Wir zeigten ihr das Zimmer zum Übernachten und den Abfalleimer in der Küche. Ersteres war ihr bekannt, bei dem zweiten waren wir uns nicht ganz sicher. Die erste Übung im Rahmen der Lehrerausbildung bestand aus einem gemeinsamen Mittagessen. Ich hatte eingekauft: zweimal Currywurst mit jeweils einer großen Portion Pommes und doppelt Mayonnaise, dazu ein paar Flaschen Bier und eine Packung Marlboro. In ehrfürchtiger Andacht an alle Lichtarbeiter der Marke »Seit ich so feinstofflich bin, kann ich keine feste Nahrung mehr zu mir nehmen« gaben wir uns der Mahlzeit hin.

Seit ihrem Aufenthalt in Indien trug sie einen spirituellen Namen, den sie in einem Ashram erhalten hatte. Viele indische Meister geben ihren Schülern Namen. Die meisten führen ihn zusätzlich zu ihrem bürgerlichen Namen. Frank Meyer heißt dann beispielsweise Frank Ramasan Meyer, und Anja Schmitz nennt sich Anja Shakti Schmitz oder so ähnlich. Unsere Freundin hatte ihren bürgerlichen Namen für sich ganz abgelegt. Er war für sie Symbol einer Vergangenheit, an die sie sich nicht gern erinnerte. Der spirituelle Name stand für eine neue Zeit.

Während des Wochenendes ihrer Lehrerausbildung nahm sie die Vergangenheit als Teil ihres Lebens wieder an. Nun konnte sie akzeptieren, dass jeder Gedanke, jedes Gefühl und jedes Ereignis in ihrem Leben wichtig und notwendig war. Sie nahm ihren ursprünglichen Namen wieder an und beschloss, nach Hause zu gehen. Sie meinte es ernst, und so geschah es: Drei Wochen später ging sie zu Fuß von Deutschland zu ihrer Familie nach Italien.

Auch die großen erleuchteten Meister und Lehrer tragen Masken: die Maske des Lehrers und Meisters für ihre Anhänger, die Maske des Scharlatans und Verführers für ihre Gegner. Die Maske verändert sich je nach Anschauung des Betrachters. Für die Anhänger Mohammeds trägt Jesus die Maske des Propheten. Für die Christen trägt er die Maske des Erlösers. Ich habe in den letzten Jahren in spirituellen Kreisen viele Darstellungen des Meisters der Liebe gesehen. Keine einzige davon entspricht dem Bild, das ich von Jesus habe. Viele sehen in ihm (nur) den Liebevollen, den Sanftmütigen, den Heilenden. Die christlichen Kirchen sehen in ihm oft auch den Leidenden. Zu dieser Maske gehört die Dornenkrone. Mein Jesusbild ist dynamischer: Der Meister der Liebe war auch ein Meister der Energie, er konnte dementsprechend energisch sein. Er war ein Mann des Wortes und ein Mann der Tat. Ich glaube, dass die meisten ihn heute nicht erkennen würden, wenn er wirklich wiederkäme. Er hätte die falsche Maske auf...

Zu diesem Thema empfehle ich den Teilnehmern meiner Seminare die folgende Übung (»Maskenball«):

Stell dir vor, du befindest dich in einem großen Saal mit vielen Menschen.
Es ist ein Tanzsaal, veranstaltet wird ein Maskenball.
Alle außer dir sind verkleidet. Alle außer dir tragen bunte Kostüme, prächtige und weite Kleider, und sie tragen Masken, sodass du ihr wahres Gesicht nicht erkennen kannst.

Du selbst sitzt ruhig auf einem Stuhl am Rande des Saales, bist ungeschminkt und leger gekleidet. Von deinem Platz aus siehst du den anderen beim Tanzen zu.
Sie bemerken dich nicht. Du beobachtest interessiert, aber ohne Teilnahme das bunte Treiben im Saal. All die prächtig gekleideten und maskierten Menschen tanzen vor deinen Augen. Sie sehen dich nicht.
Dir fällt auf, wie sie sich bemühen bei ihrem Tanz. Jeder von ihnen will besser tanzen als die anderen. Sie versuchen, sich gegenseitig zu beeindrucken.
»Seht her, wie schön ich gekleidet bin. Seht her, wie elegant ich mich bewegen kann. Seht her, wie gut ich tanzen kann.« Sie tanzen den Tanz des **Ego**.

Plötzlich setzt die Musik aus. Jede Bewegung stoppt.
Und nun bemerken sie dich zum ersten Mal. Alles erstarrt. Alle Masken starren auf dich. Obwohl du ihr wahres Gesicht nicht sehen kannst, weißt du doch, wie erschreckt sie sind beim Anblick eines unmaskierten, unverkleideten Menschen, wie du es jetzt bist. Du spürst ihre Angst vor wahren Gesichtern. Du spürst ihre Angst vor dem eigenen wahren Gesicht. Ihre Angst, die Maske könnte fallen.
Es ist die Angst vor Auflösung der Identität, die Angst vor dem Tod des **Ego**.
Und dennoch ist hinter der Angst die Sehnsucht verborgen:
Die Sehnsucht nach Leichtigkeit, die Sehnsucht nach Sorglosigkeit, die Sehnsucht nach Freude. Und all das sehen sie in dir.
Und nun stehst du auf, gehst langsam in die Mitte des Saales.
Die Musik setzt ein, und jetzt beginnst du zu tanzen.
Inmitten der Maskerade der anderen tanzt du den Tanz der Unmaskierten,
den Tanz der Leichtigkeit, den Tanz der Sorglosigkeit, den Tanz der Freude,
den Tanz des wahren Seins.

Hier bin ich – Selbstvertrauen und freier Wille

Ab und an gebe ich den Teilnehmern meiner Kurse die folgende Übung mit auf den Weg:

> Sag täglich einmal zu einem anderen Menschen: »Hier bin ich.« Wem gegenüber du den Satz äußerst, spielt keine Rolle. Wichtig ist nur, dass du die Worte bewusst aussprichst.

Ein Mensch, der sich vertraut, ist sich seiner Präsenz bewusst. Er weiß, dass er sich selbst nicht im Stich lassen wird. Er wird da sein, wenn er sich selbst benötigt. Er wird nicht fehlen. Er weiß: Hier bin ich. Weil ein Mensch mit Selbstvertrauen das Bewusstsein des »Hier bin ich« ausstrahlt, führt umgekehrt die Übung, sich seines »Hier bin ich« bewusst zu machen, auf Dauer zu mehr Selbstvertrauen.

Jeder Weg ist in beide Richtungen begehbar. Die Stimmung der Zuschauer beim Fußball strahlt auf das Spielfeld und somit auf die Mannschaft aus. Es ist ein Unterschied, ob eine Mannschaft auf das Spielfeld läuft und dreißigtausend Zuschauer mit gesenktem Kopf auf dem Boden vor ihren Sitzen knien und Leidensgebete à la »Gebenedeit seist du unter den Weibern« murmeln oder ob sie aufstehen und »We are the Champions« singen. Umgekehrt wirkt sich das freudige Spiel der Mannschaft auf dem Platz auf die Stimmung der Zuschauer aus.

Der Adressat der Worte bin ich selbst. Doch brauche ich ein Gegenüber, das meine Worte (für mich) hört. Es ist bezüglich des Hörens mein Stellvertreter. Zugleich mache ich deutlich, dass ich es mit meinen Worten ernst meine. Sage ich den Satz im stillen Kämmerlein, wo niemand anders anwesend ist, bleibt die Übung wirkungslos. Sich zu verstecken ist nicht ein Ausdruck von Selbstvertrauen. Wichtig ist außerdem, die Übung täglich und über einen längeren Zeitraum auszuführen.

Auch ich mache diese Übung regelmäßig, seit Karina mir zum Geburtstag eine Dauerkarte für die MSV-Arena geschenkt hat. Ein Platz auf der neuen Haupttribüne, direkt an der Mittellinie. Ich kann nicht jedes Heimspiel sehen, da ich an einigen Wochen im Jahr für meine Seminare in Friesland bin. Aber wenn ich es ermöglichen kann, fahre ich zum Stadion, laufe im Block 16 die Treppe bis zur siebten Reihe hoch und begrüße meine Tribünennachbarn mit den Worten: »Hier bin ich.«

Der Gesang der Fans ist Ausdruck ihres Selbstvertrauens. Sie geben kund: »Hier sind wir.« Das Gefühl des »Hier sind wir« ist jedoch kein dauerhafter Ersatz für das Gefühl des »Hier bin ich«. Ein Mensch mit Selbstvertrauen ist weniger anfällig für Gruppenbewusstsein. Er kann sich an dem Gefühl des »Hier sind wir« erfreuen, aber er braucht es nicht, um sich selbst zu definieren. Ein Mensch, der seiner inneren Stimme vertraut, kann sie von den Stimmen der anderen unterscheiden. Er hat eigenes Selbstbewusstsein und ist somit nicht auf das Selbstbewusstsein einer Gruppe angewiesen. Ihn kann man nicht so leicht verführen, für eine Sache einzustehen, die nicht die seine ist. Ihn kann man nicht so leicht überreden, für eine Religion, eine Nation oder eine andere Ideologie zu kämpfen. Eine Ideologie, von der die Verführer behaupten, dass sie mehr wert sei als das Schicksal des Einzelnen. Die Verführer behaupten, der Untergang der Ideologie sei gleichbedeutend mit dem Tod aller und daher sei der Tod des Einzelnen ein akzeptabler Preis. Wer aber das Wertvolle nicht im Einzelnen erkennt, wer es nicht in sich selbst erkennt, wird es nie erkennen. Jeder Krieg wird im Namen einer »größeren Wahrheit« geführt. Wäre jeder

Mensch so egoistisch, dass er nur seinem eigenen Gefühl gehorchte, gäbe es nicht so viele Kriege auf der Welt.

Eine Eigenschaft des Göttlichen ist der freie Wille. Da ich von Gott geschaffen und daher ein göttliches Wesen bin, besitze auch ich den freien Willen. Dieser gibt mir die Macht der Entscheidung. Jede Entscheidung treffe ich selbst aus freien Stücken. Auf jede Entscheidung folgt eine Erfahrung. Jede Erfahrung lässt mich mehr erkennen. Ich sehe immer klarer den Zusammenhang zwischen meinen Erfahrungen und meinen Entscheidungen. Der Weg zur Bewusstheit und somit zum Selbstbewusstsein führt über meine Entscheidungen.

Ich orientiere mich immer weniger an Regeln und Kriterien und immer mehr an dem Licht meiner Bewusstheit. Ich nehme meine göttliche Freiheit immer bewusster wahr. Ich lerne, meinen freien Willen und zugleich den freien Willen der anderen als ein Geschenk und nicht als Problem anzusehen. Zur Freiheit gehört, dass ich die Konsequenzen meiner Entscheidungen erfahre. Jede Entscheidung muss ihre eigene, unverwechselbare Wirkung haben. Die eine Entscheidung muss Folgen haben, die aufgrund einer anderen Entscheidung nicht eingetreten wären. Mein freier Wille wäre nicht wirklich, wenn seine Ausübung wirkungslos bliebe.

Wenn ich beschließe, in einen Aufzug zu steigen, um in mein Büro im dritten Stock zu kommen, habe ich mir für die Zeit der Fahrt Bewegungslosigkeit in einem engen Raum verordnet. Ich kann während der Fahrt nicht aussteigen. Das ist die Folge der Entscheidung, die ich getroffen habe. Sie ist zugleich der Ausdruck meines freien Willens, der jetzt zur Erfahrung wird.

Zur göttlichen Freiheit gehört aber auch, dass ich mich entscheiden muss. Das große Geschenk ist zugleich eine große Bürde. Sich ständig entscheiden zu müssen ist das Dilemma jedes göttlichen Wesens. Es gibt keinen Ausweg. Selbst wenn ich entscheide, mich hinsichtlich eines Themas »noch nicht zu entscheiden«, ist auch das eine Entscheidung. Und wenn ich sage: »Ich lege die Entscheidung in die Hände Gottes«, ist auch das eine Entscheidung. Mein Vertrauen zu Gott kann immer nur so stark wie mein Vertrauen zu meinen eigenen Entscheidungen sein. Nie kann mein Gottvertrauen größer als mein Selbstvertrauen sein.

Nun könnte man einwenden, dass dem freien Willen durchaus Grenzen gesetzt sind. Wäre ich nur ein Meter fünfzig groß, hätte meine Entscheidung, Polizist zu werden, nicht die erwünschte Wirkung gezeigt. Man hätte mich aufgrund des Umstands meiner Körpergröße nicht eingestellt. Doch glaube ich nicht, ein anderer sei dafür verantwortlich, dass ich als Mensch in dieses Leben zu diesen Zeiten und in diese Familie geboren worden bin. Ich glaube nicht an Zufälle. Ich glaube vielmehr, dass sich meine Seele die Zeit, den Ort, die Familie und den Körper für dieses Leben bewusst gewählt hat.

Ich halte das körperliche Leben für eine großartige Demonstration des freien Willens der Seele. Sie hatte die Absicht, eine neue Inkarnation zu beginnen und als Baby auf die Welt zu kommen. Sie will bestimmte Erfahrungen machen, um sich weiterzuentwickeln. Zwei bereits inkarnierte Seelen haben die Absicht, Eltern zu werden. Die Erfahrung der Elternschaft hilft ihnen bei ihrer Entwicklung. Die Seele sucht sich nicht irgendwelche Seelen als Eltern aus. Es besteht immer eine energetische Übereinstimmung. Auf der seelischen Ebene zeigt sich Übereinstimmung in den gemeinsamen Lebensthemen. Auf der körperlichen Ebene zeigt sich die Übereinstimmung in der Genetik. In den Genen sind die Informationen der Seele enthalten. Die Seele programmiert den Körper.

Wenn eine Seele sich vorgenommen hat, Erfahrungen zu machen, die nur durch eine Krankheit zu machen sind, braucht sie einen Körper, der in der Lage ist, sich diese Krankheit zu erschaffen. Die Gene des Körpers sind die Werkzeuge der Seele. Ich glaube nicht, dass Wissenschaftler und Ärzte die Absicht einer Seele umgehen können. Meines Erachtens wird die Gentechnologie früher oder später an ihre Grenzen gelangen. Sie wird die einen Krankheiten beseitigen und im gleichen Moment unbewusst andere erschaffen. Viele Krankheiten sind in der Geschichte der Menschheit besiegt und ausgerottet worden. Doch ist die Anzahl der Krankheiten insgesamt nicht weniger geworden. Sobald in den Labors der Menschen ein Mittel zur endgültigen Hinrichtung eines Virus entwickelt wurde, wurde in den Labors der geistigen Welt die Geburt eines neuen, bisher nicht da gewesenen Virus eingeleitet.

Der Körper ist ein Produkt der Seele. Sie braucht ihn für ihre Erfahrungen. Doch kann die Seele auch ohne den Körper existieren. Sie ist unabhängig von ihm. Der Körper aber kann ohne die Seele nicht existieren. Die Seele ist der Boss, der Körper ist der Diener. Ich glaube nicht, dass es dem Diener gelingen wird, die Herrschaft des Bosses außer Kraft zu setzen.

Selbstbewusstsein bedeutet, dass ich mir meines freien Willens bewusst bin. Und Selbstvertrauen bedeutet, dass ich den Entscheidungen vertraue, die ich aufgrund meines freien Willens getroffen habe und zukünftig noch treffen werde. Alles in meinem Leben beruht auf Freiwilligkeit. Nichts ist selbstverständlich. Meine Anwesenheit ist nicht selbstverständlich. Ich bin freiwillig hier. Meine Worte sind nicht selbstverständlich. Ich sage sie freiwillig. Meine Handlungen sind nicht selbstverständlich. Ich handle freiwillig. Wenn ich nichts mehr von dem, was ich denke, was ich fühle, was ich sage und was ich tue, für selbstverständlich halte, werde ich mir mehr und mehr meines freien Willens bewusst. Ich nutze das Geschenk des Göttlichen und kann mich darüber freuen. Freude entsteht durch die Akzeptanz der Freiwilligkeit. Ärger entsteht, wenn ich das Gegenteil von dem, was geschieht, für selbstverständlich halte.

Es gibt Menschen, die sich oft freuen; und es gibt Menschen, die sich oft ärgern. Die einen sehen das Freiwillige, die anderen vermissen das Selbstverständliche. Nichts mehr bei sich und anderen als selbstverständlich zu betrachten ist eine Übung für das Selbstbewusstsein und gleichzeitig eine Übung der Freude. Man kann sich nur über Freiwilliges freuen, niemals über etwas Selbstverständliches. Wenn ich es für selbstverständlich halte, dass meine Frau (immer noch) bei mir ist, kann ich mich über ihre Anwesenheit in meinem Leben nicht mehr freuen. Wenn ich das lobende Wort eines anderen für selbstverständlich halte, kann ich mich über das, was er sagt, nicht freuen. Wenn ich die Hilfe eines anderen für selbstverständlich erachte, kann ich mich über das, was er tut, nicht freuen. Wenn ich den Gesang der Vögel im Frühling für selbstverständlich halte, kann ich mich daran nicht erfreuen. Wenn ich mein Leben für selbstverständlich halte, kann ich mich meines Lebens nicht erfreuen.

Das Kind in dir

Nimm ein Kinderbild von dir und betrachte es. Nimm Kontakt mit dem Kind auf dem Bild auf.
Frag dich einmal, ob dieses Kind auf deinem Bild das Recht hat, zu leben?
Frag dich, ob es das Recht hat da zu sein?
Frag dich, ob es das Recht hat so zu sein, wie es gerade ist?
Frag dich, ob es das Recht hat geliebt zu werden?
Frag dich, ob es das Recht hat zu lieben?
Frag dich, ob es das Recht hat sich selbst zu lieben?
Frag dich, ob es das Recht hat sich zu freuen?
Frag dich, ob es das Recht hat sorglos zu sein?
Frag dich, ob es das Recht hat zu wachsen?
Frag dich, ob es das Recht hat sich zu verändern?
Frag dich, ob es das Recht hat frei zu sein?

Und wenn du dir selbst die Antworten gegeben hast, dann sag diesem Kind auf deinem Foto, dass es das alles darf:

dass es sein Recht ist zu leben,
dass es sein Recht ist da zu sein,
dass es sein Recht ist so zu sein, wie es gerade ist,
dass es sein Recht ist geliebt zu werden,
dass es sein Recht ist zu lieben,
dass es sein Recht ist sich selbst zu lieben,
dass es sein Recht ist sich zu freuen und sorglos zu sein und zu wachsen, sich zu verändern und frei zu sein.

Sag ihm, dass es nicht »nützlich« sein muss, um geliebt zu werden.

Sag es ihm so deutlich, dass dieses Kind auf deinem Foto es
  niemals vergisst.
Dass es niemals die Liebe woanders suchen muss,
  niemals um Liebe betteln muss.
Sag es ihm so deutlich, dass dein Kind auf dem Foto die Liebe
  immer in sich findet.

Leg jetzt das Bild an dein Herz und schließ die Augen.
Mach dir bewusst, dass dieses Kind immer noch in dir lebt.
Dass das Kind in dir immer noch all diese Rechte hat.
Und dass auch du als Erwachsener heute all diese Rechte hast.
Und das, was du dem Kind auf dem Foto gesagt hast,
  sagst du nun zu dir selbst.

Lieber eine Minute mit der Liebe als eine Ewigkeit ohne ...

Marina war lebensfroh und immer guter Dinge. Sie hat jeden Augenblick genossen und andere mit ihrer Lebensfreude angesteckt. Niemals habe ich sie über ihre Krankheit klagen hören. Als ich sie eine Woche vor ihrem Tod im Krankenhaus besuchte, ahnte ich nicht, dass ich sie an diesem Tag zum letzten Mal sehen würde. Ihr Bett stand in einem Abstellraum, welcher wegen der Überbelegung in ein weiteres Krankenzimmer verwandelt worden war. Da man die Utensilien der Station in dem Raum belassen hatte, gaben sich die Krankenschwestern dort die Klinke in die Hand. Es herrschte ein ständiges Kommen und Gehen, doch das schien Marina nicht zu stören. Sie mochte die Menschen, und die Menschen mochten sie.

Als ich ankam, war noch eine Freundin von Marina da, die sie ebenfalls besuchte. Die beiden sprachen über Kinder, denen Marina während ihrer Untersuchungen im Krankenhaus begegnet war. Manche dieser Kinder waren so schwer krank, dass sie bald sterben mussten. »Warum bloß kommen die armen Würmchen auf die Erde, wenn sie dann doch nicht leben dürfen?«, fragte Marina traurig.

Als ihre Freundin gegangen war, nahm Marina meine Hand. »Gib mir ein wenig von deiner Kraft«, sagte sie. Ich setzte mich auf den Rand des Bettes, hielt ihre Hand und gab Reiki, was das Zeug hielt. Marina schloss die Augen und ließ es geschehen. In den nächsten anderthalb Stunden betrat kein Mensch das Zimmer. Es war, als hielten Engel vor der Tür Wache, damit uns niemand stören konnte. Marina genoss unsere gemeinsame Meditation offensichtlich. Lächelnd und schweigend lag sie mit geschlossenen Augen in ihrem Bett. Mir fiel die Geschichte aus dem Film »Stadt der Engel« ein, den ich wenige Tage zuvor gesehen hatte.

Nach einer Weile bat ich Marina, mir zuzuhören: »Ein Engel verliebt sich in eine Frau auf der Erde. Um seine Liebe mit ihr teilen zu können, müsste er sein Engeldasein aufgeben und sich auf die Erde fallen lassen. Die anderen Engel warnen ihn davor, denn wenn er es täte, würde seine Entscheidung endgültig und nicht mehr rückgängig zu machen sein. Dann hätte er für immer das sorgenfreie und ewige Leben eines Engels gegen die endliche und sorgenbehaftete Existenz eines Menschen eingetauscht. Aber der Engel tut es. Er lässt sich auf die Erde fallen und tauscht damit die himmlische Ewigkeit der Engel gegen die Endlichkeit der

Menschen ein. Die Frau erwidert seine Liebe, und sie verbringen wunderbare Stunden miteinander.

Am nächsten Tag stirbt die Frau durch einen Verkehrsunfall. Der ehemalige Engel bleibt als Mensch einsam an der Unfallstelle zurück. Da hört er aus dem Himmel eine Frage: ›Hat sich dein Entschluss gelohnt? Hat es sich gelohnt, das ewige und sorgenfreie Engelleben gegen die endliche, sorgenbehaftete menschliche Existenz einzutauschen?‹

Und er antwortet: ›Lieber eine Minute mit der Liebe als eine Ewigkeit ohne.‹

Und das ist der Grund, warum die kleinen Würmchen in dieses Leben kommen«, schloss ich meinen kleinen Vortrag.

Obwohl das Zimmer zuvor die Frequentierung eines Taubenschlags hatte, waren wir wie gesagt von Beginn der Meditation bis zu meinem Abschied allein geblieben. Bevor ich ging, vereinbarten wir ein italienisches Restaurant im Ruhrgebiet als nächsten Treffpunkt. »Dann lade ich Karina und dich zum Essen ein«, sagte Marina. Dazu kam es nicht mehr. Wir werden es im nächsten Leben nachholen!

Es gibt Menschen, die für uns unglaublich wichtig sind. Nicht, weil sie irgendetwas tun oder eine besondere Eigenschaft haben, sondern einfach nur deshalb, weil wir wissen, dass sie da sind. Nicht ihre Eigenschaften oder Handlungen sind für uns von Belang, sondern einzig ihre Präsenz in unserem Leben. Ebenso sind wir für manche Menschen wichtig, nicht, weil wir etwas Besonderes sind oder Besonderes leisten, sondern allein deshalb, weil sie wissen, dass es uns gibt. Und ebenso selten, wie wir den anderen sagen, wie wichtig ihre Anwesenheit in unserem Leben ist, sagen sie es uns. Wir sollten uns öfter sagen, was wir »anrichten«.

Du bist einfach nur da

Du weißt gar nicht, was du anrichtest.
   Was du anrichtest bei anderen.
Was du anrichtest mit deiner Anwesenheit.
Du weißt gar nicht, was du anrichtest einfach nur dadurch,
   dass es dich gibt.
Oft meinst du, die anderen nähmen dich nicht wahr.
Manchmal glaubst du, den anderen wäre es egal,
   ob es dich gäbe oder nicht.
Manchmal bist du traurig, denkst, dass du nur
   Schlechtes anrichtest und dass es ohne dich vielleicht
   einfacher wäre – für die anderen.
Manchmal wirst du trotzig, sagst dir, die anderen müssten
   eben hinnehmen, dass es dich gibt, sollen sie doch sehen,
   wie sie mit deiner Anwesenheit klarkommen.

Was dir aber oft nicht auffällt, ist, was du Gutes anrichtest,
   was du bewirkst, nicht durch dein Machen und Tun,
   sondern was du bewirkst, indem du einfach nur da bist.
Was du bei anderen bewirkst einfach nur dadurch,
   weil sie wissen, dass es dich gibt.
Du weißt gar nicht, was du Gutes anrichtest – allein mit
   deiner Präsenz.
Viele Menschen freuen sich, wenn sie dich sehen,
   dir fällt es oft nur nicht auf.
Viele Menschen lächeln dich an, dir fällt es oft nur nicht auf.

Du bewirkst bei anderen Freude, nur durch deine Präsenz.
Du brauchst nichts zu tun, bist einfach nur da.

Du gibst anderen Geborgenheit, nur durch deine Präsenz.
Du brauchst nichts zu tun, bist einfach nur da.

Manchmal gibst du anderen Trost, wenn sie traurig sind,
    nur durch deine Präsenz.
Du brauchst nichts zu tun, bist einfach nur da.

Du bewirkst bei anderen Liebe, nur durch deine Präsenz.
Du brauchst nichts zu tun, bist einfach nur da.

Der zweite Grad – Vergebung

Dreh dich nicht um: Die Erkenntnis der Frau Lot

Während des Seminars des zweiten Grads bitte ich die Teilnehmer, eine Kerze anzuzünden. Die Kerze soll Symbol für eine Situation der Verletzung sein. Eine Verletzung, die sie durch jemand anders erfahren oder aber selbst einem anderen zugefügt haben. In der darauf folgenden Übung hat jeder die Möglichkeit, sich selbst oder dem anderen zu verzeihen und als Zeichen dessen die Flamme auszupusten.

Eine Teilnehmerin hatte vor einem Vierteljahrhundert ihrer damals besten Freundin aus Neid ein Schmuckstück gestohlen. Ein anderer Teilnehmer, ein lieber Kerl, der als mittlerweile fünfzigjähriger Mann keiner Fliege schaden konnte, verzieh sich eine Tat, die er als Jugendlicher begangen hatte. Die Erinnerung, damals eine Katze gequält zu haben, kam nicht oft, aber immer wieder und schmerzte dann sehr. Er hatte die Erfahrung gemacht: Immer dann, wenn ich einen anderen verletze, verletze ich mich selbst.

Einmal kam es vor, dass ein Teilnehmer erklärte, in seinem Leben gebe es solche Ereignisse nicht mehr. Er habe es geschafft. Er lebe die bedingungslose Liebe zu sich und zu anderen.

Ich hingegen habe es noch nicht »geschafft«. Sobald ich

eine Woche lebe, habe ich wieder drei Kerzen, die ich anzünden könnte. Wir sind nicht in der Lage, durchs Leben zu gehen, ohne dass wir jemanden bzw. etwas verletzen oder Verletzung erfahren. Beides ist Teil des Daseins. Wenn ich über den Rasen schreite, zerstöre ich durch meine Schritte Pflanzen und Insekten. Auch durch meinen Atem werden winzige Lebewesen in Form von Bakterien getötet. Ich habe keine Chance, Verletzung zu vermeiden. Aber ich kann mich von dem Glauben an Schuld lösen. Ich kann aufhören, mir selbst oder anderen Schuld zuzuweisen. Ich kann aufhören, ein Gerechter zu sein: Der Gerechte urteilt. Er verteilt Schuld. Ab und an ist er gnädig und vergibt die Sünden. Der Gerechte verbringt sein Leben in einem inneren Gerichtssaal. Der innere Staatsanwalt klagt an, der innere Angeklagte hat Schuldgefühle, der innere Verteidiger rechtfertigt, und der innere Richter verurteilt.

Man kann nicht immer auf Kommando verzeihen. Oftmals ist die Zeit noch nicht reif dafür. Viele Menschen haben Schlimmes erfahren. Die Erinnerung daran kann nicht durch einfaches Kerzenauspusten abgelegt werden. Aber durch solche Rituale und Übungen mag ein Prozess der Heilung in Gang gesetzt werden.

Heilung ist immer die Heilung der Gefühle. Zwar kann ich eine Erfahrung nie rückgängig machen, sie aber als Teil meines Lebens annehmen und nicht mehr von mir abstoßen. Verzeihen bedeutet zu akzeptieren. Ich kämpfe nicht mehr gegen das Ereignis an, sondern erkläre mich mit ihm einverstanden. Ich sage »Ja« statt »Nein«: »Ja, es ist Teil meines Lebens. Und ja, es ist in Ordnung.«

Adressat meiner Vergebung bin ich selbst. Ich gebe ab,

was mich belastet, ich vergebe es. Ich lasse los von dem Glauben an Schuld, die ich mir selbst oder einem anderen bislang noch zugewiesen habe. Ich richte den Blick nach vorn, dorthin, wo die Heilung liegt. Die Ursache des Leidens liegt in der Vergangenheit, die Heilung liegt in der Zukunft. Ich muss mich entscheiden: Blicke ich zurück oder schaue ich nach vorn? Solange ich nach hinten sehe, kann ich nur schwer nach vorn gehen. »Dreh dich nicht um«, sagte man der Frau Lot, als sie aus ihrem persönlichen Sodom und Gomorrha hinausgehen wollte. »Wenn du dich umdrehst, wirst du zur Salzsäule erstarren.« Sie hielt sich bekanntermaßen nicht an den Tipp, und die prophezeite Folge traf ein.

Solange ich in der Schuld verharre, kann ich keine Verantwortung übernehmen. Schuld ist nach hinten, Verantwortung nach vorn gerichtet. Die Erlösung von der Schuld ist Voraussetzung für die nächste Station auf meinem Weg. Schuld betrifft immer das Vergangene. Die Gerechten verbringen ihr Leben in der Vergangenheit. Wer in der Gegenwart lebt, verlässt den Gerichtssaal der Gerechten. Wer in jedem Augenblick neu die Verantwortung für sein Leben übernimmt, war zum letzten Mal dort. Es war sein letztes, sein jüngstes Gericht. Das jüngste Gericht endet immer mit einem Freispruch.

Man stelle sich einmal vor, jeder Atemzug wäre ein neues Leben. Wo bliebe da noch Platz für die Ansammlung von Schuld? Mit jedem Atemzug kann ich das Vergangene hinter mir lassen. Ich kann die Vergangenheit ausatmen. Mit jedem Atemzug habe ich die Möglichkeit, neu anzufangen.

Ich fließe mit dem Fluss meines Lebens

*Das Meer ist verantwortlich für die Wellen,
doch das Meer ist nicht schuldig.
Das Leben des Meeres sind die Wellen.
Du bist verantwortlich für deine Gedanken,
aber du bist nicht schuldig.*

*Der Wind ist verantwortlich für den Sturm,
doch der Wind ist nicht schuldig.
Das Leben des Winds ist der Sturm.
Du bist verantwortlich für deine Gefühle,
aber du bist nicht schuldig.*

*Die Sonne ist verantwortlich für Licht und Wärme,
doch die Sonne ist nicht schuldig.
Das Leben der Sonne sind Licht und Wärme.
Du bist verantwortlich für deine Taten,
aber du bist nicht schuldig.*

*Der Fluss ist verantwortlich für das Fließen des Wassers,
doch der Fluss ist nicht schuldig.
Das Leben des Flusses ist das Fließen des Wassers.
Du bist verantwortlich für dein Leben,
aber du bist nicht schuldig.*

*Nun sag dir im Stillen:
Ich nehme die Verantwortung an.
Ich fließe mit dem Fluss meines Lebens.*

Die Agentur des Göttlichen

Das neuzeitliche Wort für »Vergebung« heißt »Loslassen«. Wenn ich etwas vergebe, gebe ich es ab, lasse von ihm los. Loslassen ist eine der schwersten Übungen überhaupt. Oft hört man von anderen, denen man seine Sorgen schildert, den Rat: »Lass doch einfach los, gib es ab!«

Dieser Tipp ist jedoch ohne Gebrauchsanweisung nur wenig wert. Die passende Gegenfrage wäre: »Wohin?« Wenn ich meine Sorge loslasse, wo fällt sie dann hin? Löst sie sich in Luft auf, verschwindet sie im Nirwana? Man kann nicht einfach von jetzt auf gleich so tun, als gebe es das Problem nicht mehr. Das Paket meiner Sorgen und Nöte ist nicht weg, wenn ich es aus dem Fenster werfe. Dann ist es zwar aus meinem Sichtbereich verschwunden, aber es existiert noch immer. Beruhigt kann ich nur sein, wenn ich weiß, dass sich jemand Kompetentes darum kümmert.

Meine Technik des Loslassens ist die Visualisierung einer »Agentur des Göttlichen«. Ich stelle mir die Räumlichkeiten einer Agentur vor. Ihr Oberboss ist die höchste Macht des Universums: Gott. Er hat die Firma gegründet und Agenten eingestellt, die einzig und allein dafür da sind, mir meine Sorgen und Probleme abzunehmen. In den Räumen der Agentur kann ich meine Sorgen fallen lassen. Sie werden dort aufgehoben und bearbeitet. Keine Sorge ist zu klein, kein Problem ist zu banal, als dass ich sie nicht der Agentur anvertrauen könnte. Ich gebe einen Auftrag ab und bin beruhigt. Ich weiß mein Anliegen in guten Händen. Ich kann in der Gewissheit weiterleben, dass sich eine höhere Macht um meine Sorge kümmert. Die Auftragserteilung erfordert kein großes Brimborium. Ein kurzer Anruf genügt.

In meiner Kirche in Schillig an der Nordsee liegt ein Buch, in das man seine Bitten an Gott aufschreiben kann. Das Schreiben ist ein Akt des Loslassens, der befreiend wirkt. In meiner Vorstellung schauen die Agenten des Göttlichen täglich in die Fürbittenbücher dieser Welt und teilen dann die Arbeit untereinander auf. Wichtig zu wissen ist, dass die Agenten ihren Job aus Freude gewählt haben. Sie haben Spaß an ihrer Arbeit und sind traurig, wenn keine Aufträge eingehen. Es gibt so viele Agenten, wie es Menschen gibt, und nicht alle sind voll beschäftigt.

Ein göttliches Gesetz ist, dass bei der Bearbeitung eines Auftrags niemand zu Schaden kommen darf. Impliziert mein Auftrag einen Schaden für mich oder einen anderen, so wird ihn die Agentur des Göttlichen nicht entgegennehmen. Daher schaffe ich es nie, einen Sieg für den MSV Duisburg in Auftrag zu geben. Ich versuche es zwar immer wieder, aber es gelingt mir nicht. Die Erfüllung dieses Auftrags stünde in Konkurrenz zu den Aufträgen Tausender Anhänger der gegnerischen Mannschaft. Der Sieg des einen Vereins bedeutet zwangsläufig die Niederlage des anderen. Deshalb hat die Agentur des Göttlichen keinen Sachbearbeiter für »Sport« eingestellt. Da müssen die Jungs auf dem Platz allein klarkommen.

Die Agentur des Göttlichen verlangt von mir kein Geld und keine Vorleistung. Sie verlangt nur, dass ich es mit dem Auftrag ernst meine. Voraussetzungen für die Bearbeitung meines Auftrags sind meine Bereitschaft, mein Wille und mein Glaube. Ich muss bereit sein, meine Sache in die Hände der Agentur zu legen. Dazu gehört die Akzeptanz, dass die zuständigen Agenten meinen Auftrag auf ihre eigene Weise erledigen. Ich darf mich nicht mehr einmischen. Ich brauche mir keine Gedanken darüber zu machen, wie mein Auftrag erledigt wird. Dennoch muss ich achtsam bleiben, um die günstigen Gelegenheiten, die mir von der Agentur gesandt werden, nicht zu verpassen. Die Agentur sorgt für günstige Gelegenheiten in Form von Begegnungen und Situationen. Es liegt an mir, diese Gelegenheiten zu nutzen. Lasse ich sie verstreichen, muss ich einen neuen Auftrag erteilen.

Gottes Wege sind unergründlich, seine Agenten verfügen über außergewöhnliche und wahrhaft übermenschliche Fähigkeiten und Talente. Das Anforderungsprofil eines Agenten des Göttlichen ist allumfassend. Die Agentur verfügt über einen unermesslichen Fundus von Techniken, Materialien und Möglichkeiten. Zur Erledigung des Auftrags setzen die Agenten oft freie Mitarbeiter ein. Die Agenten geben Impulse an Menschen, die dann im Sinne des Auftrags handeln. Es ist wie in einer Firma, in der ein leitender Angestellter an einem Projekt arbeitet, dessen Ausmaße nur er überschaut. Er kann nicht alles selbst machen, er benötigt Hilfe. Er braucht Mitarbeiter, die Anrufe erledigen, Kopien fertigen und so weiter. Die Mitarbeiter müssen das Projekt nicht kennen, um ihre Aufgabe erfüllen zu können. Man kann eine Abhandlung über Einsteins Relativitätstheorie kopieren, ohne sie zu verstehen. Es reicht das Wissen, wie man den Kopierer bedient. Jeder Mensch ist ab und zu ein Mitarbeiter der Agentur, ohne sich dessen bewusst zu sein. Um in dem Gleichnis zu bleiben: Wir sind schon oft von einem Agenten Gottes zum Kopierer geschickt worden...

Mein Wille definiert den Auftrag. Je stärker mein Wille ist, desto klarer ist der Auftrag. Ich muss also entscheiden, was ich will. Die Entscheidung für das eine ist oftmals eine Entscheidung gegen das andere. Ich kann nicht gleichzeitig in den Norden und in den Süden fahren. Wenn ich mich für den Norden entscheide, entscheide ich mich in diesem Moment gegen den Süden. Jedes Reisebüro wäre überfordert, wenn ich zur gleichen Zeit in zwei verschiedene Richtungen reisen wollte. Meine Buchung könnte nicht zu meiner Zufriedenheit bearbeitet werden. Deshalb würde das Reisebüro die Buchung nicht entgegennehmen. Auch die Agentur des Göttlichen lehnt Aufträge ab, die in sich widersprüchlich sind. Ebenso würde kein Reisebüro einen Flug für mich buchen, wenn ich nur draußen vor den Schaufenstern herumliefe und »Es wäre nicht schlecht, wenn...« vor mich hin murmelte. Ich muss schon hineingehen und konkreter werden.

Durch meinen Glauben schenke ich der Agentur des Göttlichen mein Vertrauen. Mangelndes Vertrauen wäre eine schlechte Basis für eine Zusammenarbeit. Wenn ich einem Menschen nicht glaube, vertraue ich ihm nicht. Dann zweifle ich an seinen Worten und seinen Taten. Wem ich mit Misstrauen begegne, dessen Wort kann ich nicht mit reinem Herzen hören, dessen Berührung kann ich nicht mit reinem Herzen spüren, dessen Geschenk kann ich nicht mit reinem Herzen annehmen. Die Agenten Gottes arbeiten für den, der reinen Herzens ist.

Mit der Sorge gebe ich auch die Kontrolle ab. Ich muss an dieser Stelle beichten, dass es mir leichter fällt, darüber zu predigen, als es vorzuleben. Ich bin amtierender Weltmeister im Kontrollmehrkampf. Unter Einbeziehung neuester PC-Software nutze ich die Methoden eines modernen Projektmanagements mit dem Ziel, so vielen Menschen wie möglich zu vermitteln, dass sie unverkrampft und gelassen die Zukunft auf sich zukommen lassen sollen.

Als ich im vergangenen Jahr müde war und es mit meinen Projekten nicht so lief, wie ich es wollte, gab mir ein weiser Mann den Rat, alle diesbezüglichen Aktivitäten einzustellen. »Entspann dich, mach Urlaub«, sagte er. »Sieh einmal: Alles kommt zu dir. Du brauchst nichts zu tun. Im Gegenteil: Je mehr du tust, desto weniger kommt.«

Das war die Botschaft, die ich hören wollte. Wenn ein müder Mann aufgefordert wird zu schlafen, ist das eine Nachricht, die er sehr gut annehmen kann. Ich vertraute den weisen Worten und ließ meine Projekte los. Ich kümmerte mich nicht mehr um sie. Und es geschah: nichts. Offenbar hatten meine Projekte den gleichen Entschluss gefasst. Sie ließen *mich* los.

Bei einer Übung an meinem Kraftpunkt am Nordseestrand wurde mir dann klar, dass Loslassen und Vertrauen nicht gleichbedeutend mit *Nicht-Kümmern* sind. Ich lasse als Vater mein Kind nicht los, indem ich es in ein Zimmer sperre und nicht mehr versorge. Ich zeige meinem Kind kein Vertrauen, indem ich es ignoriere. Vertrauen wird geschenkt, und ein Geschenk wird überreicht. Um ein Geschenk zu überreichen, muss ich mich dem Adressaten zuwenden. Vertrauen ist eine besondere Art der Aufmerksamkeit. Das bedeutet Hin-, nicht Abwendung. Vertrauen ist eine Qualität, dem Leben zu begegnen. Hinwendung erfordert Mut. Daher ist in dem Wort »Vertrauen« auch »trauen« enthalten.

Ich traue mich, meinen Themen zu begegnen. Wegsehen ist oft einfacher. Ich stehe meinem Kind zur Seite, gebe ihm Aufmerksamkeit, Kraft und Liebe und lasse es doch seinen Weg allein gehen. Ich erwarte nicht, dass es diesen oder jenen Weg einschlägt, sondern schenke ihm die Freiheit.

Vertrauen ist eine innere Einstellung der Erwartungslosigkeit, die nicht zu einer Einstellung jeglicher äußerer Handlungen führen sollte. Ich mache meine Sache weiter gut und lasse zu, dass es so kommt, wie es kommt. Ich akzeptiere das »Alles Mögliche«. Ich vertraue, dass alles, was passiert, einen Sinn hat und nichts im Universum ohne Absicht geschieht. Auch wenn ich den Sinn nicht erkennen, die Absicht nicht verstehen kann. Jesus vermittelte seinen Schülern, dass Gott nicht Richter, sondern Vater sei. Ein Vater weiß, was seine Kinder benötigen. Er wird sie nicht im Stich lassen.

Das ganze Jahr über tingele ich durch Buchhandlungen, Naturheilpraxen, Gemeindesäle und andere Örtlichkeiten, um Menschen auf meine Seminare an der Nordsee aufmerksam zu machen. Lange Zeit war ich auf der Suche nach jemandem, der für mich Vorträge organisiert. Irgendwann habe ich die Suche aufgegeben und einfach die beste Agentur des Universums für diesen Job engagiert. Ich habe einen Dauerauftrag für Vorträge aufgegeben. Seitdem werde ich in dieser Hinsicht regelmäßig mit günstigen Gelegenheiten versorgt. Wie es sich für einen Dauerauftrag gehört, wird das so lange geschehen, bis ich den Auftrag wieder zurückziehe.

Es sei noch einmal darauf hingewiesen, dass die Agentur ihre Arbeit auch dann einstellt, wenn die Gelegenheiten nicht genutzt werden. Falls ich beispielsweise auf Anfragen für Vortragsveranstaltungen nicht reagiere. Wie jedoch die Gelegenheiten zustande kommen, braucht mich nicht zu interessieren. Das betrifft die Kompetenz der Agenten, die in meiner Sache tätig sind.

Eine weitere Technik des Abgebens und Loslassens ist die Übung des »Engels aus der Zukunft«. Jedes Lebensalter ist ein lebendiger Teil von mir. Das Kleinkind, das ich vor vierzig Jahren gewesen bin, ist ein Teil meines derzeitigen Ichs. Es ist nicht verschwunden, sondern lebt immer noch in mir. Der jugendliche Peter ist ebenfalls noch vorhanden. Keine Version meines Ichs ist einfach verschwunden. Mit jedem Anteil meines Selbst kann ich Kontakt aufnehmen. Ich kann mich trösten und kann mir Kraft und Heilung senden.

Auch in aktuellen Zeiten der Hilflosigkeit kann ich meinen Engel aus der Zukunft um Hilfe bitten. So wie die Versionen meiner vergangenen Ichs in mir leben, so sind auch die zukünftigen Versionen meines Ichs bereits jetzt in mir vorhanden. Ich kann schon heute von meiner zukünftigen Weisheit und Kraft profitieren. Mein Engel aus der Zukunft hat die Erfahrungen bereits hinter sich und ist an ihnen gewachsen. Mein zukünftiges Ich kann die jetzige Situation besser einordnen und weiß, warum sie gut und wichtig für mich ist:

> Stell dir eine Situation aus deiner Vergangenheit vor, eine, in der es dir nicht so gut ging, eine Situation, in der du Hilfe gebraucht hättest. Geh in die Situation hinein, mach sie dir gegenwärtig.
> Während du mit deinen Gedanken und Gefühlen in der Vergangenheit bist, bist du gleichzeitig hier in diesem Raum.

Mach dir bewusst, dass dieser Moment für dein damaliges Ich die Zukunft ist.
Und nun stell dir vor, wie du als Engel aus der Zukunft in die Gegenwart von damals kommst. Man kann dich nicht sehen, aber man kann dich spüren, deine Anwesenheit verändert die Atmosphäre. Du erfüllst dein Ich von damals mit deiner jetzigen Energie, deiner Kraft aus der Zukunft. Du gibst dir Wärme und Geborgenheit.
Du sagst zu dir: »Alles ist gut, alles ist in Ordnung. Leg deine Sorgen in meine Hände. Ich kümmre mich darum.«

Verabschiede, was gehen will, begrüße, was kommen will, beachte, was bleiben will

Loslassen heißt Abschied nehmen. – Es gibt Abschiede von Rollen, die ich nicht mehr spielen möchte.

Es gibt Abschiede von Zwängen, denen ich mich nicht mehr unterwerfen möchte.

Es gibt Abschiede von Ängsten, die ich überwunden habe.

Es gibt Abschiede von Gewohnheiten, die mir zur Last geworden sind.

Es gibt Abschiede von alten Schwüren, die mich nicht mehr gefangen halten.

Es gibt Abschiede von Erwartungen, die ich aufgegeben habe.

Es gibt Abschiede von Schuld, die ich vergeben habe.

Es gibt Abschiede von Menschen, die ich weiterziehen lasse.

Die Zeit muss reif für den Abschied sein. Wenn sich etwas von mir verabschieden will, werde ich es nicht aufhalten können. Ich kann zwar klammern, etwas Zeit schinden, aber ich kann seinen Fortgang nicht verhindern. Wenn etwas kommen will, werde ich es nicht abweisen können. Ich kann es eine Zeit lang ignorieren, aber es wird immer wieder an meine Tür klopfen. Und wenn etwas bleiben will, werde ich es nicht zum Gehen zwingen können. Es gehört noch zu mir. Ich brauche es noch, um daraus zu lernen und daran zu wachsen.

Manche Themen begleiten die Seele über mehrere Inkarnationen, bevor die Zeit reif ist, sich von ihnen zu verabschieden.

Kürzlich sagte jemand zu mir: »Ich habe mich immer noch nicht von diesem Thema befreit. Ich arbeite hart daran, endlich loszulassen.«

Ich antwortete, dass Loslassen meines Erachtens das *Gegenteil* von harter Arbeit sei. »Entweder du arbeitest hart an deinem Thema, oder du lässt los«, warf ich ein. »Beides zugleich geht nicht. Du kannst nicht gleichzeitig ein- und ausatmen.«

Die folgende Übung ist eine gute Technik, sich entspannt mit dem Thema Loslassen, Begrüßung und Akzeptanz auseinanderzusetzen:

> Dein Atem kommt, und dein Atem geht.
> Wenn er kommt, lässt du ihn kommen,
> wenn er geht, lässt du ihn ziehen.

Lass den Atem Symbol für dein Leben sein.
Verabschiede, was gehen will,
begrüße, was kommen will,
beachte, was bleiben will.

Sage dir im Stillen:
Ich verabschiede, was gehen will.
Ich begrüße, was kommen will.
Ich beachte, was bleiben will.

»Beachten« bedeutet »Achtung erweisen«. Ich kämpfe nicht mehr an gegen das, was zurzeit in meinem Leben anwesend ist, sondern schenke ihm vielmehr meine Achtung. Doch wenn es nicht mehr bei mir bleiben will, lasse ich es los, indem ich es bewusst verabschiede.

Jeder Abschied ist zugleich ein Neubeginn. Die Gegenwart wird zur Vergangenheit, damit die Zukunft kommen kann. Jedoch fließt die Zeit nur vermeintlich linear. Wir nehmen es so wahr, dass der eine Zeitpunkt vergeht und der nächste kommt. In Wahrheit aber gibt es nur ein Jetzt. Ein Jetzt, das sich laufend verändert. Die Zeit ist die immer währende Veränderung des aktuellen Augenblicks. In diesem Sinne sind Vergangenheit und Zukunft Illusion. Die Vergangenheit ist nicht (mehr) da, die Zukunft ist (noch) nicht da. Es gibt keinen anderen Zeitpunkt als die Gegenwart. Die Ewigkeit ist ein einziger gigantischer Moment. Alles, was in unserer Vorstellung war, ist *jetzt*. Alles, was nach unserer Vorstellung kommen wird, ist *jetzt*. Nichts kann ich wahrhaft hinter mir lassen, nichts kann wahrhaft neu auf mich zukommen, weil alles bereits von Beginn an da war und immer da sein wird.

Setz dich entspannt hin und mach dir bewusst, dass du vom jetzigen Augenblick umgeben bist. Über und unter, hinter und vor, links und rechts neben dir ist das *Jetzt*. Dann stell dir weißes Licht vor, das von oben in den Augenblick einfließt, und denk die Worte »Heilung und Erfüllung«. Vertrau darauf, dass heil wird, was zuvor getrennt war, dass erfüllt wird, was zuvor leer war.

Die Zeit fließt nicht nach vorn weg, sie geht in die Tiefe. Meine Lebenszeit fließt nicht an mir vorbei. Ich tauche in sie ein. Zeit ist eine Qualität, eine Intensität. Mein Bewusstsein ist immer nur auf einen winzig kleinen Aspekt der Ewigkeit fokussiert. Niemand kann die Unendlichkeit und Ewigkeit des göttlichen Lebens in der Ganzheit erfassen. Wir alle sind Teile des Göttlichen. Durch unsere Augen betrachtet Gott die Vielfalt seiner Schöpfung.

Anfang und Ende eines jeden Weges sind gleichzeitig vorhanden. Wenn ich am Anfang des Weges losgehe, ist das Ziel bereits da, auch wenn ich es noch nicht sehen kann. Bin ich am Ziel angelangt, ist der Anfang immer noch da, auch wenn ich ihn nicht mehr sehen kann. Während des Weges jedoch kann ich immer nur sehen, was in meinem Fokus liegt.

Der Weg, den du schon oft gegangen bist

Stell dir einen Weg vor, einen Weg,
den du schon oft gegangen bist.

Sieh dich selbst auf dem Weg. Du gehst langsam los.
Du kennst ihn, er ist dir vertraut. Es ist der Weg,
den du schon oft gegangen bist.

Situationen und Ereignisse kommen dir entgegen.
Du begegnest deinen Sorgen und Ängsten auf dem Weg,
den du schon oft gegangen bist.

Es ist der Weg deiner Gedanken und Erfahrungen,
der Weg deiner Gewohnheiten. Es ist der Weg,
den du schon oft gegangen bist.

Irgendwann in der Vergangenheit wurde dir der Weg gezeigt.
Du hast gelernt, dass es richtig für dich ist, diesen Weg zu gehen,
den du seitdem so oft gegangen bist.

Du hast gelernt, auf diesem Weg mit Problemen umzugehen,
auf solche und solche Weise zu reagieren, so zu denken,
  zu handeln und zu fühlen.
Er ist dir vertraut, der Weg, den du so oft gegangen bist.

Wenn du auf der Suche nach einem Weg
deinen inneren Routenplaner fragst, zeigt er dir meist den Weg,
den du schon oft gegangen bist.

Ab und an kamst du an einer Gabelung vorbei,
sahst einen anderen Weg, aber du gingst weiter den Weg,
den du schon oft gegangen bist.

Stell dir einen Weg vor, einen Weg,
den du schon oft gegangen bist.

*Du kommst an eine Gabelung. Es kreuzt sich ein neuer
  Weg mit dem,
den du schon oft gegangen bist.*

*Du bleibst stehen und hältst einen Moment inne.
Und nun, wenn du es willst, schaust du dich um, wirfst noch
  einmal einen Blick zurück, verabschiedest dich und gehst los,*

*machst dich auf den neuen Weg, einen Weg,
den du noch nie gegangen bist.*

Meinungen und Standpunkte

Um vergeben zu können, muss ich von meiner Meinung ablassen, ungerecht behandelt worden zu sein. Ich muss mich von meinem Standpunkt fortbewegen, Opfer einer Ungerechtigkeit geworden zu sein. Solange ich auf meiner Meinung beharre, solange ich fest auf meinem Standpunkt stehe, kann ich nicht vergeben.

Ich identifiziere mich mit meinen Meinungen, Ansichten und Standpunkten. Sie geben mir Orientierung. Durch sie weiß ich, woran ich bei mir bin. Durch sie wissen die anderen, woran sie bei mir sind. Meine Meinungen, Ansichten und Standpunkte sind die Stützpfeiler meiner Identität. Aber je stärker ich an ihnen festhalte, desto dogmatischer bin ich.

In Meditation bin ich allein mit mir. Ich beobachte, wie sich meine Gedanken, Gefühle und inneren Bilder laufend verändern. Nichts bleibt stehen, nichts ist unveränderbar. In Meditation erfahre ich Bewegung und Veränderung. Ein

Meditierender kann auf Dauer nicht dogmatisch bleiben. Er hat nichts, woran er festhalten kann. Er begreift, dass nichts Festes da ist. Die Sicherheit seiner Identität ist auf Sand gebaut.

Da keine Sicherheit da ist, muss er vertrauen. Somit führt Meditation zu Selbstvertrauen. Wer vertraut, benötigt keine Sicherheit. Ich weiß nicht, vertraue aber dennoch. Das ist das Wesen des Vertrauens. Wo Wissen ist, ist Vertrauen nicht nötig. Der Misstrauende strebt nach Sicherheit. Er will die Sicherheit, nicht enttäuscht zu werden. So lange ist er sicher, dass er nicht vertrauen darf.

Ich weiß: Eins und eins ist zwei. Da bin ich mir seit meiner Grundschulzeit sicher. Das Ergebnis dieser Rechenaufgabe ziehe ich nicht in Zweifel. An diesem Ergebnis wird sich nichts mehr ändern. Wenn aber eins und eins immer wieder eine andere, nicht vorhersehbare Summe ergäbe, müsste ich das Ergebnis stets wieder infrage stellen. Ich könnte mir nicht sicher sein. Sicherheit kann ich nur über etwas Feststehendes erlangen, niemals über etwas, was sich ständig verändert.

Mein Selbst jedoch unterliegt einem Prozess der Veränderung. Ich entwickle mich ständig weiter. Selbsterkenntnis ist das Gewahrwerden dessen, was ich alles nicht bin. Niemals kann ich gewahr werden, was ich bin, weil es sich in dem Augenblick des Gewahrwerdens wieder verändert. Mir bleibt nichts anderes, als mein Selbst immer wieder infrage zu stellen. Somit ist der Selbstzweifel ein Merkmal derjenigen, die, wie Sokrates, wissen, dass sie nichts wissen. Selbstzweifel und Selbstvertrauen sind keine Widersprüche. Sie bedingen einander. Ich weiß nicht, wer oder was ich bin. Weil ich es nicht weiß, muss ich vertrauen.

Ein bewusster Mensch kommt also an einer gehörigen Portion Selbstzweifel nicht vorbei.

Man verwechsle in diesem Zusammenhang den Zweifel des Verstandes nicht mit der Verzweifelung des Herzens. Ein verzweifelter Mensch ist mut- und hoffnungslos. Er hadert mit sich und der Welt. Der Verzweifelte ist in sich zerrissen, hat seine Mitte verloren.

Jeder Mensch ist ein einzigartiger Ausdruck der unendlichen Vielfalt des Lebens. Das Leben ist ein Prozess der ständigen Veränderung. Es kennt kein Ziel, bei dessen Erreichen es stehen bliebe. Das Leben sagt nicht: Mein Ziel ist der Frühling. Wenn ich den Frühling erreicht habe, kann ich mich zur Ruhe setzen. Vielmehr ist es so, dass nach dem Frühling der Sommer, nach dem Sommer der Herbst, nach dem Herbst der Winter und nach dem Winter der nächste Frühling kommt. Auch die Jahreszeiten selbst sind immer wieder neu. Jeder Frühling hat sein eigenes Gesicht, jeder Sommer, jeder Herbst und jeder Winter ebenso. Keine Jahreszeit ist bis auf das letzte Detail gleich wie im Jahr zuvor. Irgendetwas ist immer anders. Hätten sich die Jahreszeiten auf der Erde seit Anbeginn der Zeiten nicht verändert, könnten unsere menschlichen Körper hier nicht existieren. Für die Eiszeit wären wir zu dünn gekleidet, und in der Ursuppe hätte uns auch ein Pelzmantel nicht viel genutzt.

Für den Erleuchteten ist der Zweifel ein Freund. Solange er noch glaubte zu wissen, konnte er keine Erleuchtung erfahren. Das Licht konnte nicht zu ihm durchdringen. Zu viele Antworten, zu viele Meinungen, zu viel Wissen standen dem Licht im Weg. Erst der Zweifel stellte alles infrage.

Die Meinungen und Antworten verloren nach und nach an Festigkeit und lösten sich letztlich auf. Als der Zweifel seine Arbeit erledigt hatte, konnte er klar sehen. Nichts verstellte mehr den Blick. Der Zweifler, der erkannt hat, dass es nur Fragen, aber keine Antworten gibt, ruht in seiner Mitte, weil sich mit dieser Erkenntnis die Suche nach der Antwort erübrigt hat. Das Gerenne kann aufhören.

Zweifel sind nur dann zerstörerisch, wenn der Zweifelnde glaubt, nicht zweifeln zu dürfen. Ein Dogmatiker darf nicht zweifeln. Jede kritische Frage bedroht das Fundament seines Glaubens. Viele Meinungen und Ansichten, viele Prinzipien können zum Dogma erklärt werden. Das gilt für alle Lebensbereiche. Zur Freiheit gehört das freie Denken. Dazu gehört, dass jeder Gedanke, sobald er kommt, zugelassen wird. Man muss ihn nicht festhalten, darf ihn ruhig ziehen lassen. Vielleicht war es ein einmaliger Besuch, wer weiß? Aber man darf nicht versuchen, einen Gedanken zu unterdrücken. Je stärker ein Gedanke unterdrückt wird, desto heftiger drängt er an die Oberfläche.

Der Dogmatiker mag keine Fragen. Solange aber der Verstand lebendig ist, wird er fragen. Der Verstand liebt Fragen. Immer wieder zieht er alles in Zweifel. Deshalb kann der Verstand so schlecht Entscheidungen treffen. Sobald eine Entscheidung getroffen ist, hat der Verstand nichts mehr zu tun. Also beginnt er, an der Entscheidung herumzumäkeln und sie damit wieder infrage zu stellen. Der Verstand ist äußerst lebendig und sehr robust. Wer ihm zu viele Kompetenzen einräumt, macht das Leben zum Problem. Wer nicht gelernt hat, aus dem Bauch heraus zu entscheiden, kann es nicht.

Dogmatiker erlauben sich nicht, alles zu denken. Sie bemühen sich, nur das eine zu denken, und bekommen Schuldgefühle, wenn sie das andere denken. Dogmatiker üben sich in der Kunst, den Verstand zu töten. Und mit jedem Versuch scheitern sie aufs Neue. Keiner kann sein Denken umbringen. Dafür sind Dogmatiker sehr konsequent. Sie treffen grundsätzliche Entscheidungen. Ein Dogmatiker, der sich entschieden hat, montags joggen zu gehen, tut das, auch dann, wenn der Boden vereist ist und es vom Himmel in Sturzbächen regnet. Dogmatiker sind sehr diszipliniert, aber nicht flexibel.

Einem Dogmatiker fällt es nicht leicht, sein Training auf einen anderen, trockeneren Tag zu verlegen. Dafür erreicht ein Dogmatiker öfter sein Ziel als der »esoterische Phlegmatiker«. Von Letzterem hört man häufig Entschuldigungen wie: »Bin zu spät gekommen, egal, soll so sein.« Der »esoterische Phlegmatiker« setzt sich nicht unter Druck, dafür hat er im Gegensatz zum Dogmatiker oft Probleme, ein paar Dinge auf die Kette zu kriegen. Phlegmatiker wissen häufig nicht, was sie wollen; und wenn sie es doch wissen, fehlt ihnen die Power, diesen Willen auch in die Tat umzusetzen. Dafür erleben sie manchmal mehr Überraschendes als Dogmatiker, die ihre Richtung kennen und keine anderen Erfahrungen machen möchten.

Auch ich finde zuweilen Gefallen am *Immergleichen*. Ab und an überfällt mich der Gedanke, wie schön es doch wäre, wenn jeder Tag der Woche sein eigenes, unverwechselbares Gesicht besäße. So würde ich jeden Montag das eine und jeden Dienstag das andere, mittwochs dieses und donnerstags jenes tun. Jeder Tag in der Woche hätte sein eigenes Ritual.

Ich würde jeden Tag zur gleichen Zeit beginnen und beenden. Ich würde zuerst meditieren, dann schreiben, zwischendrin Kaffee und Wasser trinken. Mittags eine Kleinigkeit essen und anschließend einen dem Wochentag entsprechend festgelegten Außentermin wahrnehmen. Siehe oben: montags Buchhandlung, dienstags Kino, mittwochs Training und dergleichen. Es ist der Wunsch nach Struktur, nach einem Geländer im Treppenhaus des Lebens. Es scheint ein Relikt aus früheren Leben, vielleicht auch ein Familienthema zu sein. Meine Großmutter hatte jedem Tag in der Woche ein eigenes Mittagessen zugewiesen. Jahrzehntelang gab es, glaube ich, montags Erbsensuppe, dienstags Möhreneintopf und so fort.

Feste Rituale sind Oasen in der Wüste des Alltags. Wer sich in der Wüste verirrt hat, sollte eine Wasserstelle suchen, bevor er verdurstet. Das Leben vieler Menschen ist so hektisch, dass ihre Seele verhungert und verdurstet. In diesen Fällen sind festgelegte Tages- und Wochenpläne Therapie.

Einen dauerhaften Therapieplatz hatte meine Großmutter inne. Sie gehörte der Generation an, die beide Weltkriege miterlebte. Ein Großteil ihres Lebens war geprägt von Angst um das Leben ihres Mannes, ihrer Geschwister, ihrer Kinder. Die Angst um ihr eigenes Leben wurde erfolgreich ins Reich des Unterbewussten verdrängt. Sie hätte nur gestört. Wahrhaft hektische Zeiten damals, in denen nur überleben konnte, wer schnell und spontan reagierte. Immer auf dem Sprung. Während des Krieges stand im Wohnzimmer ein Koffer bereit, der mit dem Nötigsten gepackt war. Sobald in Bombennächten der Fliegeralarm ertönte, packte meine Großmutter mit der einen Hand den Koffer und mit der anderen ihre drei Kinder und hetzte in den Keller, der als Bunker diente. In diesen Zeiten gingen »feste Pläne« mit »spontanen Handlungen« fruchtbare Ehen ein. Als nach dem Krieg die Zeiten ruhiger wurden, verließ der Ehemann »spontane Handlungen« das gemeinsame Haus und verschwand auf Nimmerwiedersehen. Ehefrau »feste Pläne« blieb allein zurück und zog die Kinder groß. Ich bin der Enkel. Ein Enkel, der in seinem Inneren einen Altar gebaut hat, vor dem er kniend allen Ahnen huldigt, die »feste Pläne« heißen. Jeden Tag einmal. Zur gleichen Zeit, versteht sich.

Dogmen sind zementierte Standpunkte. Ein Mensch mit Standpunkten hat festen Boden unter den Füßen. Er hat einen Halt im Leben, weiß, woran er mit sich und der Welt ist.

Doch solange er auf seinem Standpunkt verharrt, kommt er nicht weiter. Entwicklung ist Voranschreiten, nicht Stehenbleiben. Daher sorgt das Leben manchmal für eine gehörige Portion Zweifel, der den bislang festen Boden destabilisiert und den auf seinem Standpunkt Verharrenden zur Bewegung zwingt.

Die beiden folgenden Übungen helfen, sich immer mehr von verkrusteten Meinungen, Ansichten und Standpunkten zu verabschieden – um letztlich vergeben zu können.

Setz dich entspannt an einen Ort außerhalb deiner Wohnung. Schließ die Augen und achte auf den Fluss des Atems. Stell dir dabei vor, dass du all deine Meinungen, Ansichten und Standpunkte ausatmest. Du brauchst sie nicht mehr. Du gehst über sie hinaus.

Nach einiger Zeit öffne deine Augen. Sieh an, was um dich ist. Mach dir bewusst, dass du nun eine klare (An)sicht auf das hast, was wirklich ist. Nichts verstellt den Weg.

Die zweite Übung hat den Titel »Ich akzeptiere ohne Wertung«:

Setz dich an das Ufer eines Sees oder an den Strand eines Meeres und schließ die Augen.
Dann achte auf das, was du hörst. Hör den Wind, das Wasser, die Vögel.
Sag dir: »Was ich jetzt höre, ist nur für mich bestimmt.«
Nun achte auf das Fühlen. Spür den Wind an deiner Haut, in deinem Gesicht, an deinen Händen. Sag dir: »Was ich jetzt spüre, ist nur für mich bestimmt.«
Nun öffne die Augen und sieh dich um.
Sag dir: »Ich akzeptiere ohne Wertung, was ich höre, was ich fühle, was ich sehe.«

Freude und Einverständnis

Vor der Geburt in ein körperliches Leben trinkt die Seele aus dem Becher des Vergessens und Vergebens. Jedes Leben soll ein neuer Anfang sein. Die Seele will sich voll und ganz auf ihre neuen Erfahrungen konzentrieren können. Erinnerungen an vergangene Aufenthalte in der körperlichen und geistigen Welt wären dafür nur hinderlich. Doch braucht die Seele eine Erinnerung an die Wünsche, die sie für das neue Leben hat. Sie braucht einen inneren Wegweiser, an dem sie sich orientieren kann. Sie will nicht (nur) »irgendwelche«, sie möchte (auch) *bestimmte* Erfahrungen machen. Dieser Wegweiser ist die Freude. Der Plan der Seele beruht auf der Hoffnung, sie würde als Mensch nach den Erfahrungen streben, die ihr Freude bereiten. Daher infiziert sie sich vor der Geburt mit dem Virus der Freude. Was würde es für einen Sinn machen, sich die Abneigung als inneren Wegweiser einzupflanzen? Der Leitsatz der Seele lautet: »Wo meine Freude ist, ist meine Wahrheit.« Wer seiner Freude folgt, erfüllt den Auftrag seiner Seele.

Manche sind der Meinung, der Mensch müsse das Karma, das er durch verletzende Handlungen in früheren Inkarnationen aufgebaut hat, in diesem Leben durch Leiden wieder abbauen. Ich glaube das nicht. Ich denke vielmehr, dass der Mensch Karma auflöst und Vergebung erlangt, indem er tut, was ihm Freude bereitet. Ich sehe das so: Ein Mensch hat in einem vergangenen Leben gegen sein Gefühl gehandelt und womöglich die Gefühle anderer verletzt. Nun nimmt sich die Seele vor, »es« in einer neuen Inkarnation »wiedergutzumachen«. Der Virus der Freude weckt in dem Menschen das Bedürfnis nach Handlungen, die das Potenzial haben, die alten Wunden zu heilen. Eine schlechte Strategie der Seele wäre es, sich eine »Allergie« gegen ebendiese Handlungen zu verordnen. Auf dem Weg der Freude ist die Seele auch bereit, Opfer zu bringen. Sie ist bereit zu leiden. Das klingt widersprüchlich, ist es aber nicht. Freude und Leid sind zwei Seiten einer Medaille. Ein Mensch, der nicht lachen kann, kann auch nicht weinen. Das Gleiche gilt ebenso umgekehrt. Wer die Freude leben will, muss das Leid akzeptieren. Wer sein Leben intensiv erfahren will, muss mit beidem einverstanden sein.

Einverständnis befreit von der Zwiespältigkeit. In der Zwiespältigkeit stehe ich auf der einen Seite und das Leben auf der anderen. Ich kämpfe mit dem Dasein. Wenn ich mein Leben akzeptiere, sind wir beide eins. Ich erkläre mich mit all meinen Gedanken, Worten, Gefühlen, Handlungen und Erfahrungen einverstanden. Ich schließe Freundschaft mit mir und dem Leben. Ich erkenne an, dass alle Ereignisse, die (mir) geschehen, Teil meines Daseins sind. Sie gehören zu mir, sind eins mit mir, auch wenn ich oft *(noch)* nicht verstehe, warum ein Ereignis so und nicht anders geschah, warum ich diese und keine andere Erfahrung machen musste.

Eine Übung, die ich manchmal meinen Kursteilnehmern aufgebe, beginnt deshalb mit dem Satz: »Heute bin ich froh, dass es damals so geschehen ist, wie ich es zuvor befürchtet hatte.«

Ich erinnere mich dabei an eine Zeit, als ich mit Macht Leiter einer Ermittlungskommission werden wollte. Es war damals mein größter Wunsch, gleichsam verbunden mit der Befürchtung, man könnte einen anderen Kollegen für geeigneter halten. Und genau so geschah es. Meine anschließende Enttäuschung war riesengroß. Doch heute bin ich dankbar dafür, dass mein damaliger Wunsch nicht in Erfüllung gegangen ist. Hätte ich die Stelle bekommen, wäre ich vermutlich nie auf den Gedanken gekommen, die Ausbildung zum Reiki- und Meditationslehrer zu beginnen. Stattdessen hätte ich mich wahrscheinlich voll und ganz meiner neuen beruflichen Aufgabe gewidmet.

Einverständnis und Vergebung bedeuten jedoch nicht, sich alles gefallen zu lassen. Sie bedeuten auch keineswegs, dass wir nichts mehr ändern sollten. Das Einverständnis ist weder ein Zustand vollkommener Handlungsunfähigkeit noch der Resignation. Wenn ich etwas ändern möchte, tue ich es. Wenn ich zum Beispiel morgens aufstehe und den vollen Aschenbecher sehe, den meine Gäste am Abend zuvor in mein Waschbecken gestellt haben, wird der Geruch nicht angenehmer, nur weil ich mich mit der Tatsache einverstanden erkläre, dass man die Kippen in meinem Waschbecken entsorgt. Aber ich habe die Wahl: Ich kann mich prinzipiell einverstanden erklären, dass ich die Situation so erlebe, wie sie ist, und den Aschenbecher leeren. Ich kann mich aber auch gegen die Situation auflehnen, mich nicht mit ihr einverstanden erklären – und auch den Aschenbecher leeren. Dieses scheinbar banale Beispiel zeigt: Die äußere Handlung ist dieselbe, aber die innere Einstellung ist eine andere. Im ersten Fall sage ich ja zu der Situation und ändere sie. Im zweiten Fall sage ich nein und ändere sie. Dann muss ich aber zwei Hürden überwinden: mein Nein und den vollen Aschenbecher. Mit dem Ja geht es leichter. Ist das Ereignis einmal eingetreten, kann ich es nicht mehr rückgängig machen. Jede Gegenwehr ist zwecklos. Aber ich kann sehr wohl verhindern, dass ich die gleiche Situation am nächsten Morgen wieder erlebe. Ich kann meinen Gästen unmissverständlich kundtun, dass sie demnächst mein Spülbecken nicht mit der Aschentonne verwechseln sollen...

Einverständnis ist eine Technik, das Leben leichter zu nehmen. Manchmal ist es so schwer, dass die Technik versagt. Doch ist es nicht wichtig, dass ich mein Einverständnis mit dem Geschehen sofort erkläre. Es ist nur wichtig, dass ich es überhaupt tue. Wer beispielsweise einen lieben Menschen verliert, kann und will sich in diesem Moment nicht damit »einverstanden erklären«. Auch wenn ich weiß, dass der Tod immer nur ein Tod des Körpers, niemals aber der Seele ist, bin ich dennoch traurig. Wissen schützt vor Gefühlen nicht. Der Tod ist ein Abschied. Jeder Abschied ist mit dem Gefühl der Wehmut verbunden. Auch wenn ich einen Menschen, den ich lieb habe, zum Bahnhof bringe, weil er für einige Wochen oder Monate verreisen will, bin ich traurig. Der andere freut sich auf die Reise, und ich weiß, dass es ihm am Ziel gut gehen wird. Dennoch kommt Wehmut bei mir auf. Ich bin mit seiner Reise einverstanden und trotzdem traurig. – So kann ich auch mit dem Tod eines Menschen einverstanden sein und dennoch trauern.

Einverständnis ist die Voraussetzung dafür, dass ich aus meinem Leiden wieder herauskomme. Durch mein Akzeptieren und Vergeben nehme ich das Geschehen als Teil meines Lebens an und gehe den Weg der Seele weiter.

Vorsätze

Du hast dir vor deiner Geburt vorgenommen,
deine Fähigkeiten und Talente zu nutzen,
die du auf deiner Reise in das Leben mitgenommen hast.

Du hast dir vor deiner Geburt vorgenommen,
die Gelegenheiten aufzuheben,
die dir zufallen auf deinem Weg.

*Du hast dir vor deiner Geburt vorgenommen,
aufmerksam und wach zu sein.*

*Du hast dir vor deiner Geburt vorgenommen,
die kostbaren Augenblicke deines Lebens zu genießen.*

*Du hast dir vor deiner Geburt vorgenommen,
dir von anderen keine Angst machen zu lassen.*

*Du hast dir vor deiner Geburt vorgenommen,
der Stimme deines Herzens zu vertrauen.*

*Du hast dir vor deiner Geburt vorgenommen,
dich niemals selbst für irgendetwas zu verurteilen.*

*Du hast dir vor deiner Geburt vorgenommen,
immer sanft zu dir zu sein.*

*Du hast dir vor deiner Geburt vorgenommen,
dich selbst zu lieben.*

*Du hast dir vor deiner Geburt vorgenommen,
niemals zu vergessen, dass du wertvoll bist.*

*Du hast dir vor deiner Geburt vorgenommen,
niemals zu vergessen, wer du wirklich bist.*

Der Sinn des Lebens ist Öhrchenkraulen

Vergebung erfordert auch, die Fragen nach dem Warum loszulassen. Solange ich noch frage: »Warum wurde mir das angetan? Warum musste gerade ich das so erleben?«, halte ich an dem belastenden Thema fest. Die Frage nach dem Warum bringt mich nicht weiter. Im Gegenteil, sie führt mich vielmehr von der Wahrheit weg.

Das Leben ist ein Gefühl des ICH BIN. Dieses Gefühl kann nicht erklärt werden. Erklärungen sind Sache des Kopfes, sie entstehen durch das Denken. Nie aber wird mein Verstand erfassen können, was mein Herz fühlen kann. Im Gegensatz dazu wird es meinem Herzen nie gelingen, eine Algebraaufgabe zu lösen. (Ehrlicherweise muss ich an dieser Stelle zugeben, dass damit sogar mein Verstand Schwierigkeiten hat.) Die Kompetenzen sind verteilt. Gefühle können nicht gedacht, Gedanken nicht gefühlt werden. Es gibt Fragen, die ich mit Worten beantworten kann. Dabei hilft mir der Verstand. Verstandesfragen betreffen äußere Sachverhalte. Herzensfragen berühren mein Innerstes. Herzensfragen kann der Verstand nicht beantworten. *Begreifen* und *Verstehen* sind zweierlei. Be-greifen ist gefühltes Erkennen. Meine Hände können (zu)greifen. Was sie spüren, wird mein Verstand jedoch nie erfassen können. Wer das Mysterium des Lebens begreifen möchte, sollte nicht versuchen, es zu verstehen.

Man frage also nicht mehr, *was es bedeutet*. Man frage nicht mehr nach der Bedeutung von Bildern, die man nachts träumt, nicht mehr nach der Bedeutung von Situationen, die man erlebt, nicht mehr nach der Bedeutung von Erfahrungen, die man macht. Die Frage nach der Bedeutung eines Traums ist ebenso unsinnig wie die Frage nach der Bedeutung eines Sonnenaufgangs. Wir sollten unsere Träume nicht analysieren. Wer von einem Albtraum geplagt wird, sollte sich morgens darüber freuen, dass diese schrecklichen Bilder endlich sein Inneres verlassen haben. Ein Albtraum ist wie ein hässlicher und gewalttätiger Besucher in meinem Haus, der mir auf seinem Weg nach draußen im Flur noch einmal begegnet. Während er sich in meinem Haus aufhielt, war er immer in einem anderen Zimmer als ich selbst. Wenn ich im Wohnzimmer war, war er in der Küche und umgekehrt. In diesem engen Flur aber kommt er mir so nah wie nie zuvor. Ich kann ihn deutlich sehen und riechen, deshalb erschrecke ich mich so. Sobald er zur Tür raus ist, wache ich auf.

Wenn ich nun meinen Traum analysieren möchte und mich frage, was die Bilder zu bedeuten haben, rufe ich den schrecklichen Besucher wieder zurück und bitte ihn erneut in mein Haus: »Komm doch wieder rein, ich habe noch ein paar Fragen an dich...«

Meine beiden Katzen Mary und Susi vertreten die These, der Sinn des Lebens sei Öhrchenkraulen. Sie genießen es, hinter den Ohren gekrault zu werden. Wenn ich es tue, sind sie glücklich und zufrieden. Und was könnte man in seinem Leben mehr erreichen als Glück und Zufriedenheit? Ich habe mehr Erkenntnis als meine beiden Katzen. Ich glaube zumindest, dass ich einen größeren Überblick als sie habe. Im Gegensatz zu ihnen kann ich schreiben, rechnen und lesen, ich interessiere mich für Geschichte, Politik und Sport. Ich befürchte sogar, sie können den MSV Duisburg nicht von Schalke 04 unterscheiden. Die beiden wissen nichts von den Themen, die unsere Welt bewegen, und es scheint mir, es ist ihnen auch vollkommen egal. Wenn ich sie jedoch beobachte, dann fällt mir auf, dass sie Spaß am Leben haben. Ich habe mehr Wissen, und sie haben mehr Lebensfreude.

Manchmal frage ich mich: Wenn Erkenntnis zu weniger

Lebensfreude führt, warum streben so viele Menschen nach Erkenntnis? Wir haben unendlich viele Fragen, forschen, was das Zeug hält, um die Geheimnisse des Lebens zu enthüllen. Wir fragen uns, wann das Universum seinen Anfang nahm und ob es eines Tages ein Ende hat. Wir fragen, wer es erschaffen hat und warum er es tat. Wir stellen die Frage nach Gott und der Schöpfung. Das haben Wissenschaftler und Esoteriker gemeinsam. Alle wollen wissen, nur die Interessensgebiete und Forschungsansätze unterscheiden sich. Die einen schauen mehr nach außen, die anderen mehr nach innen. Die einen gehen ins Labor und fragen ihre Instrumente, die anderen gehen auf Esoterikmessen und fragen Jenseitsmedien.

Es ist ein in der esoterischen Szene weit verbreitetes Vorurteil, dass nur die erleuchtet werden können, die sich zuvor mit spirituellen Themen beschäftigt haben. Vielmehr reicht die bewusste, intensive Teilnahme am Leben als Ticket für das Himmelreich vollkommen aus. In dem Gleichnis vom barmherzigen Samariter fragt ein Schriftgelehrter Jesus, was er tun müsse, um das ewige Leben zu erlangen. Jesus fragt zurück: »Was steht im Gesetz geschrieben?« Daraufhin zitiert der Schriftgelehrte aus den Büchern Moses: »Du sollst den Herrn, deinen Gott, lieben von ganzem Herzen, von ganzer Seele, von allen Kräften und von ganzem Gemüte und deinen Nächsten wie dich selbst.«

Und Jesus sagt: »Du hast recht geantwortet; tue das, so wirst du leben.«

Man ersetze einmal das Wort »Gott« durch das Wort »Leben«. Dann heißt es: »Du sollst den Herrn, dein Leben, lieben von ganzem Herzen, von ganzer Seele, von allen Kräften und von ganzem Gemüte und deinen Nächsten wie dich selbst.«

Jesus lehrte, dass es keinen Unterschied zwischen Gott und dem Leben gibt. Aus diesem Wissen heraus stammt der Begriff des *lebendigen Gottes*. Gott ist das Leben selbst. Es gibt nur ein Leben, nur einen Gott, und alle Schöpfung ist ein Teil von ihm.

Jeden Tag begegne ich mir selbst. Ich kann nicht vor mir flüchten, und weil es zwischen mir und dem Göttlichen keine Trennung gibt, ist die Begegnung mit mir zugleich eine Begegnung mit Gott: »Ich bin bei euch alle Tage.« Und wenn ich Gott, das Leben – mein Leben – liebe von ganzem Herzen, von ganzer Seele, von allen Kräften und von ganzem Gemüte, werde ich ewig leben. Oder wie JJ es in *Wenn zwei sich treffen in meinem Namen* einmal formulierte: »Lebe also immer bewusst, lebe so intensiv, dass selbst der Tod, wenn er kommt, dich nicht umbringen kann.«

Könnten wir Gott erklären, wäre er kein Mysterium mehr. Könnten wir das Leben erklären, wäre es kein Mysterium mehr. Wüssten wir alles über das Universum, wäre es kein Mysterium mehr. Wir glauben, das Mysterium verberge einen Schatz, den wir finden könnten, sobald wir das Geheimnis enthüllten. Doch ist der Schatz das Geheimnis selbst. Wer das Geheimnis bewahren möchte, dem wird es sich zeigen. Wer es zerstören möchte, vor dem wird es sich verstecken.

Könnten wir alle Fragen nach Gott, nach dem Leben, nach dem Universum beantworten, wäre das Mysterium im wahrsten Sinne aufgelöst. Es hätte sein Geheimnis und damit seinen Wert verloren. Und gottlob ist es bislang noch niemandem gelungen, das letzte Geheimnis zu lüften. Im Gegenteil: Jede Antwort ergibt weitere Fragen. Es hört nie auf. Wir wissen heute so viel und so wenig wie jemals zuvor. Zwar stellt der Mensch zu Beginn des dritten Jahrtausends manch andere Frage als vor zweitausend Jahren, die Anzahl der Fragen ist aber nicht geringer geworden. Eher das Gegenteil trifft zu. Aus jeder Antwort ergeben sich zumeist zwei Fragen. Gott und das Leben sind nicht nur unerklärbar und unfassbar, sondern auch unendlich. Akzeptieren wir also, dass das ALLES, WAS IST, eine Frage ist, die keine Antwort kennt. Antworten befriedigen den Verstand. Liebe befriedigt das Herz. Meinen Katzen zeige ich meine Liebe durch Öhrchenkraulen.

> Geh diesen Tag einmal in dem Bewusstsein an, dass sich heute der Sinn deines Lebens erfüllen wird. Sag dir: »Ich habe mich auf die Erde in dieses Leben begeben, einzig und allein, um den heutigen Tag zu erleben.«

Jeder Tag hat seine Bedeutung. Nicht im intellektuellen Sinne gemäß der Frage »Was bedeutet der Tag konkret für mich?«, sondern vielmehr im Sinne von Bedeutsamkeit, Wichtigkeit. Oft glauben wir, wir hätten den Tag vertrödelt, irgendwie hätten wir nichts Produktives geleistet. Aber das trifft nie zu. Jeder Tag in unserem Dasein ist ein bedeutsamer.

Meine Lebensspanne auf der Erde ist eine Reihe von Tagen, die mit dem letzten Tag, dem meines Todes, endet. Jeder Tag ist ein wichtiger Teil der Reihe. Keiner ist verzichtbar. Wollte ich einen Tag in meinem Leben entfernen, würde ich die Reihe unterbrechen, die Folge meiner Lebensspanne zerstören. Fehlte auch nur ein Tag in meinem Erdendasein, gäbe es mein ganzes Leben nicht. Jeder einzelne Tag trägt die Bedeutung meines Lebens.

Mach deine Sache gut

Frag dich einmal:
Was beschäftigt mich zurzeit?
Womit beschäftigen sich meine Gedanken und Gefühle?

Habe ich Erwartungen an mich und andere?
Haben die anderen Erwartungen an mich?
Was tun mir die anderen an?
Und was tue ich den anderen an?
Was tue ich mir selbst an?

Nun mach dir klar:

Es kommt im Leben nur auf eines an:
Mach deine Sache gut.

Gedanken und Gefühle sind die Aufgaben in der Schule des Lebens.
In dieser Schule gibt es keine Noten.
Es kommt nur auf eines an:
Mach deine Sache gut.

Deine Aufgaben unterscheiden sich von den Aufgaben der anderen.

Deine Aufgaben sind so einzigartig wie du selbst.
Es kommt immer nur auf eines an:
Mach deine Sache gut.

Und wenn du vor deinen Gedanken nicht wegläufst
und wenn du vor deinen Gefühlen nicht wegläufst
und wenn du vor dir selbst nicht wegläufst,
dann machst du deine Sache gut.

Der dritte Grad – Verantwortung

Ich bin verantwortlich für das, was mir gehört

Lange Zeit war ich in der Jugendarbeit tätig. Ich habe Fußballmannschaften trainiert und Freizeiten mit Jugendlichen aus sozialen Brennpunkten geleitet. Die Aufgabe und die Verantwortung haben mir gutgetan und sehr zu meiner Persönlichkeitsentwicklung beigetragen. Nach zehn Jahren verspürte ich keinen Spaß mehr an dieser Arbeit. Die Verantwortung empfand ich als Last und nicht mehr als Lust. Die Jugendarbeit war im Begriff, sich von mir zu verabschieden. Sie gehörte nicht mehr zu mir. Ich durfte und musste die Verantwortung an andere abgeben. Schließlich hatten auch die Jugendlichen ein Recht darauf, dass die Verantwortlichen mit Freude und aus Überzeugung mit ihnen arbeiteten. Nur wer mit Freude bei der Sache ist, macht seine Sache wirklich gut. Ich werde auch in Restaurants nur ungern von Kellnern bedient, die ihre Tabletts mit langen Gesichtern durch die Gegend tragen.

Nun bin ich – wiederum seit fast zehn Jahren – als Reiki- und Meditationslehrer tätig. Ich habe die Aufgabe übernommen, bin und fühle mich für sie verantwortlich. Die Aufgabe ist Ausdruck meiner Kreativität. Die Verantwortung tut mir gut. Ich lebe die gebende Energierichtung. Sobald ich aber spüren würde, dass mir die Verantwortung nicht mehr guttäte, ich dauerhaft in der nehmenden, zerstörerischen Energierichtung lebte, könnte und dürfte ich mir die Frage stellen, ob die Aufgabe noch zu mir gehört.

Verantwortungsbewusstsein beruht auf Freiwilligkeit. Die Entscheidung, was zu mir gehört, treffe ich immer wieder neu. Die Entscheidung ist unabhängig davon, aus welchem Grund und auf welche Weise etwas zu mir gekommen ist. Es gibt Aufgaben, die man sich sucht, und es gibt Aufgaben, die einem das Leben stellt. Mir ist klar, dass sich niemand wünscht, einen nahen Angehörigen pflegen zu müssen. Die Situation der Pflegebedürftigkeit ist nicht freiwillig gewählt. Die Situation aber stellt den Menschen vor die Entscheidung: Nehme ich die Aufgabe an oder nehme ich sie nicht an? Wer sie nicht freiwillig annimmt, wird sie auf Dauer nicht gut erfüllen können. Verantwortungsbewusstsein und Pflichtbewusstsein sind nicht identisch.

Das gilt im weitesten Sinne auch für Aufgaben, die mir per Gesetz vom Staat gestellt werden. Die Pflicht, mit meinem Auto bei rotem Licht vor einer Ampel zu halten, wird zu meiner freiwilligen Verantwortung, wenn ich mich entscheide, sorgsam mit meinem und dem Leben anderer umzugehen. Die Pflicht, Abgaben an den Staat zu leisten, wird zu meiner Verantwortung, wenn ich mich entscheide, die angenehmen Seiten dieses Gemeinwesens für mich zu nutzen. Ich bin verantwortlich für das, was mir gehört. Betrachte ich mein Auto als mir zugehörig, bin ich dafür verantwortlich. Betrachte ich meine Umwelt und meine Mitmenschen als zu mir gehörig, bin ich für sie (mit) verantwortlich.

Der Begriff »Verantwortung« kommt von »Antwort«, der Begriff »gehören« von »hören«.

Regelmäßig habe ich mich auf der Autobahn über andere Fahrer geärgert, die auf dreispurigen Streckenabschnitten langsam und beharrlich die mittlere Spur benutzten, obwohl auf der rechten gähnende Leere herrschte. Der Ärger war meine emotionale Reaktion auf die Fahrweise der »Schleicher«. Eines Tages habe ich begriffen, dass die anderen meine »Antwort« weder hören konnten noch wollten. Warum also sollte ich dann eine geben? Seitdem mir das klar geworden ist, ärgere ich mich nicht mehr so oft über die Fahrweise anderer. Ich entscheide häufiger als früher, dass das Verhalten des anderen nicht (zu) mir gehört, lehne die Verantwortung ab und schenke mir deshalb die Antwort. Sobald ich eine Antwort gebe, trage ich die Verantwortung. Antworte ich mit Worten, bin ich verantwortlich für meine Worte. Antworte ich mit Taten, bin ich verantwortlich für meine Taten. Ebenso verhält es sich mit meinen Gedanken und Gefühlen.

Jeden Tag sterben auf der Welt Tausende von Kindern an Hunger und Durst. Diese unglaublich hohe Zahl wäre es wert, täglich auf den ersten Seiten aller Tageszeitungen und als erste Meldung aller Fernseh- und Hörfunknachrichten veröffentlicht zu werden. Wäre das der Fall, würden uns unsere eigenen Kinder öfter als jetzt die Frage stellen, warum so viele andere Kinder täglich Hungers sterben, obwohl die meisten von uns im Vergleich zu ihnen in Saus und Braus leben. Wir Erwachsenen wollen keine Antwort darauf geben müssen, weil die Antwort ein Ausdruck unserer Verantwortung wäre.

Ich habe ein altsprachliches Gymnasium besucht und bin dort von der fünften Klasse bis zum Abitur in dem Fach Latein unterrichtet worden. Ich habe gelernt, dass ein lateinischer Standardsatz aus Subjekt, Objekt und Prädikat besteht. Das Verb (Prädikat) steht am Schluss des Satzes. Später habe ich gelernt, dass im Leben das »Verb« (das Tun) an erster Stelle steht. Ich bin verantwortlich für das, was ich tue oder nicht tue, für das, was ich sage oder nicht sage. Meine Verantwortung betrifft mein Handeln und mein Unterlassen, mein Sprechen und mein Schweigen.

Verantwortlich

Frag dich einmal:
Für wen oder was fühle ich mich verantwortlich?
Und dann frag dich: Für wen oder was bin ich verantwortlich?

Ich bin verantwortlich für das, was mir gehört.

Deine Gefühle gehören dir. Lass sie in dir leben.
Deine Talente gehören dir. Lass sie nicht verkümmern.
Deine Chancen gehören dir. Lass sie nicht verstreichen.

Ich bin verantwortlich für das, was mir gehört.

Ich gebe mir zu essen, wenn ich hungrig bin.
Ich gebe mir zu trinken, wenn ich durstig bin.
Ich gebe mir Liebe, wenn ich lieblos bin.

Ich bin verantwortlich für das, was mir gehört.

Meister seiner Gedanken und Gefühle sein

Der dritte Grad heißt Meistergrad. Während des Seminars erhalten meine Teilnehmer ihren persönlichen Meisterstab. Sie nehmen ihn auf und erklären vor den anderen laut und deutlich: »Niemand außer mir ist verantwortlich für meine Gedanken, niemand außer mir ist verantwortlich für meine Gefühle, niemand außer mir ist verantwortlich für die Ereignisse meines Lebens.«

Mit der Übernahme der Verantwortung werde ich zum Meister meiner Gedanken und Gefühle. Es geht nicht darum, immer nur Gutes zu denken und Angenehmes zu fühlen. Ich denke, was momentan gedacht werden will; und ich fühle, was momentan gefühlt werden will. Aber ich bin der Chef. Ich kann den Gedanken wechseln. Mit dem Wechsel des Gedankens erfolgt der Wechsel des Gefühls. Ärgerliche Gedanken verursachen das Gefühl des Ärgers, friedliche Gedanken verursachen das Gefühl der Zufriedenheit.

Das heißt nicht, dass man sich nicht mehr über jemand anderen ärgern darf. Im Gegenteil, Ärger herunterschlucken macht krank, Ärger ausleben ist heilsam und daher therapeutisch sinnvoll. Aber man muss spüren, wann sich das Heilsame ins Gegenteil verkehrt. Auf die Dauer verletze ich mich durch meinen Ärger selbst. Einmal so richtig auf den Tisch zu hauen kann im wahrsten Sinne des Wortes ein Befreiungsschlag sein. Doch dann ist es auch gut. Mehr, als sich zu befreien, geht nicht. Viele begeben sich anschließend wieder in die Gefangenschaft zurück. Sie wollen klagen, nicht das Problem lösen.

Mit der Übernahme der Verantwortung lösen sich nicht all meine Probleme auf. Der »Meisterbrief« ist keine Entlassungsurkunde in das absolute Seelenheil. Ich bleibe mitten im Leben. Viele sind auf der Suche nach einem spirituellen Weg, der in die Sorglosigkeit führt. Manche meinen, es gebe eine Methode, eine Technik, mit der man sich ein für alle Male von sämtlichen Problemen befreien könnte. Doch glaube ich weder, dass es solch eine Technik gibt, noch, dass es erstrebenswert wäre, sie anzuwenden. Das Leben hat Höhen und Tiefen, und das eine bedingt das andere. Ein immer gleicher Gefühlszustand würde uns wohl langweilen. Gelassenheit zum Beispiel bedeutet, dass mich ein Thema nicht über die Maßen berührt. Strebe ich aber danach, in allen Lebenslagen völlig entspannt zu sein, will ich unberührbar werden. Doch wenn ich dies geschafft hätte, würde ich womöglich feststellen, dass mich auch die Freude nicht mehr berühren kann. Meditative Techniken sollen mir helfen, mit meinen Gefühlen besser umzugehen, nicht, die Gefühle »abzuschaffen«.

Hier bin ich

Die Vielfalt der Gefühle ist der Grund,
weshalb sich eine Seele inkarniert,
hineingeht in die Welt von Zeit und Raum.

Weil sie immer wieder neu
beginnen möchte,
immer wieder Neues erleben möchte.

*Wenn die Seele in ein neues Leben erwacht,
öffnet sie die Augen und sagt:
Hier bin ich.*

*Und es kommen aufregende Zeiten, und es kommen
    ruhige Zeiten;
es kommen Zeiten der Angst, und es kommen Zeiten der
    Fröhlichkeit;
es kommen Zeiten der Trauer, und es kommen Zeiten der Feste.*

*Es kommen Zeiten des Zweifels, und es kommen Zeiten des
    Vertrauens;
es kommen Zeiten des Aufbruchs, und es kommen Zeiten der
    Ankunft;
es kommen Zeiten des Abschieds, und es kommen Zeiten des
    Wiedersehens.*

*Die Vielfalt der Gefühle ist der Grund,
weshalb sich deine Seele inkarniert,
hineingeht in die Welt von Zeit und Raum.*

*Weil sie immer wieder neu
beginnen möchte,
immer wieder Neues erleben möchte.*

*Wenn deine Seele in ein neues Leben erwacht,
öffnet sie die Augen und sagt:
Hier bin ich.*

*Jeden Morgen kannst du die Augen öffnen und sagen:
Ich beginne einen neuen Tag in meinem Leben.
Jeden Morgen, wenn du erwachst, kannst du sagen:
Hier bin ich.*

Die Spiritualitätsfalle

Vor einiger Zeit saß ich am Küchentisch einer Frau, die mir freudestrahlend von einer spirituellen Veranstaltung erzählte, an der sie teilgenommen hatte. Sie habe schon viele Erfahrungen auf diesem Gebiet gesammelt, aber dieses Seminar sei »der Hammer« gewesen. Eine neue Technik aus Amerika, berichtete sie. Alle alten Verhaltensmuster habe sie an einem Tag ablegen können – und in den Tagen danach hätten sich sämtliche Probleme aus ihrem Leben verabschiedet.

»Jetzt habe ich es geschafft«, sagte sie.

Ich freute mich mit ihr, und wir erhoben zur Feier des Tages unser Glas, um auf die wundersame Technik anzustoßen.

In diesem Moment lag es mir fern, ihr den Glauben zu nehmen, dass sie ab jetzt und für alle Zeiten von den schmerzlichen Dingen des Lebens befreit wäre. Ich bin seit jeher von Leuten angetan, die von einer Sache begeistert sind. Absolute Erfahrung setzt die totale Hingabe voraus. Wer nur mit halbem Herzen bei der Sache ist, wird nicht die ganze Erfahrung machen können.

Auch Jesus verstand es, Menschen von seiner Botschaft zu begeistern. »Folgt mir nach«, sagte er sinngemäß. »Nur durch mich könnt ihr in das Himmelreich gelangen. Wenn ihr es nicht tut, habt ihr die Chance eures Lebens verpasst.«

Aber Jesus hat seinen Schülern auch gesagt, dass dieser Weg nicht nur aus »Friede, Freude, Eierkuchen« besteht. Das Leiden ist nicht abgeschafft, sondern im Gegenteil Bestandteil des Weges. Wer es ernst meint, muss bereit sein, seine Sache zur Leiden-schaft werden zu lassen.

Freude und Leid sind miteinander verbunden. Ein Mensch, der sich nicht gestattet, traurig zu sein, wird auch die Freude nicht erfahren. Wer nicht weinen kann, vermag auch nicht wirklich zu lachen. Unsere körperliche Welt ist bestimmt von Polaritäten. Die Nacht folgt dem Tag, die Ebbe der Flut. Solange ich in der Körperlichkeit lebe, erfahre ich beides. Keine Technik wird mich je von der Erfahrung der Polarität befreien. Doch kann sie mir helfen, den Situationen meines Lebens mutig und vertrauensvoll zu begegnen. Sie kann mir helfen, jeden Moment meines Daseins intensiv zu leben. Sie kann mir helfen, den jetzigen Augenblick nicht mehr zu verpassen.

Solange ich glaube, es gebe eine Technik, die mich von den Herausforderungen meines Lebens befreien kann, bin ich in der *Spiritualitätsfalle* gefangen: Ich werde nicht aufhören zu suchen. Erst wenn ich begreife, dass diese Suche sinnlos ist, komme ich zur Ruhe. Und paradoxerweise stellt sich dann auch das Gefühl ein, gefunden zu haben. Wenn ich nichts »Äußeres« mehr suche, kann ich zu mir selbst finden und Verantwortung übernehmen.

Einmal kam ein Mann zu uns nach Hause, der von seiner Freundin in die esoterische Umlaufbahn geschossen worden war und sich nun auch für Reiki interessierte. »Ich esse kein Fleisch mehr und meditiere jeden Tag dreimal. Mein Leben hat sich total verändert, ich bin bewusster als jemals zuvor«, verkündete er stolz.

Der Mann war über zwei Meter groß und sehr dünn. Was ich an Gewicht zu viel habe, hatte er zu wenig. Darauf angesprochen, berichtete er, noch vor einem Jahr neunzig Kilo gewogen zu haben. Seitdem er sich jedoch auf dem spirituellen Weg befinde, versuche er, »sich von dem Ballast des Egos zu befreien«. Ich fragte ihn, ob er ohne Probleme auf dem Weihnachtsmarkt am Bratwurststand vorbeigehen könne, ohne dass ihm das Wasser im Munde zusammenlaufe…

In Versuchung gerate er manchmal schon, antwortete er, bislang aber sei er standhaft geblieben. Schließlich wolle er auf seinem spirituellen Weg keine Rückschritte machen.

In spirituellen Kreisen wird häufig über das Ego gesprochen, das »dem wahren Sein« im Wege stünde. Daher müsse man sich mehr und mehr vom Ego befreien, um zu seinem wahren Selbst gelangen zu können.

Ich halte nun gar nichts von einer pauschalen Verteufelung des Egos. *Ego* ist das lateinische Wort für »ich«. Bewusstes, verantwortungsvolles Sein ist die Erkenntnis des ICH BIN. Somit ist das Ego Voraussetzung für das Bewusstsein und die Übernahme von Verantwortung, nicht Hindernis.

»Wenn du bei mir Reiki machst, verspreche ich dir was«, sagte ich zu dem Mann beim Abschied.

»Was denn?«, fragte er erwartungsvoll.

»Dich bekomm ich wieder auf neunzig Kilo«, sagte ich.

Ich habe ihn nie wiedergesehen.

Man verstehe mich nicht falsch: Ich meine nicht, dass man prinzipiell Fleisch essen soll. Vielmehr lautet die Botschaft: Achte auf deine innere Stimme. Dein Herz wird dir die Richtung weisen.

Viele Traditionen legen aus spirituellen Gründen Wert auf die Reinheit der Nahrung. Jesus vermittelte, dass es jedoch nicht ausreichend ist, nur reine Nahrung zu sich zu nehmen, um rein zu sein. Seine Aussage »Es macht euch nicht unrein, was ihr in den Mund nehmt, sondern nur das, was aus eurem Mund herauskommt« bedeutet, dass man ebenso für seine Worte Verantwortung trägt, weil man mit ihnen andere verletzen und dadurch seine Reinheit, seine Unschuld verlieren kann. Auch in diesen Zeiten erleben wir wieder deutlich, wie sehr man mit Hasspredigten Menschen aufhetzen, in angeblich heilige Kriege schicken kann. All diese Hetzer rufen ihre Anhänger auf, im Namen eines Gottes, einer Nation oder einer Wahrheit die eigenen Bedürfnisse zu verleugnen. Sie predigen die Liebe zu einem Gott oder einer Nation, die höherwertig als die Liebe zu sich selbst sei. Und damit fängt das Unglück an. Wer nicht in seinen eigenen Augen Gott erkennt, wird ihn nirgendwo erkennen können.

Manche glauben, man käme mithilfe spiritueller Techniken auf seinem Seelenweg schneller voran. Ich glaube vielmehr, dass der Drang zu meditieren eher Folge als Ursache seelischen Wachstums ist. Eine alte Seele, die schon viele Inkarnationen auf der Erde erfahren hat, hat eher das Verlangen zu meditieren, als eine junge Seele, die zum ersten Mal die Erfahrung eines körperlichen Daseins macht.

Spirituelles Wachstum geschieht von ganz allein. Dafür sorgt das Leben selbst. Jeder Mensch auf Erden steht vor drei großen Themen: Eltern, Sexualität und Tod. An diesen Themen lernt und wächst die Seele. Die Eltern konfrontieren mich mit meiner Herkunft, der Quelle, aus der ich stamme. Meine Sexualität konfrontiert mich mit den Themen Körper und Liebe. Ich muss meinen Körper annehmen, bevor ich mich ganz lieben kann. Der Tod konfrontiert mich mit der Sinnfrage. Glaube ich, dass ich nach meinem Tod weiterexistiere, oder glaube ich, dass mein *Ich* im Nichts verschwindet? Glaube ich an meine Ewigkeit oder an meine Vergänglichkeit?

Im Laufe eines durchschnittlich langen Lebens muss sich jeder Mensch mit diesen drei Themen beschäftigen. Und gelingt es ihm, eines davon zu ignorieren, wird er in einem nächsten Leben umso mehr damit konfrontiert. Keine Seele kann ihre Lernerfahrungen, ihre Entwicklung und die Übernahme von Verantwortung verhindern, so wie auch der Körper sein Wachstum und Älterwerden nicht stoppen kann. Für beides *braucht* man keine Technik. Das Leben selbst *ist* dafür die Technik.

Meister und Schüler

Dein innerer Schüler sagt: Werde.
Dein innerer Meister sagt: Sei.

Dein innerer Schüler sagt: Du hast dieses und jenes,
　du hast so und so zu sein.
Dein innerer Meister sagt: Du hast zu sein.

Dein innerer Schüler sagt: Suche.
Dein innerer Meister sagt: Du hast gefunden.

Dein innerer Schüler sagt: Kämpfe.
Dein innerer Meister sagt: Vertraue.

Dein innerer Schüler fragt: Wer liebt mich?
Dein innerer Meister sagt: Liebe!

Dein innerer Schüler fragt: Bin ich auf dem richtigen Weg?
Dein innerer Meister sagt: Du bist angekommen.

Dein innerer Schüler fragt: Warum bin ich hier,
　warum lebe ich das Leben, das ich lebe?
Dein innerer Meister sagt: Um den jetzigen Moment zu
　erfahren.

Dein innerer Schüler fragt: Was muss ich tun?
Dein innerer Meister sagt: Atme ein und atme aus.

Iss und trink, tanze und feire,
spür die Freude und spür den Schmerz.

Lache und weine, lebe und genieße,
atme ein und atme aus.

Die fünf Säulen der Meisterschaft

Ich weiß, was ich will. Ich glaube, dass ich es kann. Ich glaube, dass ich es darf. Ich stelle keine Bedingungen. Ich beschreibe keine (mehr oder weniger statischen) Zustände:

- Wille,
- Glaube an Fähigkeit,
- Glaube an Erlaubnis,
- Bedingungslosigkeit,
- Freiheit von Zuständen

sind die Säulen der Meisterschaft.

Wille und Glaube

Der Wille steht an erster Stelle. Er ist, um im Bild zu bleiben, die tragende Säule der Meisterschaft, des dritten Grades. Er ist die Grundvoraussetzung für den Glauben. Wenn ich nicht weiß, was ich will, spielt es keine Rolle, ob ich an irgendeine Fähigkeit oder Erlaubnis glaube.

Ich kann mir meinen Willen nicht zurechtlegen, sondern muss mir über den vorhandenen Willen im Klaren sein. Der Wille beruht nicht auf Überlegung. Ich kann mich nicht hinsetzen und einen Willensplan erstellen. Der Wille ist in jedem Moment in mir vorhanden. Er will wahrgenommen und verwirklicht werden.

Eine der ersten Übungen im dritten, dem Meistergrad, heißt: »Wofür stehe ich? Was will ich?« Ich bitte die Teilnehmer aufzustehen und gehe dann reihum und stelle die beiden oben genannten Fragen. Die meisten Antworten bestehen aus Adjektiven und Substantiven. Nur selten höre ich Verben. Fast alle Teilnehmer sagen:»Ich will, dass es so oder so *ist*.« Sie beschreiben *Zustände*. Nur selten erklärt einer, wie er *handeln* möchte.

Doch ist der Wille kein Wunsch, wie etwas *sein* sollte. Der Wille ist vielmehr ein Drang, das, was *ich tun* möchte. Mein Wunschbild entsteht im Kopf, ich male mir aus, wie mein erwünschter Zustand wäre. Wünsche streben nach angenehmen Gefühlen. Die Seele aber strebt nicht (nur) nach angenehmen Gefühlen. Sie strebt danach, ihre Freude zu leben, und ist bereit, dafür auch Leiden in Kauf zu nehmen. Sie meint es ernst und ist bereit, ihre Freude zur Leidenschaft werden zu lassen. Mein Verstand weiß nicht, was sich meine Seele für ihren Lebensweg vorgenommen hat. Wille ist keine »Kopfsache«, sondern eine Herzensangelegenheit. Der Verstand ist zu begrenzt, als dass er den Willen der Seele erfassen könnte.

Man verstehe mich nicht falsch: Die Seele strebt nicht nach Leiden. Auch *das* haben viele missverstanden und geglaubt, nur durch Leiden und Askese könnte man das Himmelreich erlangen. Es geht nicht um das Leiden selbst, sondern um die Bereitschaft, es (notfalls) in Kauf zu nehmen. Wenn ich die Pyramiden in Ägypten sehen möchte, nehme ich für die Reise Unbequemlichkeiten in Kauf. Ich muss etliche Stunden in einem engen Flugzeug verbringen, anschließend in einem Bus über Stock und Stein fahren, in einem zu schmalen Bett schlafen und mich vor Insekten schützen, von deren Existenz ich bislang nichts wusste. Aber all das macht mir nichts aus. Im Gegenteil: Manche Reise erhält ihren Wert gerade durch die Strapazen, die man erfahren hat.

Glück hat mit Bequemlichkeit nichts zu tun. Im Gegenteil. Das Gefühl, etwas erreicht zu haben, setzt Anstrengung voraus. So ist auch die Seele auf ihrer Reise durch das körperliche Leben nicht auf Bequemlichkeit aus. Sie will Erfahrungen sammeln, will etwas erleben. Die Pläne meiner Seele stimmen nicht immer mit den Wunschbildern überein, die sich mein Verstand ausmalt. Wünsche streben wie gesagt meist nach angenehmen Umständen. Ich wünsche mir, morgens nicht mehr früh aufstehen und dreißig Kilometer zur Arbeit fahren zu müssen. Lieber würde ich ausschlafen, in Ruhe frühstücken, ein Stündchen meditieren und mich dann meinem Schreiben widmen. Doch meine Seele hat – zumindest im Moment noch – anderes vor. Sie strebt nicht nach Bequemlichkeit, sondern nach Erfahrung. Sie will leben. Sie will die Welt sehen. Dies ist nicht gleichbedeutend mit dem Willen zu lernen. Das Lernen ist eine Folge, nicht das Motiv.

Auch ein Mensch, der den Drang zu reisen in sich spürt, will in erster Linie etwas erleben. Das Lernen ist ein zusätzlicher Nebeneffekt. Der eine träumt von einer Reise nach Amerika. Er will San Francisco, New York und Las Vegas sehen. Ein anderer träumt davon, mit dem Rad durch Australien zu fahren. Die Vorfreude entsteht nicht allein bei dem

Gedanken, hinterher mehr zu wissen als vorher. Es geht um die Erfahrung selbst. Anstrengungen sind Teil der Erfahrung. Ohne Anstrengungen wäre eine Reise nicht das, was sie ist. Die Überwindung der Wegstrecke macht erst den Reiz des Zieles aus. Ein Australier, der täglich mit dem Fahrrad zu seiner Arbeitsstelle radelt, hat andere Urlaubsträume als eine Radtour durch sein Heimatdorf. So wählt auch die Seele ihre Inkarnation nicht aus, um nur Angenehmes zu erfahren. Sie will die ganze Reise erleben, nicht nur eine Etappe.

Mancher geht auch auf Reisen, um später darüber berichten zu können. So wie ich heute gern die alten Polizeigeschichten von früher erzähle, werde ich dann wohl in der geistigen Welt Anekdoten aus meinem jetzigen Leben zum Besten geben. Vielleicht bin ich ja auch nur hier, um etwas zu besorgen, was ich erst nach meiner Rückkehr brauche. Wenn ich mich mit ein paar Freunden gemütlich zu einem Bier und Grillwürstchen zusammensetzen will, muss ich vorher Bier und Würstchen einkaufen. Die Fahrt zum Discounter ist nötig für den Spaß, den ich später habe. Und vielleicht habe ich im Discounter eine interessante Begegnung, über die ich anschließend erzählen kann. So fährt die Seele in den Supermarkt des irdischen Lebens, um neue Gedanken und Gefühle, Fähigkeiten und Talente »einzukaufen«, die ihr später von Nutzen sein werden.

Es sind nur wenige Seelenanteile im Körper eines Menschen inkarniert. Ein menschlicher Körper ist viel zu klein, als dass in ihm eine ganze Seele Platz hätte. Die meisten Anteile meiner Seele erfahren ihre Existenz in der geistigen Welt. Sie sind jenseits von Zeit und Raum, für sie sind Vergangenheit und Zukunft immer gegenwärtig. Die in mir verkörperten Seelenanteile leben in der Zeit, sie wissen um ihre Vergangenheit und Gegenwart. Die Zukunft aber ist mir unbekannt, sie ist neu. Begegne ich der Zukunft nun ängstlich, blockiere ich meine Kräfte. Bin ich jedoch gierig nach dem Neuen, setze ich Kräfte frei. Das Gefühl des »Ich bin gespannt auf…« führt in die Vorfreude auf das Neue. Die Freude ist der Drang der Seele:

- Ich bin gespannt auf morgen.
- Ich bin gespannt auf jeden neuen Tag.
- Ich bin gespannt, was kommen wird.
- Ich bin gespannt, was ich noch alles erleben werde.
- Ich bin gespannt auf die Menschen, denen ich noch begegnen werde.
- Ich bin gespannt auf die Gelegenheiten, die ich noch nutzen werde.
- Ich bin gespannt auf die Erfahrungen, die ich noch machen werde.
- Ich bin gespannt auf die Ideen, die ich haben werde.
- Ich bin gespannt auf die Entscheidungen, die ich treffen werde.
- Ich bin gespannt auf das Leben, das ich leben werde.

Der Wille gibt mir die Kraft, in meinem Leben voranzuschreiten. Er schiebt mich an. Indem ich ab und zu das Gefühl der Spannung in mir entstehen lasse, aktiviere ich die magnetische Wirkung meiner Aura. Ich ziehe die Zukunft stärker an. Ich lade ein, was kommen will. Das Zukünftige kann schneller gegenwärtig werden.

Glaube an Fähigkeit und Erlaubnis sind Ausdruck meines Selbstvertrauens. Ich werde meinen Willen nur schwer umsetzen können, solange ich nicht an mich glaube. Zweifle ich an mir, so werde ich auch meinen Willen in Zweifel ziehen. Glaube ich, dass ich etwas nicht kann oder aber nicht darf, werde ich es nicht versuchen. Dann kann ich nicht glücklich werden, weil ich meinem Herzen nicht folge. Tue ich es und glaube aber dennoch, dass es mir nicht erlaubt ist, lebe ich in dem Gefühl der Angst. Angst, bei verbotenem Tun ertappt zu werden. Wird die Angst zu einem Dauerzustand, verliere ich meine Unbefangenheit. Das Wort »Angst« kommt von »Enge«. Habe ich Angst, fühle ich mich nicht frei und unbeschwert. Das wiederum blockiert meine Freude. Die mangelnde Freude wiederum blockiert den Willen der Seele.

Als Kind befürchtete ich in jeder Schulstunde, der Lehrer könne mich nach meinem Hausaufgabenheft fragen. Ich war ein Träumer und nicht besonders fleißig. Oft hatte ich meine Aufgaben nicht oder nicht vollständig gemacht. Der kleine Junge, der ich war, hatte andere Prioritäten. Im Alter von vierundvierzig Jahren wurde mir dann bewusst, dass die Angst meiner Kindheit immer noch in mir vorhanden war. Obwohl ich mittlerweile ein gestandener Kriminalhauptkommissar war und mich kein Lehrer mehr mit Hausaufgaben quälte, befürchtete ich täglich, ertappt zu werden. Meine Furcht war diffus, es gab keinen definierbaren Anlass für sie, aber sie war da.

Ich beschloss, meine Angst dorthin zurückzubringen, wo sie hergekommen war. Ich begab mich zurück an den Tatort. Zum ersten Mal nach fünfundzwanzig Jahren fuhr ich zu meiner Schule. Es waren Herbstferien, die Außentore waren geschlossen, aber keine Macht der Welt hätte mich an diesem Tag von meinem Entschluss abbringen können. Ich stieg über den Zaun, überquerte den Schulhof, fand eine offene Tür und betrat das Schulgebäude. Mein altes Klassenzimmer stand offen, und ich ging hinein. Ich setzte mich an meinen alten Platz und ließ die Atmosphäre auf mich wirken. Eine Viertelstunde lang gab ich mich meiner Erinnerung hin. Dann stand ich auf und ging hinaus. Die Angst ließ ich zurück.

Bedingungen und Zustände

Mangelnder Glaube blockiert meinen Willen ebenso wie Bedingungen, die ich stelle. Meisterschaft zu erlangen und Verantwortung zu übernehmen kann ich nur ganz verwirklichen, wenn ich es *ohne Wenn und Aber* tue.

Bedingungen ergeben sich aus den Zuständen. Die Bedingung »Wenn ich genug Geld habe, werde ich eine Reise machen« ergibt sich aus dem Zustand, dass ich momentan nicht genug Geld habe. Die Bedingung »Wenn ich einmal Zeit habe, werde ich ein Buch schreiben« ergibt sich aus dem Zustand, dass ich momentan keine Zeit habe. Solange ich in dem Zustand verharre, wird sich nichts ändern. Zwar ändern sich die Zustände nicht, indem ich sie ignoriere. Aber sie können sich auch nicht ändern, wenn ich an ihnen festhalte. Indem ich einen Zustand immer wieder gedanklich beschreibe, setzt er sich in meiner (Gedanken-)Welt fest.

Wer seinen Zustand ändern will, muss dem Universum seine Ernsthaftigkeit beweisen.

Das geschieht, indem man etwas *trotzdem* macht. Denn es gibt immer etwas, was man trotz des momentanen Zustands tun kann und was einen seinem Ziel dennoch vielleicht ein Stück näher bringt. Wenn ich eine Weltreise machen möchte, aber kein Geld habe, kann ich mir trotzdem einen Katalog aus dem Reisebüro holen. Wenn mein Traum ist, auf Gomera eine Bäckerei zu eröffnen, ich aber in Deutschland gebunden bin, kann ich trotzdem in der Volkshochschule einen Backkurs belegen oder meine Spanischkenntnisse verbessern. Wenn mir die Erfüllung des ganzen Traums im Augenblick nicht möglich ist, kann ich dennoch einen Teil davon verwirklichen.

Einer meiner Freunde war Briefträger. Sein Traum war es, katholischer Priester zu werden. Er machte das Abitur, studierte Theologie und trug nebenher seine Briefe aus. Er hat seinen Traum verwirklicht, weil er es ernst meinte. Er sagte nicht: Ich mache es, sobald die Situation so oder so ist. Er stellte keine Bedingung, sondern legte einfach los. Ich gebe zu, als verheirateter Mann wäre es für ihn schwierig geworden. Aber dann hätte er eine andere Möglichkeit gefunden zu tun, was er wollte. Denn immer geht es um das Tun, nicht um das Sein. Man muss nicht katholisch sein, um Menschen von Gott zu berichten und seelsorgerisch tätig zu sein. Immer gibt es Wege, und das Geheimnis ist: Sie entstehen *während des Gehens*.

Ein erleuchteter Meister hat einmal gesagt: »Alles ist Maya, alles ist Illusion.« Er meinte damit nicht, dass das Leben selbst eine Täuschung sei, sondern unsere Wahrnehmung von der Realität. Es ist immer so, wie wir glauben, dass es ist. Ändern wir den Glauben, wie etwas ist, ändert sich auch unsere Wahrnehmung von der Realität; und somit ändert sich die Realität selbst.

Viele Menschen, die beispielsweise den Jakobsweg gegangen sind, berichteten anschließend von wundersamen Situationen und Begegnungen auf ihrer Reise. Manche behaupten, dass jeder Pilger, sobald er einige hundert Kilometer zurückgelegt hat, magische Erfahrungen macht, die jeglicher Logik widersprechen. Auch mein ehemaliger Chef, der als Leiter einer Spezialeinheit der Polizei nicht unbedingt den Ruf eines großen Esoterikers genießt, erzählte mir von seinen wundersamen Erlebnissen auf dem Jakobsweg.

Der Grund für die magischen Ereignisse heißt Kapitulation. Kapitulation ist die vollkommene Akzeptanz dessen, was ist. Der Mensch hat auf seinem Weg alle kontrollierenden Gedanken hinter sich gelassen, ist offen für das Neue. Er stellt keine Bedingungen mehr und hadert nicht mehr mit Zuständen. Nun ist der Weg frei für günstige Gelegenheiten. Das Begehen des Jakobswegs ist eine »Technik«, von Bedingungen und Zuständen loszulassen.

Glücklicherweise kann man so etwas auch erreichen, ohne zuvor etliche hundert Kilometer gelaufen zu sein. Es gibt Praktiken, die weniger mühsam sind. Doch wer den langen Jakobsweg auf sich nimmt, zeigt dem Universum, dass er es ernst mit sich meint.

Immer wieder ertappe ich mich dabei, wie ich in Gedanken einen Zustand beschreibe. Ganz ausschalten kann ich diese Neigung (noch) nicht. Doch sobald ich merke, dass ich dabei bin, ein solches Zustandsbild zu malen, sage ich in Gedanken: »Stopp!«, und ich höre auf damit. Das funktioniert sehr gut. So bleibt es bei kleinen Zustandsbildchen. Früher habe ich in meinem Atelier ganze Dokumentarfilme gedreht.

Nun predige ich nicht, dass man sich nicht mehr mit den Ereignissen seines Lebens auseinandersetzen sollte. Das wäre Flucht. Aber es ist ein Unterschied, ob ich nach Lösungen für ein Problem suche oder in Gedanken das Problem endlos beschreibe. Bei jedem Mordfall muss sich der Kommissar am Tatort zunächst einen Überblick verschaffen, um die notwendigen Maßnahmen erkennen und einleiten zu können. Die Beurteilung der Lage ist Voraussetzung für die folgenden Ermittlungshandlungen. Würde sich der Kommissar auf das Beurteilen beschränken und auf die Handlungen verzichten, könnte er den Fall nicht lösen.

Die beste Technik des Unglücklichseins ist die andauernde Beschreibung der Zustände. Trefflich kann ich über die schlechte Wirtschaftslage, das negative Betriebsklima oder die mangelnde Fitness meiner Lieblingsfußballmannschaft jammern.

Der Glückliche achtet auf das, was er *tut*, der Unglückliche auf das, was *ist*. Sobald ich mich auf meine Kreativität besinne, verschwindet das Gefühl des Unglücklichseins. Ich höre auf, meine Probleme zu analysieren, und handle. Ich orientiere mich von dem Problem weg und zur Lösung hin.

Zustandsbilder sind nicht identisch mit inneren Bildern, die aus meinem Unterbewusstsein aufsteigen, wenn ich träume oder meditiere. Jene werden von Gefühlen verursacht, die ich verdrängt oder noch nicht zu Ende gelebt habe. Man sollte sie weiterziehen lassen und nicht hinterfragen. Hinterfrage ich sie, halte ich die Bilder fest und beschäftige mich wieder mit (Gefühls-)Zuständen. Auch Vorstellungen, die ich von der Zukunft habe, können Zustandsbilder sein, die mich blockieren. Je größer und fester meine Vorstellungen sind, desto mehr können sie mir im Wege stehen. Sie haben sich im wahrsten Sinne des Wortes vor mich gestellt und behindern mein Weiterkommen.

Manche glauben, je klarer ihr Bild von der Zukunft sei, desto eher würde es sich erfüllen. Das stimmt jedoch nur, sofern das Bild lebendig ist. Doch wenn es lebendig ist, verändert es sich. Feste und starre Bilder sind tot. Sie können nicht zu meiner Erfahrung werden. Ihnen fehlt die Lebenskraft. Veränderung ist ein Kriterium des Lebendigen. Wenn mein Bild von der Zukunft morgen anders ist als heute, ist es nicht fest und starr, sondern lebendig. Es verändert sich mit mir. Das Bild entsteht täglich neu durch das Licht, das ich ausstrahle. Das Licht ist bei mir und weist mir die Richtung, in die ich gehen möchte. Das Bild ist *für* mich. Eine feste Vorstellung hingegen ist ein altes Bild, das ich in der Vergangenheit gemalt und vor mir aufgebaut habe. Das Bild steht mir gegenüber. In diesem Sinne ist es nicht *für*, sondern *gegen* mich. Weil meine Hoffnung zur festen Erwartung geworden ist, bin ich auf ein Ziel fixiert. Je stärker die Fixierung ist, desto härter trifft mich die Enttäuschung, sollte sich meine Erwartung nicht erfüllen.

Wir sind oft auf der Suche nach »Adjektiven« und »Substantiven«: Wir wollen es schön, gut und gesund, wir streben nach Liebe, Reichtum oder Macht. Das wahre Leben aber besteht aus »Verben«: tanzen und lachen, singen und trauern, feiern und lieben – und vielen mehr.

Das Leben ist also kein Zustand, sondern ein fortwährender Prozess des Erschaffens. »Werdet Vorübergehende«, sagt Jesus dem Thomasevangelium zufolge zu seinen Schülern. Er meinte damit, man solle nicht auf alten Standpunkten und Vorstellungen beharren, sondern seinem Licht, seinem Leben und seiner Wahrheit folgen. Und diese Wahrheit ist nach den Worten des Meisters der Liebe immer dort, wo auch die Freude ist. »Denn wo euer Schatz ist, wird auch euer Herz sein.«

Leben, um zu lernen

Unser Leben besteht aus den Gedanken, die wir denken,
aus den Gefühlen, die wir fühlen, Bildern, die wir sehen.
Unser Leben besteht aus den Träumen, die wir träumen,
aus den Worten, die wir hören und sprechen,
   aus den Handlungen die wir tun.

Unsere Gedanken und Gefühle, unsere Bilder und Träume
sind das Fundament unseres Lebens.
Sie sind der Boden, auf dem wir stehen, der Boden,
   über den wir gehen.
Wir leben, um zu lernen, zu fühlen, zu erfahren.

Wir lernen, auf die Stimme unseres Herzens zu hören,
unsere Gedanken zu akzeptieren, unsere Gefühle zuzulassen,
unsere Erfahrungen anzunehmen.
Wir lernen, zu sein. Wir lernen, wir selbst zu sein.

Wir erleben den Lärm und die Stille,
   die Freude und den Schmerz.

Wir lernen, zu lieben und zu trauern, zu lachen und zu weinen.
Wir erfahren, dass es immer wieder Hoffnung in unserem
  Leben gibt,
dass kein Hindernis endgültig, keine Hürde unüberwindbar ist.

Dein Leben besteht aus den Gedanken, die du denkst,
aus den Gefühlen, die du fühlst, aus Bildern, die du siehst.
Dein Leben besteht aus den Träumen, die du träumst,
aus den Worten, die du hörst und sprichst, den Handlungen,
  die du tust.

Deine Gedanken und Gefühle, deine Bilder und Träume
sind das Fundament deines Lebens.
Sie sind der Boden, auf dem du stehst, der Boden,
  über den du gehst.
Du lebst, um zu lernen, zu fühlen, zu erfahren.

Du lernst, auf die Stimme deines Herzens zu hören,
deine Gedanken zu akzeptieren, deine Gefühle zuzulassen,
deine Erfahrungen anzunehmen.
Du lernst zu sein. Du lernst, du selbst zu sein.

Du erlebst den Lärm und die Stille, die Freude und den
  Schmerz,
du lernst, zu lieben und zu trauern, zu lachen und zu weinen.
Du erfährst, dass es immer wieder Hoffnung in deinem
  Leben gibt,
dass kein Hindernis endgültig, keine Hürde unüberwindbar ist.

Die Scheinwerfer der Achtsamkeit

Wir können nicht aufhören zu denken. Wir denken immer. Wir können nicht aufhören zu fühlen. Wir fühlen immer. Wir können die körperlichen Prozesse während unseres Lebens nicht unterbrechen. Sie geschehen immer. Der unendliche Strom der Gedanken, Gefühle und Prozesse steht für den unendlichen Strom des Lebens selbst. Ich kann mein Denken zwar nicht stoppen, aber ich kann auf meine Gedanken achten. Ich kann mein Fühlen zwar nicht stoppen, aber ich kann auf meine Gefühle achten. Ich kann die körperlichen Prozesse zwar nicht stoppen, aber ich kann sie beachten.

Wenn ich meine Gedanken, Gefühle und meinen Körper beachten kann, muss ich mehr sein als Gedanke, Gefühl und Körper. Es muss einen Teil von mir geben, der die Achtsamkeit auf all das lenken kann. Und diese Achtsamkeit ist meine Macht. Durch meine Achtsamkeit erschaffe ich meine Realität. Meine Achtsamkeit bestimmt meine Wahrnehmung. Wenn ich, während ich dies schreibe, auf den Krach des Staubsaugers achte und ihn deshalb zum Störenfried meiner Arbeit erkläre, erschaffe ich mir eine ärgerliche Realität. Wenn ich stattdessen denke, wie gut es mir doch geht, dass ich in einer schönen Wohnung schreiben kann, ohne mich um Putzen, Waschen, Staubsaugen und dergleichen mir lästige Verrichtungen kümmern zu müssen, erschaffe ich mir eine freudige Realität. Meine Achtsamkeit ist ein Scheinwerfer, den ich auf das Leben richte. Sein Licht bestimmt, welche Welt ich sehe. Ich kann den Scheinwerfer auf die Freude und Fülle, aber auch auf das Leid und den Mangel richten. Dabei halte ich mich an die Regieanweisungen meiner Glaubenssätze. Glaube ich, die Welt sei schlecht, wenden sich die Scheinwerfer automatisch allem Schlechten zu. Glaube ich, die Welt sei gut, werden mir die Scheinwerfer auch dann zeigen, wie recht ich habe.

Das Licht der Scheinwerfer ist reine Energie. Je mehr Energie ich in das Objekt meiner Achtsamkeit investiere, desto stärker wird es. Wer das Prinzip verstanden hat, kann es verantwortungsvoll für sich nutzen.

Viele scheitern bei ihren Projekten, weil sie ihre Achtsamkeit nicht richtig einsetzen. Sie haben nicht gelernt, etwas im Sinne ihrer Absicht zu fokussieren. Wer die Energie in die zerstörerischen Aspekte steckt, indem er ständig darüber nachdenkt, was alles schiefgehen könnte, zerstört sein Projekt. Wer die Energie zu sehr streut, weil er zu viel auf einmal will, zerstreut sein Projekt. Wer seinen Projekten zu wenig Zeit gibt, weil er zu ungeduldig ist oder zu schnell aufgibt, verhindert, dass es wachsen kann.

Ich erinnere mich an einen Gastronom aus dem Ruhrgebiet. Er hatte als Student mit einem Laden angefangen. Als ich ihn kennenlernte, besaß er Restaurants in mehreren Städten. Er war ein reicher Mann. Dann begann er, zusätzlich mit Autos zu handeln. Je mehr Energie er in den Kfz-Handel pumpte, desto schlechter lief es in der Gastronomie. Mittlerweile sind all seine Geschäfte den Bach hinuntergeflossen, und er ist ärmer als in seiner Studentenzeit.

Meine Frau Karina beschreibt es so: Er hatte zu viele Zettel an der Wand. Diese Formulierung stammt aus einer Zeit, als ich meine Pläne auf großformatige Blätter schrieb, die ich anschließend an die Wand meines Arbeitszimmers hängte. Ich wollte Workshops geben, Seminarzentren gründen, Bücher schreiben und vieles mehr. Für jedes Projekt fertigte ich ein Plakat. Ich war im wahrsten Sinne des Wortes dabei, mich zu verzetteln.

Wenn zwei Gegenstände vor mir liegen, kann ich nur einen *richtig* sehen, nämlich den, der in meinem Fokus liegt. Den anderen nehme ich zwar wahr, aber er liegt am Rande meiner Aufmerksamkeit. Will ich mich um den einen richtig kümmern, muss ich zugleich in Kauf nehmen, dass ich den anderen vernachlässige. Es geht nicht anders. Wird die Aufmerksamkeit zu sehr gestreut, mangelt es an der nötigen Intensität. Wer die Welt retten will, rettet nichts. Wer aber das Geringste rettet, rettet die Welt. Möchte ich auf einem Gebiet etwas erreichen, muss ich mich darauf (kon)zentrieren.

Eine alte Zielfahnderweisheit lautet: dranbleiben und nie mehr aufhören. Das ist der Trick. Oft dauert es Jahre, bis ein gesuchter Straftäter gefunden wird. Zielfahnder sind sehr erfolgreich. Weil sie so lange arbeiten, bis der Job erledigt ist, hat kein Gesuchter auf ihrer Liste auf Dauer eine Chance. Irgendwann geht jeder ins Netz.

Erfolgreiche Menschen sind in gewisser Hinsicht Autisten, weil sie auf ihr Projekt fixiert sind. Sie konzentrieren sich auf ihr Tun, nicht auf Zustände und Bedingungen. Erfolgreiche Menschen handeln ohne Wenn und Aber. Sie investieren ihre Lebensenergie in das Vorhandene, das wahrhaft Gegenwärtige. Sie achten auf das, was jetzt (schon) da ist, und weniger auf das, was (noch) nicht existiert. Sie pumpen keine Energie in Luftschlösser, deren Richtfeste womöglich nie gefeiert werden.

Man stelle sich einen Mann am Strand eines Ozeans vor. Er sitzt dort und sammelt die Steine und Muscheln, die von der Flut des Meeres an den Strand gespült werden. Zieht das Wasser bei Ebbe ab, säubert er die Steine und Muscheln und legt sie neben sich. Seine Achtsamkeit gilt allen Steinen und Muscheln, die in Reichweite seiner Hände liegen. Er bleibt an seinem Platz und konzentriert sich auf den Bereich seiner Handlungsfähigkeit. Jede Flut bringt neue Steine und Muscheln mit. Eines Tages wird seine Sammlung groß und vielfältig sein. Größer und vielfältiger als die Sammlung eines anderen, der stetig auf der Suche nach guten Plätzen den Strand entlangläuft und sich nie hinsetzt, weil nirgends genügend Steine und Muscheln liegen. Und falls er doch einen Berg voller Steine und Muscheln findet, ist es nicht seiner, weil ein anderer sie gesammelt hat. Und eines Tages merkt er, dass nicht das Finden, sondern das Sammeln glücklich macht.

Jeder Tag ist eine neue Flut in meinem Leben, jeder Tag bringt Neues für mich mit. Das Neue wird zum Gegenwärtigen, dem ich meine Achtung schenke.

Ein neuer Tag in deinem Leben

Schau dir deinen heutigen Tag an.
Lass ihn als Film vor deinem inneren Auge Revue passieren.
Mach dir nun bewusst:

Jedem Tag in deinem Leben begegnest du nur ein einziges Mal.
Keinen Tag in deinem Leben kannst du noch einmal erleben.
Jeder Tag in deinem Leben ist einmalig und einzigartig.

Oft aber begrüßt du den Tag, als wenn er dir schon mal begegnet wäre.
Du begrüßt ihn wie einen alten Bekannten,
der schon oft da war und immer wiederkommen wird.

Manchen Tag behandelst du so, als wenn du es wiedergutmachen könntest.
Dann, wenn er wiederkommt.
Aber er kommt nicht wieder. Jeder Tag ist nur einmal zu Besuch bei dir.

Jeder Tag begegnet dir so, wie du ihm begegnest.
Achtest du den Tag, so achtet er dich.
Beschenkst du den Tag, so beschenkt er dich.

Nun sieh einmal, wie du heute am Morgen den Tag begrüßt hast.
Sieh, wie du ihn behandelt hast. Mach dir klar,
dass du diesen einzigartigen, einmaligen heutigen Tag nie wiedersehen wirst.
Niemals mehr kannst du gutmachen, was du heute an ihm schlecht gemacht hast.

Aber wenn du ihn schlecht behandelt hast, ist er nicht nachtragend.
Er erzählt den anderen Tagen nicht davon. Er vermiest ihnen nicht die Vorfreude auf dich.
Er akzeptiert, dass du eben schlecht drauf warst, dich nicht so sehr auf ihn freuen konntest wie er sich auf dich.

Deshalb kommen immer wieder neue Tage zu dir zu Besuch.
Jeder neue Tag kommt mit einer freudigen Erwartung zu dir.

Die Sonne, die morgens aufgeht, ist das freudige Strahlen
  des Tages,
der gerade auf dem Weg zu dir ist.

Und nun mach dir bewusst, dass noch viele Tage unterwegs
  sind zu dir.
Bereits morgen früh kommt der nächste.
Begrüße ihn freudig, behandle ihn freundlich.

Die Gesetze im Land meiner Seele

Es gibt in mir eine Kraft, die alles erschaffen kann und für die nichts unmöglich ist. Sie stellt keine Anforderungen an mich und zieht nichts in Zweifel. Sie erfüllt ohne Nachfrage und kommentarlos meinen oftmals unbewussten inneren Willen, der nicht immer mit meinen bewussten Wünschen übereinstimmt. Es ist die Kraft meines inneren Beobachters. Er beurteilt meinen Willen nicht nach gut oder schlecht, sinnvoll oder unsinnig. Er *macht* einfach. Der Beobachter hält sich an die Verfassung, die im Land meiner Seele gilt. Er ist der Regierungschef. Jede Nation hat sich eine Verfassung zugelegt, ein Obergesetz, das über allem steht. Die Details werden durch nachgeordnete Gesetze geregelt.

In der Verfassung der Seele heißt es: »Dein Wille geschehe.« Der Wille ist das Grundgesetz im Land der Seele. Die nachfolgenden Gesetze sind meine Glaubenssätze. Mein Glaube bestimmt meinen Willen. Was ich für unmöglich halte, kann nicht zu meinem Willen werden. Je kleiner mein Glaube, desto kleiner mein Wille. Nicht umsonst hat Jesus so über die Kleingläubigkeit seiner Schüler geschimpft: Engstirnige Jünger können keine Wunder vollbringen.

Die Gesetze sind veränderbar. Ich kann bewusst oder unbewusst meine Glaubenssätze verändern. Meine Erfahrung kann meine Kleingläubigkeit in das Gegenteil verkehren. Nur das Grundgesetz – »Dein Wille geschehe« – ist unantastbar.

Der Beobachter in mir übt seine Macht durch die Lenkung der Achtsamkeit und Verwaltung der Gesetze aus, die mein Denken und Handeln bestimmen. Viele dieser Glaubenssätze sind mir selbst unbewusst. Einige von ihnen habe ich von anderen übernommen. Es sind die Gesetze der Eltern, der Lehrer, der Priester, der Gesellschaft. Ich habe sie akzeptiert und in dem Land meiner Seele für gültig erklärt. Andere Glaubenssätze haben ihre Ursache in den Erfahrungen, die ich gemacht habe. Ich habe aus einer Situation gelernt und in der Folge ein Gesetz erlassen. War die Lernerfahrung für mich angenehm, soll das Gesetz für ihre Wiederholung sorgen; war die Lektion unangenehm, soll das Gesetz mich vor einer Wiederholung der Erfahrung schützen.

Ein Beispiel: Ich war fleißig und hatte Erfolg. Ich habe gelernt: »Von nichts kommt nichts.« Dieser Glaubenssatz bestimmt nun meine Verhaltensweise. Er ist zu meiner Einstellung geworden. Hinzu kommt die Prägung aus der Kindheit: »Erst die Arbeit, dann das Vergnügen.« Diese Einstellung lässt mich die anliegenden Dinge immer sofort erledigen. Da aber mittlerweile aus jeder Erledigung weitere Arbeit entsteht, komme ich kaum noch dazu, mich dem Vergnügen hinzugeben. Die beiden Gesetze setzen mich unter Druck; wenn ich sie zu sehr befolge, laufe ich Gefahr, nicht mehr abschalten zu können.

Einschränkende Gesetze basieren auf Ge- und Verboten. Sie schränken mich ein. Sie gebieten das eine und verbieten das Gegenteil. Befreiende Gesetze basieren auf Erlaubnissen. Sie gestatten mir das eine sowie das andere. Manche Gesetze gelten für mich ein Leben lang, andere wiederum werden verändert oder ausgetauscht. Selbst wenn ich mir die absolute Freiheit verordnete, wäre das ein Gesetz. Auch Anarchie ist eine Einstellung. In diesem Sinne gibt es keinen gesetzesfreien Raum. Immer nehme ich bewusst oder unbewusst Stellung zu den Themen meines Lebens.

Der Regierungssitz des Beobachters befindet sich im Zentrum der Seele. Jede Regierung baut ihren Sitz in der Mitte des Landes. Keiner Regierung würde es einfallen, ihren Sitz an der Grenze einzurichten. In der Mitte ist die Regierung von ihren Bürgern umgeben. Ein möglicher Feind müsste sich erst durch das Land kämpfen, bevor er die Machtzentrale einnehmen könnte. Die Mitte ist zugleich Machtzentrale wie Schutzraum.

Der Ort der Angst ist zugleich der Ort der Kraft. Ein Mensch in Angst zieht sich in sein Inneres zurück. Er sucht in seiner Mitte die Geborgenheit, er will sich schützen.

Was sonst unbewusst getan wird, kann auch bewusst getan werden. Ich kann jederzeit den Regierungspalast meiner Seele aufsuchen, um Kraft zu tanken. Der unbewusste Rückzug aus Angst vollzieht sich in der nehmenden Energierichtung. Dabei halte ich das Lichtschwert gegen mich. Ich kämpfe gegen den Verursacher meiner Angst, will mich verteidigen. Bei meinem bewussten Rückzug in die Zentrale meiner Seele lebe ich die gebende Energierichtung. Ich tue nichts gegen jemanden, sondern alles für mich. Ich halte das Schwert mit der Klinge voran. – Die folgende Übung hilft dabei:

Ich richte den Rücken gerade, werde absolut regungslos und achte auf meinen Solarplexus. Der Bereich des Solarplexus ist die körperliche Entsprechung des seelischen Zentrums. Er ist die Mitte meines Oberkörpers. Dabei mache ich mir klar: An dieser Stelle ist meine Mitte. Hier sitzt die Regierung meiner Seele. Ich bleibe still und regungslos sitzen. Ich achte auf meine Mitte. Ich bin in meiner Mitte. Um mich herum ist Lärm. Der Lärm der Außenwelt. In mir ist Lärm. Der Lärm meiner Gedanken. Aber hier, an diesem Ort der Mitte, hier im Zentrum, in der Regierungszentrale meiner Seele, ist es immer still, immer ruhig, alles im Gleichgewicht.
Um mich herum ist Bewegung. Die Bewegung der Außenwelt. In mir ist Bewegung. Die Bewegung der Gefühle. Hier aber, an diesem Ort der Mitte, hier im Zentrum, in der Regierungszentrale meiner Seele, ist es immer still, immer ruhig, alles im Gleichgewicht.
Um mich herum ist Veränderung. Die Veränderung der Außenwelt. In mir ist Veränderung. Die Veränderung meines Körpers. Hier, an diesem Ort der Mitte, hier im Zentrum, in der Regierungszentrale meiner Seele, ist es immer still, immer ruhig, alles im Gleichgewicht.
Alles verändert sich. Das Leben in meinem Umfeld verändert sich, langsam, aber stetig. Mein Körper verändert sich, meine Bilder im Außen und im Innern verändern sich, der Ort in meiner Mitte aber verändert sich nie. Er war, ist

und wird immer sein, so wie er immer war, immer ist und immer sein wird. Inmitten all der Veränderungen in meiner Umgebung herrscht an diesem Ort die Veränderungslosigkeit. Inmitten aller Bewegung um mich herum herrscht an diesem Ort die Bewegungslosigkeit. Inmitten all des Lärms um mich herum herrscht an diesem Ort die Stille. Dieser Ort in meiner Mitte ist die Quelle, von der alles ausgeht: mein Leben, meine Umwelt, meine Erfahrung.

Ich bin – Meister der Gedanken

Wo geht der Gedanke hin? Wo ist der Gedanke hingegangen, den ich gestern gedacht habe? Was ist mit ihm passiert? Hat er sich aufgelöst oder ist er noch da? Was ist mit all den Gedanken geschehen, die ich seit meiner Geburt gedacht habe? Haben sie sich aufgelöst oder sind sie noch da?

Mein ewiges, göttliches Ich sendet Gedanken in Zeit und Raum. Dort kehren sie um, kommen zu mir zurück und berühren mich. In diesem Moment der Berührung erfahre ich, wie sich meine Gedanken anfühlen. Auf die Dauer lerne ich, welcher Gedanke sich gut und welcher Gedanke sich schlecht anfühlt. Ich lerne dabei: Immer dann, wenn ich einen anderen verletze, verletze ich mich selbst.

Meine Gedanken kehren zu mir in Form von Begegnungen und Situationen zurück. Wir erschaffen unsere Realität nicht (nur) durch unsere Einstellung und Bewertung – ist das Glas für mich halb voll oder halb leer? –, sondern wahrhaftig. Nichts kann zu mir kommen, was nicht zuvor von mir selbst ausgegangen ist.

Kürzlich sagte mir jemand, es könne nicht sein, dass die Geschehnisse in seinem Leben Folge seiner Gedanken seien. Er habe in den letzten Tagen nur gute Gedanken gedacht, die Welt in bunten Farben gesehen, und doch sei es zu einem Verkehrsunfall gekommen. Ein anderes Fahrzeug habe ihm die Vorfahrt genommen und sei in die rechte Seite des seinen gerauscht.

Ich sagte ihm, er möge sich einmal an die Gedanken erinnern, die er vor etwa neun Monaten gedacht habe. Ein geistiges Wesen braucht neun Monate, um als Mensch auf die Erde zu kommen. Warum sollte es mit unseren Gedanken anders sein? Wir erfahren unser Leben in Zeit und Raum. Die Gedanken benötigen Zeit, um sich im Raum zu materialisieren.

Oft senden wir unklare Gedanken. Wir denken das eine und im nächsten Moment das Gegenteil. Wir haben eine Idee und stellen sie sofort wieder infrage. Wir beschließen in einem Augenblick, dieses oder jenes zu tun, und denken im nächsten Moment: »Aber es geht nicht... Aber ich kann nicht... Aber ich darf nicht...« Manchmal kommt es uns so vor, als seien wir dem Wirrwarr unserer Gedanken hilflos ausgesetzt. Bereits morgens nach dem Aufstehen geht das »Geplapper« in unserem Kopf los, und es hört bis zum Abend nicht mehr auf. Die Gedanken haben die Macht über uns, obwohl es umgekehrt sein sollte.

Eine gute Technik, das Zepter der Macht zurückzuerobern, besteht darin, auf die Lücke zwischen den einzelnen Gedanken zu achten. Geschriebene Sätze werden auf dem Papier durch Punkte voneinander getrennt. Ebenso können wir unsere Gedanken voneinander trennen. Der Trick besteht darin, auf die Lücke zwischen den Gedanken zu achten:

> Schließ die Augen, denk einen Gedanken und setz an dessen Ende einen Punkt. Der nächste Gedanke kommt, und wieder machst du in deiner Vorstellung einen Punkt – und so weiter. Achte auf die Punkte, achte auf die Lücke zwischen den Gedanken.

Diese Übung ist nicht einfach, aber unglaublich wirkungsvoll. Teilnehmer meiner Seminare berichten mir häufig, dass sie während der Übung nicht in der Lage waren, überhaupt einen Gedanken zu denken. Da grübelt man sich zeit seines Lebens einen Wolf, und dann, wenn man denken soll, schafft man es nicht …

Meditation ist ein Weg, seine Gedanken zu klären. Wer täglich meditiert, sendet auf Dauer immer weniger widersprüchliche Gedanken aus. Und vielleicht geht es dann auch schneller, bis diese als Ereignisse zurückkehren. Die genannte Zeitspanne von neun Monaten entspricht keinem festgeschriebenen Gesetz, sondern ist lediglich ein Anhaltspunkt. Obwohl es beim dritten Grad, der Meisterschaft, um Verantwortung geht, sollte man das Ganze mehr spielerisch betrachten. Denn wir beschäftigen uns oft viel zu ernsthaft mit unseren Gedanken.

Eine spielerische Übung ist auch der »Gedankenflitzebogen«. Man stelle sich einen Bogen vor, wie man ihn aus alten Indianerfilmen kennt. Die Gedanken sind die Pfeile, die mithilfe des Bogens abgeschossen werden:

> Schließ die Augen und stell dir einen Bogen vor. Nimm einen Gedanken, spann ihn wie einen Pfeil auf den Bogen und schieß ihn ab. Dann nimmst du den nächsten Gedankenpfeil, spannst den Bogen und schießt ihn ab.

Die Technik hilft im wahrsten Sinne des Wortes, gedanklich zu entspannen. Je nach Wunsch kann man lästige Gedanken loswerden oder aber schöne Gedanken schwungvoll auf die Reise schicken.

Einfach und wirkungsvoll ist auch die folgende Meditationsübung des ICH BIN:

> Schließ die Augen und schau von innen auf den Punkt zwischen deinen Augenbrauen. Stell dir vor, wie dein Atem durch diesen Punkt ein und aus fließt. Bei jedem Einatmen denke das Wort »ich«, bei jedem Ausatmen das Wort »bin«.

Diese Übung, regelmäßig praktiziert, führt in die Akzeptanz. Ich werte nicht, sage nicht: »Ich bin gut oder schlecht, ich bin schön oder hässlich«, sondern sage einfach: »Ich bin.« Es zählt das Sein und nicht mehr das Sosein. Wer es gern lateinisch mag, versuche die Übung mit den Worten »Ego sum«.

Die Übersetzung des göttlichen Namens »Jehova« lautet »Ich bin, der ich bin«. Der Name ist Ausdruck der göttlichen Selbsterkenntnis. Bevor das Göttliche erwachte, befand es sich in einem Zustand der chaotischen Unbewusstheit. Gott war ein unklarer, unformulierter, chaotischer Gedanke. Er erwachte in dem Augenblick, als er den Gedanken des ICH

BIN dachte. Diese beiden Wörter gaben seinen Gedanken die erste Form. Die Selbsterkenntnis Gottes war der Anfang der Schöpfung. Diesen Vorgang beschreibt der Autor des Johannesevangeliums mit dem ersten Satz seiner Frohen Botschaft: »Im Anfang war das Wort, und das Wort war bei Gott, und Gott war das Wort, und es war schon im Anfang bei ihm.«

Das Mysterium der Ewigkeit besteht darin, dass sie keinen Anfang und kein Ende hat. Als Gott erwachte, bemerkte er, dass es ihn immer schon gegeben hat. Gott ist Gedanke. Der Gedanke kann nicht fühlen. Gott musste einen Weg finden, sich selbst zu spüren. Der Schöpfer musste zur Schöpfung werden, um sich selbst erleben zu können. Vater, Sohn und Heiliger Geist sind die Synonyme für Schöpfer, Schöpfung und Lebensenergie. Alle drei sind eins. Auch die Christen glauben an die Einheit in der Dreifaltigkeit. Der Vater musste zum Sohne werden, um das Leben spüren zu können.

Gedanken der Hoffnung und Befürchtung sind nach vorn in die Zukunft gerichtet, Gedanken an Ärgerliches sind nach hinten in die Vergangenheit gerichtet. Unsere Erfahrungswirklichkeit aber ist immer der jetzige Augenblick. Aus dem *Jetzt* entsteht die Zukunft, aus dem *Jetzt* entsteht die Ewigkeit.

> Mach einmal am Tag die folgende Übung: Achte auf den Gedanken »bevor«. Achte auf den Gedanken, *bevor* du einen Raum betrittst, *bevor* du in eine Situation hineingehst, *bevor* du ein wichtiges Gespräch beginnst – und so weiter. Halt für einen Moment inne und achte auf den Gedanken »bevor…«.

Mithilfe dieser Übung können wir direkt und unmittelbar lernen, auf welche Weise wir unsere Realität erschaffen. Die Gedanken gehen uns voraus. Sie bereiten den Boden, den wir anschließend betreten.

Niemand kann dich zwingen

Du bist frei. Du bist der Boss.
Du bist der Herrscher über dein Ja und dein Nein.

Niemand kann dich zwingen zu denken, was du nicht denken möchtest.
Niemand kann dich zwingen zu glauben, was du nicht glauben möchtest.
Niemand kann dich zwingen zu sehen, was du nicht sehen möchtest.
Niemand kann dich zwingen zu hören, was du nicht hören möchtest.

Du bist frei. Du bist der Boss.
Du bist der Herrscher über dein Ja und dein Nein.

Niemand kann dich zwingen zu sagen, was du nicht sagen möchtest.
Niemand kann dich zwingen zu tun, was du nicht tun möchtest.
Niemand kann dich zwingen zu wollen, was du nicht willst.
Niemand kann dich zwingen zu sein, wie du nicht bist.

Du bist frei. Du bist der Boss.
Du bist der Herrscher über dein Ja und dein Nein.

Nur du entscheidest über dein Denken und Nicht-Denken,
dein Sprechen und Nicht-Sprechen, dein Tun und Nicht-Tun.
Mit deiner Freiheit kannst du dir selbst das größte Glück
  bescheren.
Mit deiner Freiheit kannst du dir selbst das größte
  Unglück bereiten.

Niemand kann dich zwingen, glücklich zu sein,
  wenn du unglücklich bist.
Niemand kann dich zwingen, den guten Tag zu wählen.

Reichtum und Glück

Die fünf Säulen der Meisterschaft sind der Weg zu Reichtum und Glück. Ich übernehme die Verantwortung für mein Leben, indem ich sie übernehmen will und glaube, dass ich sie übernehmen kann und darf. Auf diese Weise schaffe ich in mir die Voraussetzung dafür, dass Reichtum und Glück an meine Tür klopfen. An Türen mit dem Schild »Ich glaube nicht an meinen Reichtum, ich glaube nicht an mein Glück«, da klopfen sie auch nicht an. An Türen mit dem Schild »Ich glaube an meinen Reichtum, ich glaube an mein Glück«, da klopfen sie gern an.

Und wenn sie anklopfen, muss ich den Mut haben, die Tür zu öffnen. Ich muss den Mut haben, den Reichtum und das Glück in mein Leben einzulassen.

Manchmal aber fällt es schwer, beides auf Anhieb zu erkennen. Denn oft sehen Reichtum und Glück anders aus, als man sie sich vorgestellt hat. Manche Ereignisse erweisen sich erst später als bereichernde und glückliche Gelegenheiten. Zuweilen erkennt man die beiden erst, wenn man sie in sein Haus eingelassen hat.

Und ein Mensch, den andere für arm halten, kann reich sein. Wo ist seine Armut, wenn er sie nicht sieht? Ebenso wie ein Mensch, den andere für reich halten, arm sein kann. Wo ist sein Reichtum, wenn er ihn nicht sieht? – Es gab einmal eine weltweite Umfrage nach dem subjektiven Lebensgefühl. In den ärmsten Ländern dieser Erde sagten prozentual mehr Menschen, dass sie glücklich seien, als es in den reichen Ländern der Fall war.

Vor kurzem hörte ich im Radio ein Interview mit einer Frau, die bereits seit zehn Jahren ohne Geld auskommt. Begonnen hat sie mit der Gründung eines Tauschrings. Die Menschen tauschen ihre Fähigkeiten aus, und so erhält jeder Leistung ohne Bezahlung. Der Maurermeister renoviert das Haus des Bäckers, der ihm dafür eine Zeit lang Brot und Kuchen gibt – und so weiter. Sie hat das Konzept für sich selbst weitergeführt und gelernt, ganz ohne Geld auszukommen. Sie hat über ihre Erfahrungen ein Buch geschrieben und hält Vorträge darüber. Dazu wird sie von Gastgebern eingeladen und erhält Kost und Logis.

In dem Interview sagte sie, dass sie in den letzten zehn Jahren zu einer glücklichen Frau geworden ist. Während der Sendung wurden Anrufer zugeschaltet, die Fragen stellen oder ihre Meinung äußern konnten. Wenige Anrufer gaben eine positive Resonanz, die meisten kritisierten die Frau. Sie wiesen auf die Probleme hin, die ein Leben ohne Geld mit sich bringe. Sie sprachen von den Kosten einer Krankheit, von Altersversicherung und so weiter. Die Frau beschrieb, was sie *tat*, die Anrufer beschrieben *Zustände*.

Mir fiel auf, dass sich einige von ihnen ziemlich aggressiv äußerten. Sie schienen sehr verärgert zu sein über diese glückliche Frau im Studio, die sehr freundlich war und immer wieder darauf hinwies, sie wolle auf keinen Fall andere bekehren. Sie habe dieses Leben für sich gewählt mit allen Konsequenzen und verlange nicht, dass andere genauso leben sollten. Dennoch hatte ich den Eindruck, mancher Anrufer wäre gelassener geblieben, wenn jemand im Studio von seinem Leid und Unglück berichtet hätte.

Glück erfordert Mut. Der Glückliche hat den Mut, auf seine innere Stimme zu hören, die ihn auffordert zu tun, was ihn glücklich machen wird. Die innere Stimme sagt: »Tu, was dir Freude bereitet.« Der Unglückliche traut sich nicht zu tun, was ihn glücklich machen könnte. Er hat Angst vor der Meinung der anderen. Mancher befürchtet, egoistisch zu sein, wenn er seiner Freude folgt. Doch wer aus Angst vor Egoismus sein inneres Licht nicht anzündet, beteiligt die anderen nur an seiner Dunkelheit und wird somit auch seiner Verantwortung nicht gerecht.

Glück ist innerer Reichtum. Wenn ich glücklich bin, fühle ich das Leben in mir. Ich bin erfüllt von dem, was mir Freude bereitet. Der Besitz eines tollen Autos kann mich allein nicht glücklich machen. Das Auto aber auszusuchen, es zu kaufen, es zu fahren, es anzusehen und zu berühren, macht mich (womöglich) glücklich. Wenn ich im Alter auf mein Leben zurückschaue, bewegt mich weniger das, was ich alles besessen, als vielmehr das, was ich *getan* habe.

Reichtum entsteht durch Investition. Ich muss bereit sein, etwas in mein Leben einzubringen, nur so kann mein Leben mich erfüllen. Zur Zeit Jesu hieß eine griechische

Währungseinheit »Talent«. In dem Gleichnis von den anvertrauten Talenten erzählt Jesus die Geschichte eines reichen Mannes, der sein Geld vor einer Reise ins Ausland den zurückbleibenden Knechten übergibt. Die Aufteilung entspricht den Fähigkeiten der Knechte. Der eine erhält fünf Talente, ein anderer zwei, ein dritter bekommt nur ein Talent. Während der Abwesenheit ihres Herrn handeln die ersten beiden mit dem anvertrauten Geld und verdoppeln es. Aus fünf werden zehn, und aus zwei werden vier Talente. Der dritte Knecht ist ängstlich. Er befürchtet, das eine Talent zu verlieren, und vergräbt es. Bei seiner Rückkehr fragt der Herr die Knechte, was aus dem Geld geworden ist. Die ersten beiden belobigt und befördert er. Den dritten Knecht trifft die Wut des Herrn, der ihm vorhält, nichts riskiert zu haben. Die Rechtfertigung des Knechts, er habe aus Angst gehandelt, stößt auf kein Verständnis. Der Herr nimmt ihm das Talent weg und gibt es dem, der bereits zehn hat. »Denn wer hat, dem wird gegeben, und wer nichts hat, dem wird selbst das wenige genommen.«

Wer den Sinn seines Lebens wissen und verantwortlich leben möchte, muss in den Koffer schauen, den er auf seiner Reise in das irdische Dasein mitgenommen hat. Der Koffer ist mit Träumen, Talenten und Freuden gefüllt.

Das Leben, die Liebe und du

*Manchmal glaubst du, du müsstest gegen das Leben
 ankämpfen.
Manchmal glaubst du, das Leben wäre gegen dich.*

Doch nun sieh: Du selbst bist Teil des Lebens.
  Du bist das Leben selbst.
Du darfst vertrauen. Das Leben und du,
  ihr seid immer in der Überzahl.

Manchmal glaubst du, dir die Liebe verdienen zu müssen.
Manchmal glaubst du, ungeliebt zu sein.
Doch nun sieh: Du selbst bist Teil der Liebe.
  Du bist die Liebe selbst.
Du darfst vertrauen. Die Liebe und du,
  ihr seid immer in der Überzahl.

Manchmal glaubst du, allein gegen die ganze Welt zu sein.
Manchmal glaubst du, einsam und verlassen zu sein.
Doch nun sieh: Die Sterne am Himmel behüten dich.
  Du darfst vertrauen.
Das Leben, die Liebe und du, ihr seid immer in der Überzahl.

Du hattest keinen Körper und wurdest geboren.
Du warst ein Kind und wurdest erwachsen.
Du warst klein und wurdest groß. Du darfst vertrauen.
Das Leben, die Liebe und du, ihr seid immer in der Überzahl.

Du warst krank und wurdest gesund.
Du warst schwach und wurdest stark.
Du schliefst ein und wurdest wach. Du darfst vertrauen.
Das Leben, die Liebe und du, ihr seid immer in der Überzahl.

Dir war kalt, und du wurdest gewärmt.
Du warst hungrig und wurdest satt.
Du warst wehrlos und bekamst Schutz. Du darfst vertrauen.
Das Leben, die Liebe und du, ihr seid immer in der Überzahl.

Du warst traurig und bekamst Trost.
Du hast geweint und wieder gelacht.
Du lagst am Boden und hast wieder getanzt. Du darfst vertrauen.
Das Leben, die Liebe und du, ihr seid immer in der Überzahl.

Deine Vergangenheit wurde zur Gegenwart.
Deine Gegenwart wird zur Zukunft.
Deine Nacht wird zum Tag. Du darfst vertrauen.
Das Leben, die Liebe und du, ihr seid immer in der Überzahl.

Das Vaterunser und die Bergpredigt: Die Essenz

Die Themen der drei Grade standen auch im Zentrum der Lehre Jesu Christi:

- *Der erste Grad:* die (Selbst-)Liebe. »Liebe deinen Nächsten wie dich selbst.«
- *Der zweite Grad:* die Vergebung. »Vergebet um der Liebe willen.«
- *Der dritte Grad:* die Verantwortung. »Was du antust dem Geringsten, das hast du mir getan.«

Die Botschaften des Reiki stimmen mit den Botschaften Jesu überein. So wie man Reiki nicht mit dem Verstand erfassen, sondern nur erfahren kann, so wies auch der Meister der Liebe darauf hin, dass seine Botschaft, sein Evangelium, nicht verstanden, sondern erlebt werden muss. Er sagte seinen Schülern: Meine Botschaft ist eine Botschaft für das Herz, nicht für den Kopf. Denkt nicht nur über meine Worte nach, sondern fühlt den Inhalt meiner Worte auch in euch. Ich lebe, was ich sage; ich bin, was ich predige. Nehmt meine Botschaft ganz in euch auf. »Esset mich, trinket mich; dies ist mein Leib, dies ist mein Blut.«

Die Worte des »Vaterunser« und der Bergpredigt sind die

Essenz der Botschaft des Meisters der Liebe. Für mich sind sie zugleich die Essenz der drei Reiki-Grade.

Das Vaterunser

Jesus stellte dem richtenden und strafenden Gott, an den seine Mitmenschen glaubten, das Bild des Vaters gegenüber. Für Jesus war Gott der Vater, der nicht urteilt und bestraft, sondern Geborgenheit und Liebe gibt. Zu ihm kann der verlorene Sohn jederzeit zurückkehren. Er braucht keine Angst zu haben. Bei seiner Rückkehr wird ein Fest gefeiert.

Für Jesus war der Himmel Synonym für das Innere, die Erde stand für das Äußere:

- *Vater unser, der du bist im Himmel*, bedeutet, dass Gott in meinem Inneren ist.
- *Geheiligt sei dein Name:* Wenn Gott in mir ist, dann ist mein Name einer der vielen Namen Gottes. Erst wenn ich meinen Namen als wahrhaft göttlich annehme, kann ich mich mit Gott ganz verbunden fühlen.
- *Dein Reich komme:* Ich darf vertrauen. Es wird schon alles gut werden. Alles im Universum strebt nach Erfüllung. Jedes Samenkorn strebt danach zu werden, wozu es bestimmt ist. So wie eine Raupe zum Schmetterling wird, so wird auch meine Seele wachsen und sich weiterentwickeln, ohne dass ich besondere Regeln einhalten muss. Meine Teilnahme am Leben reicht vollkommen aus.
- *Dein Wille geschehe wie im Himmel, so auf Erden:* Die Glaubenssätze, die ich verinnerlicht habe, entscheiden über

meine Erfahrungen. Nur wenn ich an das Gute und Schöne glaube, kann es mir im Außen begegnen. Wenn ich in meinem Innern glaube, die Welt sei schlecht, werde ich es auch im Außen so erfahren.

- *Unser täglich' Brot gib uns heute:* Zur Selbstliebe gehört, dass ich meine Bedürfnisse achte. Ich muss mir zu essen geben, wenn ich hungrig bin; ich muss mir zu trinken geben, wenn ich durstig bin. Nur wenn ich gelernt habe, meine Bedürfnisse wahrzunehmen, werde ich sie auch bei meinen Nächsten erkennen können. Wenn der liebe Gott mir einen Tisch mit den besten Speisen bereitet und ich gehe nicht dran, hat er keine Chance, mich zu nähren.

- *Vergib uns unsere Schuld:* Alle Gedanken, die ich von meiner Geburt an bis zum heutigen Tag gedacht habe, alle Gefühle, die ich von meiner Geburt an bis zum heutigen Tag gefühlt habe, alle Ereignisse, die ich von meiner Geburt an bis zum heutigen Tag erfahren habe, ließen mich zu dem Menschen werden, der ich nun bin. Hätte ich nur einen Gedanken anders gedacht, ein Gefühl anders gefühlt, eine Situation anders erlebt, wäre ich in diesem Moment nicht der, der ich bin. Und wenn ich in diesem Moment sagen kann: »Ja, so, wie ich jetzt bin, bin ich in Ordnung«, habe ich mir damit die Absolution für alle Gedanken, alle Gefühle und alle Ereignisse in meinem Leben erteilt. Da ist kein Platz mehr für Schuldgefühle.

- *Wie auch wir vergeben unseren Schuldigern:* Das, was ich mir selbst zugestehe, gestehe ich auch den anderen zu. Ich akzeptiere ihre Gedanken, Gefühle und Handlungen. Solange ich im Streit mit anderen lebe, kann ich den Frieden in mir selbst nicht finden.

- *Führe uns nicht in Versuchung:* Solange ich mein Glück in der Zukunft suche, werde ich es in der Gegenwart nicht finden. Meine Seele hat sich auf diesen Planeten begeben, um den jetzigen Moment zu erleben. Solange ich glaube, der Grund meines Daseins offenbare sich mir zu einem späteren Zeitpunkt, verpasse ich den Augenblick.
- *Sondern erlöse uns von dem Übel:* Jede Entscheidung, die ich treffe, ermöglicht mir eine Erfahrung, die sowohl angenehme wie unangenehme Aspekte enthält. Nie kann ich nur den Tag, nie muss ich nur die Nacht erleben. Mit jeder Entscheidung schlage ich eine *Richt*ung ein, somit ist jede Entscheidung *richt*ig. Das Übel liegt nicht in der Entscheidung selbst, sondern in der Frage, ob sie gut oder schlecht für mich ist. Akzeptiere ich, dass jede Entscheidung richtig ist, kann sich mein Zweifel in Vertrauen verwandeln.

Ich werde da sein

Beachte deinen Atem.
Denk beim Einatmen: »Ich…«, beim Ausatmen: »…bin.«
»Ich bin.«

Dein Atem ist Symbol für dein Leben.
Dein Atem ist Symbol für dein Dasein.
Du atmest, du bist.

Du atmest, du bist.
Du bist da, wenn du dich brauchst.
Du darfst dir vertrauen, darfst an dich glauben.

Dein Atem ist Beweis für dein Leben.
Dein Atem ist Beweis für dein Dasein.
Du atmest, du bist.

Du atmest, du bist.
Du bist da, wenn du dich brauchst.
Du darfst dir vertrauen, darfst an dich glauben.

Die Bergpredigt

Die Kirchen verwenden das Wort »selig« im Sinne von »frei von Sünde«. Die ursprüngliche Bedeutung des Wortes »selig« lautet: »gnädig, gütig, fröhlich«. Die Sätze der Bergpredigt sind Worte der Hoffnung. Jesus wollte den Menschen ihre Angst nehmen, er wollte ihnen (Selbst-)Vertrauen vermitteln. Er sagte ihnen: »Seid frohen Mutes.«

- *Selig sind, die da geistlich arm sind; denn das Himmelreich ist ihnen:* Manchmal hat mein Verstand tausend Fragen. Er fragt: »Was ist der Sinn des Lebens? Was ist meine Aufgabe, wo ist mein Ziel? Welches sind die Regeln, die mir Orientierung geben?« Doch ist das Leben permanente Veränderung. So lauten auch die Antworten auf meine Fragen immer wieder anders. Eine Antwort, die in diesem Augenblick stimmt und im nächsten Augenblick nicht mehr, kann mich nicht befriedigen. Also kann ich die Suche nach Antworten aufgeben. Sobald ich nicht mehr nach Antworten suche, setzt Entspannung ein. Wenn ich nicht mehr nach Antworten suche, kann ich den Augenblick genießen.

Der Meister der Liebe sprach: »Seid frohen Mutes. Selig sind, die da geistlich arm sind, denn das Himmelreich ist ihnen.«

- *Selig sind, die da Leid tragen; denn sie sollen getröstet werden:* Manchmal glaube ich in Zeiten des Kummers, mein Schicksal sei besiegelt. Wenn es mir schlecht geht, befürchte ich, es könnte für immer schlecht bleiben. Doch wie Ebbe und Flut, wie Tag und Nacht, so wechseln auch meine Gefühle. Nach Zeiten der Traurigkeit kommen Zeiten der Freude, und nach Zeiten des Leids kommen Zeiten des Glücks. Der Meister der Liebe sprach: »Seid frohen Mutes. Selig sind, die da Leid tragen; denn sie sollen getröstet werden.«

- *Selig sind die Sanftmütigen; denn sie werden das Erdreich besitzen:* Manchmal habe ich Angst davor, schwach, hilflos und angreifbar zu sein. Manchmal habe ich Angst, ich könnte mich verletzen. Deshalb baue ich oft eine Mauer um mich herum, die mich vor Verletzung schützen soll. Doch die Mauer, die mich schützen soll, schützt mich in Wahrheit nur vor dem Leben selbst. Die Mauer, die mich schützen soll, verhindert, dass ich das Leben in ganzem Umfang genießen kann. Nur wenn ich bereit bin, die Mauern um mich herum einzureißen, kann ich den Reichtum des Lebens erfahren. Ich brauche den Mut, sanft zu sein. Ich brauche den Mut, vor mir selbst und anderen Gefühle zu zeigen. Der Meister der Liebe sprach: »Seid frohen Mutes: Selig sind die Sanftmütigen; denn sie werden das Erdreich besitzen.«

- *Selig sind, die da hungert und dürstet nach Gerechtigkeit;*

denn sie sollen satt werden: Manchmal frage ich mich, warum es so viel Leid auf Erden gibt, warum Menschen verhungern, während andere in Saus und Braus leben, warum Menschen krank sind und andere vor Gesundheit strotzen? Doch das Göttliche ist allumfassend, und daher kann nur der zum Göttlichen gelangen, der allumfassend gelebt hat. Keine Erfahrung darf fehlen, alles gehört dazu. Die Seele will wissen, wie es ist, Mann zu sein, wie es ist, Frau zu sein, wie es ist, Opfer und Täter, König und Bettler zu sein. Sie will alles erfahren, alles erleben. Die Seele hat einst die Quelle des Göttlichen verlassen und sich auf den Weg der Erfahrung begeben. Auf diesem Weg wird alles ausgeglichen. Unglück wird durch Glück, Traurigkeit durch Freude und Angst durch Geborgenheit ausgeglichen. Der Meister der Liebe sprach: »Seid frohen Mutes. Selig sind, die da hungert und dürstet nach Gerechtigkeit; denn sie sollen satt werden.«

- *Selig sind die Barmherzigen; denn sie werden Barmherzigkeit erlangen:* Manchmal ärgere ich mich über mich selbst, und manchmal ärgere ich mich über andere. Doch ist jeder Ärger ein Rucksack, den ich auf meiner Schulter trage. Erst wenn ich den Rucksack fallen lasse, meinen Ärger loslasse, mich nicht mehr über mich und andere ärgere, fällt die Last von mir ab. Traue ich mich, mir und anderen zu vergeben, wird mein Leben leichter. Der Meister der Liebe sprach: »Seid frohen Mutes. Selig sind die Barmherzigen; denn sie werden Barmherzigkeit erlangen.«

- *Selig sind, die reinen Herzens sind; denn sie werden Gott schauen:* Manchmal beurteile ich mich und andere, glaube zu wissen, was gut und was schlecht, was schön und was hässlich, was göttlich und was teuflisch ist. Doch ist alles von Gott erschaffen, und die einzige Quelle, die ihm zur Verfügung stand, war er selbst. Es gab nichts vor ihm und nichts neben ihm. Gott hat aus sich selbst erschaffen. Deshalb ist ALLES, WAS IST, Gott selbst. Das vermeintlich Gute ist Gott, das vermeintlich Schlechte ist Gott, das vermeintlich Schöne und Hässliche, Liebenswerte und nicht Liebenswerte ist Gott. »Gott in allem« kann ich erst erkennen, wenn ich nicht mehr zwischen Gott und Teufel trenne. Wenn ich nicht mehr beurteile, was gut und was böse, was schön und was hässlich, was liebenswert und nicht liebenswert ist, kann ich Gott in allen Dingen sehen. Wenn ich nicht mehr beurteile, was an mir selbst gut und was schlecht, was an mir schön und was hässlich, was an mir liebenswert und was nicht liebenswert ist, kann ich in meinen Augen die Augen Gottes sehen. Der Meister der Liebe sprach: »Seid frohen Mutes. Selig sind, die reinen Herzens sind; denn sie werden Gott schauen.«

- *Selig sind die Friedfertigen; denn sie werden Gottes Kinder heißen:* Manchmal bin ich unzufrieden mit mir und meinem Leben. Dann denke ich, es könnte besser sein als jetzt, es müsse anders sein als so. Doch solange ich unzufrieden mit mir bin, streite ich mit mir. Solange ich unzufrieden mit meinem Leben bin, streite ich mit meinem Leben. Ein Kind fühlt sich zerrissen, wenn im Haus der Eltern Streit und Unverständnis herrschen. Ein Kind fühlt sich geborgen, wenn im Haus der Eltern Frieden und Einverständnis sind. Der Meister der Liebe sprach: »Seid frohen Mutes. Selig sind die Friedfertigen; denn sie werden Gottes Kinder heißen.«

- *Selig sind, die um der Gerechtigkeit willen verfolgt werden; denn das Himmelreich ist ihnen:* Manchmal mache ich mir Gedanken darüber, wie andere über mich denken. Manchmal glaube ich, andere hätten Macht über mich, könnten mir schaden, wenn ich nicht so bin wie sie, wenn ich nicht so handle, wie sie es erwarten. Doch ist jeder Mensch einzigartig, und jeder Mensch geht seinen eigenen, individuellen Lebensweg. Wenn ich meinen Weg gehe, gehe ich in meine Richtung. Wenn ich in meine Richtung gehe, gehe ich den richtigen Weg. Ich muss mir zutrauen, meine eigenen Erfahrungen zu machen. Ich darf keine Angst vor denen haben, die schlecht über mich reden, weil ich in meine Richtung gehe. Der Meister der Liebe sprach: »Seid frohen Mutes. Selig sind, die um der Gerechtigkeit willen verfolgt werden; denn das Himmelreich ist ihnen.«

Tu es auf deine Weise

Der Meister der Liebe sprach zu seinen Schülern:
Ich bin der Weg, die Wahrheit und das Leben.

Ich gehe meinen Weg, ich erkenne meine Wahrheit,
 ich lebe mein Leben.
Folge mir nach. Mach es wie ich.

Geh deinen Weg, erkenn deine Wahrheit, leb dein Leben.
Tu es auf deine Weise.

Das Leben braucht dich, um leben zu können.
Das Leben braucht dich, um da zu sein.
Lebe! Tu es auf deine Weise.

Die Liebe braucht dich, um lieben zu können.
Die Liebe braucht dich, um da zu sein.
Liebe! Tu es auf deine Weise.

Die Berührung braucht dich, um berühren zu können.
Die Berührung braucht dich, um da zu sein.
Berühre! Tu es auf deine Weise.

Das Wort braucht dich, um gesprochen zu werden.
Das Wort braucht dich, um da zu sein.
Sprich! Tu es auf deine Weise.

Der Gedanke braucht dich, um gedacht zu werden.
Der Gedanke braucht dich, um da zu sein.
Denke! Tu es auf deine Weise.

Das Gefühl braucht dich, um gefühlt zu werden.
Das Gefühl braucht dich, um da zu sein.
Fühle! Tu es auf deine Weise.

Die Umarmung braucht dich, um umarmen zu können.
Die Umarmung braucht dich, um da zu sein.
Umarme! Tu es auf deine Weise.

Der Meister der Liebe sprach zu seinen Schülern:
Ich bin der Weg, die Wahrheit und das Leben.

Folge du mir nach. Mach es wie ich.
Tu es auf deine Weise.

Dritter Teil

ÜBUNG UND ANWENDUNG

Das Reiki-Fundament

Die Geschichte des Reiki – Wahrheit und Legende

Es existieren mehrere Versionen über die Entstehung der Reiki-Tradition. Keine von ihnen ist belegt. Bei allen Geschichten handelt es sich mehr oder weniger um Legenden.

Der Kriminalbeamte in mir würde es wie folgt beschreiben: Es gibt in diesem Fall keinen objektiven Tatbefund. Die meisten Erkenntnisse beruhen auf den Aussagen längst verstorbener Zeugen. Die Weitererzählung einer historischen Begebenheit von Mund zu Mund gewährleistet zwar eine lange Überlebensdauer im Bewusstsein der Menschen, der Wahrheitsgehalt der Überlieferung aber nimmt im Laufe der Zeit eher ab. Manche Details werden ausgeschmückt, andere hinzugefügt, wieder andere weggelassen. Das Einzige, was bei diesem Fall wirklich sicher ist, ist der Name des Täters: Mikao Usui. Auch seine Personalien stehen fest: Er wurde am 15. August 1865 in der japanischen Provinz Gifu geboren. Sein Todestag ist der 9. März 1926. Die Rekonstruktion seines Lebens gestaltet sich jedoch schwierig. Manche behaupteten, Herr Usui sei ein Gelehrter mit Doktorhut gewesen, andere wiederum beschrieben ihn als einfachen Handwerker. Wie sein Werdegang auch immer verlaufen sein mag, sicher ist, dass er eines Tages begann, anderen Menschen die Lehre des Reiki zu vermitteln.

Die »Aussendung der Zwölf« aus dem 9. Kapitel des Lukasevangeliums ist meine Lieblingsversion von der Entstehung des Reiki: »Als er aber die Zwölf zusammengerufen hatte, gab er ihnen Kraft und Vollmacht über alle Dämonen und zur Heilung von Krankheiten. Und er sandte sie, das Reich Gottes zu predigen und die Kranken gesund zu machen. Und er sprach zu ihnen: ›Nehmt nichts mit auf den Weg, weder Stab noch Tasche, noch Brot, noch Geld, noch soll jemand zwei Unterkleider haben. Und in welches Haus ihr eintretet, dort bleibt, und von da geht weiter! Und wo immer sie euch nicht aufnehmen werden – geht fort aus dieser Stadt und schüttelt auch den Staub von euren Füßen, zum Zeugnis gegen sie!‹ Sie gingen aber hinaus und durchzogen die Dörfer nacheinander, indem sie die gute Botschaft verkündigten und überall heilten...«

Das Neue Testament hat die Botschaft des Meisters der Liebe zum Inhalt. Diese Botschaft fließt ein in die Themen der drei Grade. In diesem Sinne ist das Neue Testament eines der ältesten Reiki-Bücher überhaupt. Nach einer der Legenden über die Entdeckung des Reiki durch Herrn Usui war die Aussendung der Zwölf der Ursprung seiner Suche. Ebendieser Legende zufolge war Usui Lehrer für christliche Religion.

Eines Tages wurde er von seinen Schülern gefragt, warum die Jünger Jesu mit ihren Händen heilen konnten. Dass Jesus es konnte, war ihnen begreiflich, schließlich war er ein erleuchteter Meister. Aber wie konnte es sein, dass dieser

Meister seine Schüler befähigte, es ihm gleichzutun? Der Auftrag an die Jünger zu heilen setzte den Glauben voraus, dass sie dazu auch in der Lage wären. Doch auf welche Weise hatten sie die Fähigkeit erlangt? Schließlich ist in der Bibel dokumentiert, dass keiner der Jünger von der seelischen Entwicklung her an Jesus heranreichte. Oft wurden sie von ihm wegen ihrer Kleingläubigkeit gescholten. Und doch bewirkten sie später Wunder. Sie heilten die Menschen durch die besondere Kraft ihrer Hände. Wie war das möglich?

Diese Frage ließ Herrn Usui nicht mehr los. Er machte sich auf die Suche nach der Antwort.

Da ihn das Studium der vorhandenen Literatur nicht voranbrachte, beschloss er, im Inneren weiterzustudieren. Er suchte einen schönen Platz im Freien und begann zu meditieren. Er hatte sich die Spitze eines Berges ausgesucht. Er legte 21 Steine vor sich hin. Jeden Tag entfernte er einen Stein. Er hatte sich vorgenommen, längstens 21 Tage zu meditieren. Wenn er dann die Antwort nicht hätte, würde er seine Bemühungen aufgeben.

In der letzten Nacht, kurz bevor er seine Meditation abbrechen wollte, sah er ein Licht – so hell und intensiv, wie er es niemals zuvor gesehen hatte. Er spürte, dass sich das Licht in seine Stirn einbrannte. Er wusste, dass es die Antwort auf seine Frage war: Es war *Licht*, das heilte. Es war Licht, das aus den Händen der Meister und ihrer Jünger strömte. Und ab dieser Nacht brannte es auch in ihm. Der Kurama Yama in der Nähe der japanischen Stadt Kyoto war für Mikao Usui zum Berg der Erleuchtung geworden. Die Einweihung des ersten Reiki-Lehrers der Neuzeit war vollbracht.

Die Legende berichtet weiter, dass sich Herr Usui bereits während des Abstiegs vom Berg mit den Anwendungsmöglichkeiten seiner neuen Fähigkeit vertraut machen konnte. Obwohl er 21 Tage auf dem Berg verbracht hatte, während deren er sich mehr um sein seelisches als um sein körperliches Wohlergehen gekümmert hatte, fühlte er sich kräftig wie nie zuvor. »Fit wie ein Turnschuh«, um es salopp zu formulieren, rannte er den Berg hinunter. Dabei stolperte er über einen Stein und zog sich eine Risswunde am Fuß zu. Herr Usui hatte zum ersten Mal die Gelegenheit, sich von der heilenden Kraft des Lichts zu überzeugen. Er legte seine Hand auf die Wunde, die daraufhin unverzüglich verheilte. Herr Usui konnte seinen Weg ins Tal unbeschwert fortsetzen.

Dort angekommen, suchte er eine Gaststätte auf, um eine herzhafte Mahlzeit zu sich zu nehmen. Nun ist allgemein bekannt, dass sich so etwas wie die »gutbürgerliche« Küche nicht unbedingt für ein Fastenbrechen nach 21 Tagen Nulldiät eignet. Herr Usui ignorierte die entsprechenden Warnungen des Gastwirtes, der sich mit fastenden Pilgern auskannte. Herr Usui vertraute seiner neu gewonnenen Energie und tat recht daran. Ohne Probleme konnte er Speis und Trank in vollen Zügen genießen.

Während ich gerade diese Zeilen schreibe, ruft mich eine Reiki-Meisterin an, die zurzeit ihre Reiki-Lehrerausbildung absolviert. Sie habe gestern an einem Gambaessen der Marke »All you can eat« teilgenommen und dabei gründlich über die Stränge geschlagen. Aufgrund ihrer derzeitigen Magenprobleme könne sie nur mit halber Kraft an dem heutigen Ausbildungstreffen teilnehmen. Den Rat, sich selbst mit

Reiki zu behandeln, brauchte ich ihr nicht zu geben, das weiß sie als angehende Reiki-Lehrerin selbst. Ich empfahl ihr noch einen hochprozentigen Kräuterschnaps…

Doch zurück zu unserem Ahnherrn des Reiki, Mikao Usui: Die nächste Gelegenheit, seine neuen Heilkräfte zu testen, ließ nicht lange auf sich warten. Noch während er in der Gaststätte weilte, berichtete ihm ein anderer Gast von den Zahnschmerzen seiner Enkelin. Leider könne er ihr keine ärztliche Behandlung zukommen lassen, dafür fehle ihm das Geld. Herr Usui ließ sich nicht lumpen, ging mit dem armen Mann nach Hause, legte dem Mädchen die Hände auf die Wange und befreite es von seinem Leid. Anschließend marschierte er weiter zu einem Kloster, dessen Abt ihm bekannt war. Dieser erzählte ihm von der schweren Arthritis, die seinen Gelenken seit geraumer Zeit zu schaffen machte. Herr Usui – man ahnt, was jetzt kommt – heilte die Krankheit des Kirchenmannes mit der Technik des Handauflegens.

Wie gesagt, es handelt sich um eine Legende, deren Wahrheitsgehalt zweifelhaft ist. Aber darauf kommt es meines Erachtens nicht an. Auch Jesus erzählte in seinen Gleichnissen von Ereignissen, die sich so niemals zugetragen haben. Die Geschichte von Jesus und seinen Jüngern ist selbst in großen Teilen ein Gleichnis. Gleichnisse sind Botschaften in Bildern. Entscheidend ist die Wahrheit, die in den Bildern steckt. Die Episode von dem armen Großvater, dessen Enkelin unter Zahnschmerzen litt, steht als Gleichnis für die Botschaft, man solle kein Geld für die heilende Energie verlangen. In der Tat war die Weitergabe ohne Gegenleistung Teil der reinen Lehre des Herrn Usui. Merkwürdigerweise verlangten in der Vergangenheit gerade diejenigen Reiki-Lehrer die höchsten Honorare, die für sich den Anspruch erhoben, die reine Lehre nach Dr. Usui zu vermitteln. Was die Preise anging, waren sie offenbar bereit, die reine Lehre ein wenig zu modifizieren.

Selbstverständlich nehme auch ich Geld für meine Seminare. Ich bin es mir wert, für meine Arbeit Energie in Form von Geld zu verlangen. Durch die Bezahlung zeigt ein Teilnehmer auch, dass er es mit seinem Wunsch, Reiki zu lernen, ernst meint.

Tradition ist die Bewahrung des Vergangenen. Das Wesen des Lebens aber ist die Veränderung. Gerade die Lehre von der universellen Lebensenergie sollte wahrhaft lebendig sein. Wir leben heute in einer anderen Zeit als unsere Vorfahren. Die politischen, kulturellen und technischen Umstände haben sich verändert. Wir sehen auf den Straßen andere Bilder als die Menschen der Vergangenheit. Mit den Worten beschreiben wir die Bilder, die wir sehen. Daher verändert sich auch unsere Sprache. Eine Tradition aber, die sich nicht weiterentwickelt, kann eines Tages die Menschen der Gegenwart nicht mehr erreichen. Wer zu sehr an dem Vergangenen haftet, spricht eine andere Sprache als diejenigen, deren Ohren er erreichen möchte. Diese Erfahrung machte in den letzten Jahren auch die Kirche.

Daher bezeichne ich mich nicht als traditionellen Reiki-Lehrer. Ich lehre kein Reiki der Vergangenheit, sondern lasse die Menschen an meinen jetzigen Erfahrungen mit der Technik und den Themen des Reiki teilhaben. Ich vermittle mein gegenwärtiges Verständnis des Reiki. Zudem könnte ich während meiner Seminare niemals auf den Einsatz eines modernen CD-Players verzichten...

An dem Tag, als Mikao Usui den japanischen Berg Kurama verließ, begann die neue Zeitrechnung des Reiki. Von da an widmete er sein Leben der heilenden Kraft des Lichts. Er heilte die Menschen, die zu ihm kamen; und wer es wollte, den weihte er ein. Er verband seine Schüler mit der Kraft des Lichts, sodass auch sie sich selbst und andere heilen konnten. Darüber hinaus brachte er einigen von ihnen bei, wie sie selbst andere mit der Kraft verbinden, sie einweihen konnten. Die Verbindung ist so stark, dass sie niemals mehr gelöst werden kann. Wer einmal in Reiki eingeweiht wurde, bleibt es für immer. Das ist eines der besonderen Geheimnisse des Reiki.

Traditionelles Reiki – Fünf Prinzipien und vier Symbole

Herr Usui lehrte seine Schüler fünf Prinzipien, die sie sich morgens und abends während ihrer Meditation ins Bewusstsein rufen sollten. Sie basieren auf den Grundsätzen der Akzeptanz und Gelassenheit, der Dankbarkeit, der Ehrlichkeit und des Mitgefühls. – Sie lauten: Gerade heute

1. sei nicht ärgerlich,
2. sorge dich nicht,
3. sei dankbar,
4. arbeite redlich,
5. sei nett zu den anderen.

Er empfahl ihnen, die Worte wie Mantren zu benutzen, damit sich die Botschaft in ihren Herzen entfalten könne.

Die Mantren wurden von manchen als Lebensregeln interpretiert. Doch das sind sie nicht. Regeln sind Gebote, die von mir getrennt sind. Ich stehe dem Gebot gegenüber und kann beurteilen, ob ich es befolge oder nicht. Das Gebot ist Grundlage für ein Urteil. Es wird mit den Worten »Du sollst…« oder »Du sollst nicht…« formuliert. Doch dafür waren die Prinzipien des Herrn Usui nicht gedacht. Sie sollten nicht außerhalb des Schülers stehen, sondern vielmehr zu dessen innerer Wahrheit werden. Akzeptanz und Gelassenheit, Dankbarkeit, Ehrlichkeit und Mitgefühl sollten das Wesen des Menschen prägen. Die fünf Prinzipien sind mehr ein »Ich will…« als ein »Ich soll…«.

Regeln sind Wegweiser, die Orientierung geben. Jemand hat mal sinngemäß gesagt, dass ein Mensch, der sein inneres Licht angemacht hat, keine Schilder mehr braucht, die ihm den Weg durch die Dunkelheit weisen. Die Botschaft lautet: Sei wachsam, und du wirst nicht fehlen.

Ich habe in meiner beruflichen Laufbahn als Polizist noch keinen getroffen, den ein Gesetz von einer Straftat abgehalten hätte. Fast alle Delinquenten, denen ich begegnete, hatten geglaubt, dass sie nicht erwischt würden. Es ist wie mit dem Glauben an den Tod. Auch von ihm sind nur andere betroffen… Die wenigsten können sich vorstellen, selbst zu sterben. Auch glauben die meisten Straftäter nicht, dass sie etwas »Böses« tun. Sie haben meist eine Rechtfertigung für ihr Handeln. Sie fühlen sich oft zu der Tat genötigt. »Was blieb mir denn übrig?«, fragten mich viele. »Ich hatte doch keine Wahl.«

Auf der anderen Seite begegne ich jeden Tag Menschen, die viel Gutes tun. Sie tun es nicht, weil das Böse verboten ist, sondern weil sie das Gute tun möchten. Sie brauchen keine Vorschrift für ihr Handeln. Sie haben einfach Freude daran. Etwas überzeichnet gesagt: Ich habe an meinem Badezimmerspiegel keinen Zettel angebracht, der mich täglich daran erinnern soll, dass ich gerade heute in der Fußgängerzone nicht Amok laufe. Ich brauche diesen Zettel nicht, weil ich dies ohnehin nicht tun würde. Wenn eine Verhaltensweise zur Natur geworden ist, benötigt man keine Vorschrift mehr für sie.

Meine täglichen Mantren sind »Friede sei mit dir, Peter« sowie das »Vaterunser«. Die fünf Reiki-Prinzipien findet man auch in diesen Mantren wieder. Die von Herrn Usui empfohlene Übung ist gut und wirkungsvoll. Durch die tägliche Ausführung werden die Worte in Gefühle verwandelt und somit zum Leben erweckt.

Das traditionelle Reiki vermittelt neben den fünf Prinzipien die mystische und energetische Kraft der vier Symbole »Cho Ku Rei«, »Sei Heki«, »Hon Sha Ze Sho Nen« und »Dai Komio«. Nach dieser Lehre kann nur jemand die Symbole, denen im ersten Teil des Buches ein eigenes Kapitel gewidmet ist (siehe Seite 102), in sich wirken lassen, der zuvor mit ihnen eingeweiht wurde. Ich kann mit diesem Gedanken nicht viel anfangen; er ist mir, ehrlich gesagt, zu abgehoben. Oder andersherum ausgedrückt: Für diesen Gedanken bin ich einfach zu bodenständig. Ich glaube nicht, dass sich die Symbole nur demjenigen zur Verfügung stellen, der zuvor mit ihnen eingeweiht worden ist. Wenn ein Mensch sich den Symbolen öffnen möchte, wird es so geschehen. Auch

Die vier traditionellen Reiki-Symbole

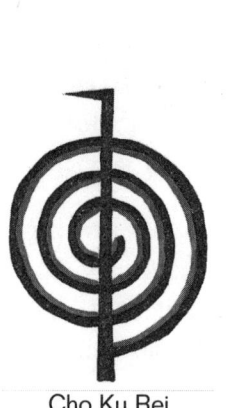
Cho Ku Rei

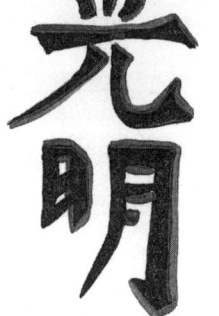
Dai Komio

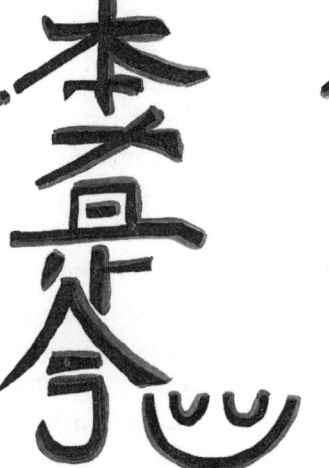
Sei Heki

Hon Sha Ze Sho Nen

die Sonne am Firmament ist ein Symbol. Sie steht für Wärme und Licht. Sie wärmt und leuchtet für jedes Lebewesen auf dieser Erde.

Ich glaube an die Wirksamkeit einer göttlichen Kraft, die ohne Umwege ihr Ziel erreicht. Um als Christ zu Gott zu beten, muss ich nicht mit dem Symbol des Kreuzes oder des Fisches verbunden sein. Meine Absicht zu beten ist für die Kontaktaufnahme mit dem Göttlichen vollkommen ausreichend. Für mich ist auch die Reiki-Behandlung eine Form des Gebets. Sie ist eine Bitte um Heilung. Der Heiler nimmt Kontakt mit der göttlichen Energie auf, für die er sich als Kanal zur Verfügung stellt. Um den Kontakt herzustellen, reicht die Absicht aus, es zu tun. Eine Mutter, die ihrem kleinen Kind, das hingefallen ist und sich die Knie aufgeschrammt hat, die Hände auflegt und beruhigende Worte spricht, denkt in diesem Moment nicht an ein Symbol. Die Worte und das Handauflegen wirken dennoch. Das Gebet für einen Freund, der in Not ist, ist ein Akt der Fernheilung. Wer glaubt, dass er dafür ein »Hon Sha Ze Sho Nen« braucht, begrenzt sich meines Erachtens.

Die Reiki-Behandlung: Einsatz, Wirkung, Adressaten

Es gibt keine Einschränkung für den Einsatz einer Reiki-Behandlung. Die Anwendungsgebiete und der Adressatenkreis für Reiki sind genauso universell wie die Lebensenergie selbst. Es gibt kein Symptom, bei dem der Einsatz von Reiki nicht angebracht wäre. Selbstverständlich ersetzt es keine ärztliche Behandlung. Bei einem Notfall kann man mit Handauflegen zwar keine klaffende Wunde schließen, aber man kann während der Operation den Patienten mittels Reiki beruhigen und so dabei helfen, dass der Eingriff ohne Schwierigkeiten gelingt. In einer amerikanischen Klinik wurde bei schweren Operationen eine Krankenschwester bzw. ein Pfleger damit betraut, während des Eingriffs die Hand auf die Stirn des Patienten zu legen. Die Statistik bewies, dass die Anzahl der Komplikationen rapide sank.

Nach meiner Erfahrung kann Reiki niemals schaden. Das heißt nicht, dass es jedem unmittelbar nach der Behandlung gut gehen wird. Das Gegenteil kann der Fall sein. Prozesse werden in Gang gesetzt, die zu Beginn auch schmerzlich sein können. Wenn man den seelischen Schmerz zulässt, den Prozess nicht wieder stoppt, kann es zur Heilung kommen.

Reiki hilft insbesondere bei der Bewältigung von und der Vorbereitung auf Stresssituationen aller Art. Die tägliche Selbstanwendung nutzt gerade Menschen, die beruflich viel mit den Emotionen anderer zu tun haben. Die tägliche Reiki-Übung hilft ihnen, die eigene innere Stabilität zu erhalten. Zugleich bietet ihnen Reiki die Möglichkeit, andere emotional zu stabilisieren. Eine Teilnehmerin meiner Kurse arbeitet mit Kindern, die als verhaltensauffällig gelten. Bei Bedarf nutzt sie Reiki, indem sie einem Kind die Hand auf die Schulter legt. Die Wirkung sei verblüffend, erzählte sie mir. Nie zuvor habe sie so freundliche Kinder unterrichtet. Andere Teilnehmer beschäftigen sich beruflich mit Geburtsvorbereitung, wieder andere begleiten Sterbende. Sie alle berichten, Reiki sei ein wichtiger Bestandteil ihrer Arbeit geworden.

Das Besondere an der Reiki-Technik ist, dass sie während der Behandlung sowohl dem Geber als auch dem Empfänger hilft. Gerade Physiotherapeuten wissen den Einsatz von Reiki sehr zu schätzen. Man könnte einmal folgendes Experiment durchführen: Zwei Massagepraxen eröffnen nebeneinander. In der einen Praxis wird während der Behandlung Reiki eingesetzt, in der anderen wird klassisch gearbeitet. Auch wenn die Patienten nichts von den besonderen Fähigkeiten der Mitarbeiter der ersten Praxis wüssten, bin ich überzeugt, dass die zweite Praxis bei theoretisch gleichen übrigen Bedingungen über kurz oder lang die Konkurrenz nicht überleben würde.

Reiki ist eine wunderbare Technik, die Selbstheilungskräfte anzuregen und so wieder zu einem echten Körperbewusstsein zurückzufinden. Tiere vertrauen ihren Selbstheilungskräften. Nur selten sichten Tierärzte in ihren Wartezimmern Patienten, die allein in die Praxis gekommen sind ... Wir Menschen, zumindest in diesem Kulturkreis, glauben hingegen, für alle Symptome ein Hilfsmittel in Anspruch nehmen zu müssen. Dass die Pillen und Spritzen den natürlichen Selbstheilungsprozess des Körpers manchmal auch stören können, bedenken nur die wenigsten.

Die klassische Reiki-Behandlung beruht auf siebzehn Positionen, die nacheinander »abgearbeitet« werden. Auch die Dauer ist festgelegt: Jede Position sollte drei Minuten lang behandelt werden.

Die ersten fünf Positionen betreffen den Kopf. Nacheinander werden Stirn, Schläfen, Ohren, Hinterkopf und der Hals behandelt. Dann geht es bei den Positionen sechs bis zehn weiter mit der vorderen Körperseite. Zunächst wird die rechte, dann die linke Bauchseite des Patienten behandelt. Anschließend wandern die Hände weiter zur Mitte des Bauches. Bei der neunten Position wird die eine Hand auf das Brustbein, die andere auf den Bereich unterhalb des Halses gelegt. Position zehn ist die Behandlung des Beckens und des Schambeins.

Nun ist die Rückenseite an der Reihe. Für die Positionen elf bis siebzehn wandern die Hände von oben ab der Schulter hinab bis zu den Füßen. Position elf behandelt die Schulteroberseite, Position zwölf die Schulterblätter. Danach geht es zur Körpermitte, dann weiter zum unteren Rücken. Position fünfzehn sind die Kniekehlen, sechzehn die Knöchel und siebzehn die Fußsohlen.

Ich habe in meiner Ausbildung diese klassischen Positionen gelernt und geübt. Zugleich wurde mir beigebracht, sie nicht als Dogma, sondern vielmehr als Orientierung zu betrachten.

Auch meine tägliche Reiki-Meditation beruht auf der Abfolge einzelner Handpositionen. Die Reihenfolge ist immer gleich. Das heißt nicht, dass die Meditation wirkungsloser wäre, wenn ich einen anderen Bewegungsablauf wählte. Das Ablaufschema ist eine Richtung, keine Verpflichtung. Dennoch halte ich es für wichtig, dass ein Schema beibehalten wird. Die Wirksamkeit einer Übung profitiert ebenso von einer zeitlichen wie von einer qualitativen Regelmäßigkeit. Der Bewegungsablauf ist quasi wie ein Mantra, dessen Wirkung durch die Wiederholung entsteht. Das gilt für Tai-Chi-, Qigong- und Yogaübungen gleichermaßen. Durch den immer wiederkehrenden Automatismus gelange ich schneller in einen meditativen Zustand. Auf die Dauer wird meine Meditation tiefer. Auch ein Hochspringer wechselt nicht von Wettkampf zu Wettkampf die Technik, die er aus dem Effeff beherrscht. Und bis er sie beherrschte, hatte er sie üben müssen.

Anders verhält es sich mit einer Reiki-Behandlung, die ich einem anderen zukommen lasse. Hierbei ist es nicht nötig, einen immer gleichen Ablauf zu wählen. Der Grund für das Übungsschema liegt einzig und allein in der Vertiefung meiner Meditation im Laufe der Zeit. Meine Meditationsübung begleitet mich womöglich bis an mein Lebensende. Kaum aber werde ich über Jahre hinweg täglich den gleichen Menschen behandeln. Bei der Behandlung eines anderen kommt es eher darauf an, in ihm kurz- oder mittelfristig einen heilenden Prozess in Gang zu setzen. Dabei werden je nach Mensch und Symptom die Schwerpunkte anders gesetzt. Der Heiler erkennt die Bedürfnisse des anderen und geht auf sie ein.

Grundsätzlich ist es sinnvoll, die Hände auf die schmerzenden Stellen zu legen. Zwar fließt die Lebensenergie unabhängig von der Handposition dorthin, wo sie gebraucht wird – wenn ich einem anderen Menschen Reiki geben möchte, um ihn zu beruhigen oder aber zu stärken, lege ich meine Hände auf seine Schultern –, dennoch tut es der schmerzenden Stelle gut, von den Händen des Heilers unmittelbar berührt zu werden.

Grundsätzlich gibt es nichts Lebendiges, was nicht regelmäßig eine zusätzliche Portion universeller Lebensenergie gebrauchen könnte. Was kaum einer weiß und nur wenige glauben: Auch Gegenstände sind lebendig. ALLES, WAS IST, besteht aus lebendiger und geistiger Energie. Gegenstände haben ein »Ich-Bewusstsein«, wie auch immer es beschaffen sein mag. Wer seinen Gegenständen Aufmerksamkeit schenkt, mit ihnen spricht, sie bewusst berührt, erfährt Resonanz.

Ich jedenfalls führe Dialoge mit meinem Auto. Jeden Morgen, wenn ich einsteige, begrüße ich es und erkläre ihm, wohin ich möchte und wann ich nach dem Aussteigen wiederkomme. Mein Wagen dankt es mir mit mittlerweile 250 000 Kilometern Fahrleistung und keinerlei Anzeichen, dass es bald mit unserer Beziehung vorbei sein könnte. Das Auto, mit dem ich heute zu Vorträgen und Seminaren fahre, hat mich schon vor zehn Jahren zu meinem Reiki-zwei-Seminar in den Westerwald gebracht. Mein Auto hat Freude daran, seiner Bestimmung zu folgen. Es fährt gern. Wer ständig mit seinem Auto schimpft, wird keine so guten Erfahrungen machen können. So kann es helfen, seinem Auto Reiki zu geben, wenn es mal nicht anspringen will.

Diese Lektion erteilte mir eine Teilnehmerin nach einem Reiki-Seminar an der Nordsee. Das Auto eines anderen Kursteilnehmers streikte, und ich versuchte, ihm zu helfen, dass es wieder in Gang käme. Wir schoben den Wagen an und ließen die Kupplung kommen, wir überbrückten die Batterie von meinem Wagen zu seinem Wagen, wir klopften mit einem Hämmerchen auf allen möglichen Teilen des Motors herum, nichts geschah. Unsere Bemühungen waren vergeblich. Als ich das Handy zur Hand nahm, um einen Reparaturnotdienst zu ordern, eilte die besagte Teilnehmerin heran und legte ihre Hände auf die Motorhaube. Mit geschlossenen Augen gab sie sich ihrer Reiki-Behandlung hin. Das Auto schien es zu genießen. Nach einigen Minuten ließ sie von dem Wagen ab und sagte: »So, das hätten wir. Setz dich rein und fahr los.« Der Mann tat wie ihm geheißen. Und tatsächlich: Der Motor sprang an. »Was man in meinen Seminaren alles lernen kann«, dachte ich staunend...

Ob es die Reiki-Technik eines Tages schaffen wird, Lehrfach im Rahmen der Berufsausbildung von Mechanikern zu werden, ist zweifelhaft. Bis in die Baumschulen jedoch hat sie es geschafft. Ein Teilnehmer meiner Kurse ist Förster und Reiki-Meister. Viele Menschen, die über den so genannten »grünen Daumen« verfügen, setzen Reiki ein. Pflanzen blühen unter dem Einfluss von Reiki-Händen geradezu auf.

Reiki zur Selbstanwendung

Reiki – Sein oder Tun?

Theoretische Abhandlungen sind ohne praktische Handlungen nur wenig wert. Denn was nutzen mir Konzepte, wenn ich sie nicht in die Tat umsetze? Was aber soll ich tun?

Ich könnte mir eine Liste mit Richtlinien erstellen, an denen ich mich orientieren möchte. Darauf könnte zum Beispiel stehen:

1. Ich kritisiere und verurteile mich nicht mehr.
2. Ich höre mehr auf die Stimme meines Herzens und weniger auf die Meinungen der anderen.
3. Ich stelle keine Ansprüche mehr an mich und andere.
4. Ich halte nicht allzu lange an meinem Ärger fest.
5. Ich mache keinen anderen mehr für meine Gedanken, meine Gefühle und die Ereignisse in meinem Leben verantwortlich.

Und so weiter. Diese Liste enthält Erkenntnisse, die sich aus den Themen der drei Grade ergeben. Sie sind Teil meiner Wahrheit, und ich stehe voll dahinter. Dennoch sind sie als Lebensregeln nicht zu gebrauchen. Auch Punkt drei dieser Liste ist in Wirklichkeit ein Anspruch, den ich an mich stelle.

Und wenn es mir nicht gelingt, muss ich sehen, dass ich Punkt vier befolge, ohne Punkt eins zu vernachlässigen...

Das Paradox ist, das man die Regeln erst dann wahrhaft befolgt, sobald man sich nicht mehr an ihnen orientiert. Wenn die Botschaft in meinem Herzen angekommen ist, brauche ich keine Regel mehr. Dann ist die Regel überflüssig: Ich tue es einfach. Die praktische Umsetzung bestimmter Erkenntnisse ist somit mehr Folge als Technik.

Was also kann ich tun? Es ist recht einfach: Man kann zum Beispiel täglich die Reiki-Meditation praktizieren, die ich im Folgenden beschreibe (siehe Seite 279) – und alles Weitere geschieht von ganz allein. Die Übung ist etwas, was ich sofort in die Tat umsetzen kann. Ich muss nicht vorher »meine Einstellung zu mir selbst und dem Leben ändern« oder sonst was veranstalten... Die Übung bewirkt die angemessene Veränderung von selbst. Wichtig ist es, ihre Wirkung nicht zu beurteilen. Es kommt einzig auf das Tun, nicht aber auf das Ergebnis an. Eine ständige »Ergebniskontrolle« würde Ihnen die Freude an der Übung verderben. Heute wirkt die Übung so, morgen wieder anders.

Die ersten Minuten des Tages verbringe ich bewusst mit dem wichtigsten Menschen in meinem Leben: Ich setze mich »zu mir selbst« hin und schenke meinen Gedanken und Gefühlen die Aufmerksamkeit, die sie verdient haben. Ich zentriere mich und richte mich zugleich auf die kommenden Ereignisse des Tages aus. Ohne mich läuft in meinem Leben nichts. Auch den anderen nutzt es nichts, wenn es mir selbst nicht gut geht. Ich zentriere mich und stelle die Verbindung zur göttlichen Kraftzentrale her. Wenn ich voller Power bin, profitieren auch die anderen davon.

Jede Meditationsform ist geeignet, sich zu zentrieren und auf den Tag einzustimmen. Doch die Reiki-Meditation ist einfach und ungemein effizient. Ich kenne keine wirksamere Methode. Die Übung ist – man gestatte mir wieder einen kleinen Abstecher in die Fußballersprache – der direkte Weg zum Tor. Reiki ist Tai Chi für Faule: Bei Letzterem muss man zuvor verschiedene Bewegungen einstudieren, beim Reiki reicht es, seine Hände über die Chakren (dazu später mehr) wandern zu lassen. Ob man es flüssig oder ungelenk, zügig oder behäbig macht, spielt für die Wirksamkeit keine Rolle.

Die Reiki-Meditation löst Blockaden in Körper und Aura. Meine Aura spiegelt meine Gedanken- und Gefühlswelt wider. Die Situationen in meinem Leben reflektieren wiederum den Zustand meiner Aura. Die Aura ist magnetisch, sie zieht nur an, was mit ihr in Resonanz steht. Meine Beziehungen zu anderen Menschen, meine Erfahrungen im Alltag können nicht besser oder schlechter als der Zustand meiner Aura sein. Die tägliche Reiki-Übung wirkt auf meine Aura und damit auf mein ganzes Leben ein. Was will ich mehr?

Die Meditation kann ohne Voraussetzung von jedermann praktiziert werden. Man muss nicht in einen Reiki-Grad eingeweiht sein, um die Übung auszuführen. Selbstverständlich kann eine Einweihung nicht schaden, sie wird die Wirksamkeit voraussichtlich verstärken. Dennoch glaube ich, dass die Energie durch einen Menschen ohne Reiki-Grad, der die Übung täglich praktiziert, stärker fließt als durch einen Reiki-Lehrer, der nur ab und an übt. Das soll natürlich niemanden davon abhalten, ein Reiki-Seminar zu besuchen – im Gegenteil!

Wie effizient derartige Reiki-Übungen oder -Meditationen sein können, soll die folgende Begebenheit illustrieren: Einer meiner langjährigen Freunde hatte mich als »harten Bullen« kennengelernt und war fasziniert von den spannenden Geschichten, die ich aus meinem Berufsleben zu erzählen wusste. Ich war damals mit Leib und Seele Kriminalbeamter und hatte daraus auch in meiner Freizeit keinen Hehl gemacht.

Zehn Jahre später musste mein Freund mit ansehen, wie ich durch Reiki zum »esoterischen Weichei« mutierte. Mein Selbstbild veränderte sich dramatisch, und der Spannungsbogen meiner Erzählungen flachte deutlich ab. Immer seltener sprach ich über actionreiche Polizeieinsätze. Die Protagonisten meiner Storys waren nicht mehr schlimme Buben und aufrechte Kommissare, sondern vielmehr »Reiki-Leute« ersten, zweiten und dritten Grades. Da mein Freund mehr über diese merkwürdige »Sekte« wissen wollte, der ich offensichtlich verfallen war, kaufte er sich ein Reiki-Buch und stellte es mit dem Vorsatz ins Regal, es in einer ruhigen Stunde durchzulesen. Er hoffte, mich nach der Lektüre des Buches besser verstehen zu können. Dazu kam er jedoch nicht.

Das Buch blieb im Regal, bis es eines Tages beim Staubwischen seiner Ehefrau vor die Füße fiel. Sie las es und probierte eine Reiki-Übung aus, die darin beschrieben war. Die Übung gefiel ihr, und sie blieb am Ball. Jeden Tag praktizierte sie Reiki. Nach und nach verschwanden alle Krankheitssymptome, die sie in den vergangenen Jahren begleitet hatten, und sie konnte Medikamente absetzen, von deren Unverzichtbarkeit sie bis dahin überzeugt gewesen war.

Da sie herausfinden wollte, was in der Reiki-Wundertüte

denn sonst noch so alles enthalten sei, meldete sie sich zu einem Seminar bei mir an. Sie absolvierte alle drei Grade, wurde selbst Reiki-Lehrerin – trennte sich von ihrem Mann und wanderte schließlich aus.

Manche Lebenspartner von Reiki-Schülern unterschätzen die Erfahrungen, die diese in den Seminaren erlebt haben. Einige verwechseln die intensiven Gefühle im Herzen mit Flausen im Kopf. Manche weniger tolerante Familienangehörige machen sich über Reiki lustig und spüren nicht, dass sie sich damit über den Menschen selbst amüsieren, ihn mit seinen Interessen, Bedürfnissen und Erfahrungen nicht ernst nehmen. Sie wollen nicht wirklich hören, was er zu sagen hat, was er mitteilen will. Es wird auf die leichte Schulter genommen, was sich später als schwere Last erweist. Manchmal ist die Trennung Folge eines Reiki-Seminars. Niemand kann sagen, ob es nicht auch ohne das Seminar zur Scheidung gekommen wäre. Aber eines ist sicher: Durch Reiki ging es schneller. Wer sich auf den Weg zu sich selbst macht, entfernt sich häufig von den anderen.

Gott sei Dank hat mir mein Freund den Verlust seiner Frau nicht (lange) übel genommen. Er ist ein Mann, der mit den Veränderungen des Lebens umzugehen weiß.

Mir sagte einmal jemand, dass er Reiki *leben* würde. Ich antworte, dass man Reiki meines Erachtens nicht leben, sondern nur anwenden könne. Ein Mensch könne *sich*, aber nicht *irgendetwas* leben. Niemand kann Fußball leben, aber man kann Fußball spielen; niemand kann Essen und Trinken leben, aber man kann es genießen. Fußball sowie Essen und Trinken gehören zu meinem Leben dazu. Sie erfüllen mich innerlich, und Letzteres erfüllt mich – wie sichtbar ist – auch äußerlich. Sie können jedoch nicht *mein Leben sein*, weil mein Leben aus sehr viel mehr besteht. Und so verhält es sich für mich auch mit der Praxis des Reiki. Sie erfreut mich, ich *liebe* sie sogar, aber sie ist nur ein Teil meines Lebens. Ich kann eine Einstellung zu Essen, Trinken und Reiki einnehmen; sie können aber nicht zu meiner Lebenseinstellung werden.

Reiki ist eine Technik für *jedermann*. Ich mag bodenständige Menschen, die für sich nur den Anspruch haben, ihr Leben zu leben und vor sich selbst nicht (mehr) wegzulaufen.

Es gibt keine Kriterien, die einen Reiki-Praktizierenden von anderen Menschen unterscheiden. »Reiki-Leute« müssen nicht alles und jeden bedingungslos lieben oder immer und jederzeit gelassen sein. Wenn es so ist, wunderbar. Wenn es nicht so ist, ich aber so tue, als ob, bin ich nicht authentisch. Ich spiele dann eine Rolle und bin nicht ich selbst. Wenn es mir nicht gelingt, meinen eigenen Ansprüchen zu genügen, erschaffe ich mir Enttäuschung und Schuldgefühle. Eines der zentralen Themen im zweiten Grad ist das Loslassen von Schuldgefühlen und Ängsten. Dazu gehört die Angst, dass man bestimmte Ansprüche zukünftig nicht (mehr) erfüllen kann. Ich kann mich erinnern, dass ich als kleiner Junge panische Angst davor hatte, eines Tages den Glauben an Gott zu verlieren. Jeden Abend kniete ich vor meinem Bett und betete: »Lieber Gott, lass nicht geschehen, dass ich nicht mehr an dich glaube.« Später kam es so, wie ich befürchtet hatte. Eine lange Zeit war Gott mir gleichgültig. Als ich begriff, dass es zwischen mir und dem Göttlichen keine Trennung gibt, bin ich ihm wieder begegnet.

Ich war lange Zeit auf der Suche nach einer Lebenseinstellung, die mir den Umgang mit mir selbst erleichtern sollte. Ich war ein sehr kopflastiger Mensch und glaubte, ein festes Regelwerk zu brauchen, um ohne Schaden durch das Leben zu kommen. Die Kunst, sich unnötige Probleme zu schaffen, beherrschte ich perfekt. Da ich mir selbst das Leben schwer machte, konnte ich nicht glücklich sein. Also suchte ich immer wieder nach neuen Lebensregeln, die mich glücklich machen würden. Ich habe sie nie gefunden. Denn Regeln sind Angelegenheiten des Kopfes, und Glück ist ein Gefühl des Herzens. Nie wird es dem Kopf gelingen, das Herz glücklich zu machen. Das ist das Dilemma der Denker und Philosophen.

Stattdessen setze ich mich morgens für fünf bis zehn Minuten hin und lasse meine Hände über die Chakren wandern. Während meines ersten Reiki-Seminars habe ich diese Übung kennengelernt, und seitdem praktiziere ich sie. Meine Reiki-Lehrerin hatte mir nicht eine neue Einstellung mit auf den Weg gegeben, sondern etwas (im wahrsten Sinne des Wortes) Handfestes, was ich tun konnte. Seither verbinde ich mich einmal am Tag bewusst mit der göttlichen Quelle. Ich spüre die Energie durch mich fließen und fühle mich lebendig. Zu Beginn meiner Reiki-»Karriere« verflog das Gefühl dann im Laufe des Tages, doch nach und nach hielt es immer länger an. Mithilfe der täglichen Übung begann ich einen Tunnel zu graben, durch den ich aus dem Gefängnis meines Kopfes flüchten konnte. Mittlerweile ist der Tunnel fertig. Zwar kehre ich oft wieder in meine Zelle zurück, ich kenne aber nun den Weg hinaus.

Die Übung veränderte meine Ausstrahlung und in der Folge auch meine Sichtweise auf die Themen meines Lebens. Ich hatte nicht meine Einstellung geändert und dann etwas anderes getan. Vielmehr war es umgekehrt: Durch das Tun hatte sich meine Einstellung geändert.

Viele blockieren sich durch ihre Ansprüche, die sie sich selbst auferlegen. Einige glauben, sie müssten vorher ihre Aura reinigen, ihren Körperschmuck ablegen oder andere Voraussetzungen erfüllen, bevor sie die heilende Energie an sich oder andere übertragen könnten. Das sind einschränkende Regeln, die Reiki kompliziert machen und viele davon abhalten, es auszuüben. Die Fragen »Mache ich auch alles richtig?« oder »Habe ich auch alles bedacht?« führen zu Unsicherheit und bei manchen in der Folge zur Resignation. Ich habe in meinen Seminaren schon etliche Teilnehmer getroffen, die früher einmal Reiki gelernt und später aufgegeben hatten, weil sie nicht mehr wussten, ob sie es noch »richtig« praktizierten.

Die Energie aber stellt keine Bedingungen und fordert keine Vorleistungen. Auch muss man nicht besonders konzentriert oder bewusst bei der Sache sein. Der Trick ist, einfach anzufangen, es einfach zu tun. Die Energie fließt, sobald ich es möchte. Mehr als meine Absicht ist dafür nicht nötig. Reiki ist eine Technik, die einen meditativen Zustand herbeiführt. Der Zustand ist keine Voraussetzung, die vor der Anwendung der Technik erfüllt werden muss.

Manche setzen sich zum Zwecke ihrer Übung hin und ärgern sich, dass sie ihr Gedanken»geplapper« nicht abstellen können. Sie glauben, die Übung wäre so weniger wirksam. Doch trifft dies keineswegs zu. Die Lebensenergie drückt sich im Bereich des Stirnchakras eben durch das Denken und im Bereich des Herzchakras durch das Fühlen aus. Die Energie aber ist die Gleiche; sie ist nicht im Herzen gut und im Kopf schlecht. Zudem bewirkt das Ankämpfen gegen Gedanken das Gegenteil des beabsichtigten Zieles. Akzeptiere ich meine Gedanken und erlaube ich ihnen, in meinem Kopf zu sein, kann ich entspannen. Ich knüpfe meine Übung nicht an Bedingungen. Wichtig ist, dass ich meine Hände auf die »Chakrentour« schicke. Auf das Tun kommt es an. Es ist wie beim Kaffeekochen: Ob ich mit Hingabe oder gedankenverloren auf den Knopf meiner Kaffeemaschine drücke, ist für das Ergebnis unerheblich. Anschließend habe ich Kaffee. Und so hat auch die Übung in jedem Fall eine Wirkung, gleich, ob ich dabei viel oder wenig denke!

Energieräder: Kleine Chakrenlehre

Die Reiki-Meditation kombiniert Bewegung und stilles Sitzen miteinander. Die Bewegung vollziehen die Hände, die über den Körper reisen und an den sieben (Haupt-)Chakren Rast machen.

»Chakra« bedeutet in der deutschen Übersetzung »Rad«. Man könnte diese feinenergetischen Zentren also als Energieräder beschreiben, die in der Art von Mühlen das Licht in der Aura beschleunigen. Solange sich die Räder frei und ungehindert drehen, bleibt die Lebensenergie in Schwung. Der Strom des Lichts fließt kraftvoll durch mein Leben. Sind die Räder aber blockiert, kommt auch der Fluss der Energie ins

Stocken. Die Energie fließt nicht nur durch meinen Körper, sondern auch durch die anderen Bereiche meines Lebens. So können Blockaden der Lebensenergie sich körperlich durch Krankheitssymptome, aber ebenso gut durch Probleme in Beziehungen zu anderen Menschen oder Schwierigkeiten im Beruf und Ähnlichem bemerkbar machen. Nicht jede Blockade äußert sich also durch ein Krankheitssymptom.

So wie die Hände eine andere Aufgabe als die Füße, die Augen eine andere Funktion als die Ohren haben, so haben auch die einzelnen Chakren, die entlang der Wirbelsäule angeordnet sind, unterschiedliche Zuständigkeiten:

1. Das erste Energierad sorgt für den irdischen Schwung. Zu seinen Kompetenzen zählen alle Themen, die mit dem körperlichen Leben auf diesem Planeten zu tun haben, zum Beispiel Essen und Trinken, Sex, Macht und Geld. Dies alles spielt in der geistigen Welt keine Rolle, sondern ist nur hier auf Erden für uns von Belang. Wer mit einem dieser Themen konfrontiert wird und sich davor scheut, blockiert den Fluss der Energie im *Wurzelchakra*. Es liegt im Bereich des Beckenbodens auf Steißbeinhöhe. Der körperliche Einfluss dieses Chakras reicht vom Steiß bis zu den Füßen. Typische Krankheitssymptome sind Bandscheibenvorfälle, Unterleibsprobleme und Fußverstauchungen.
2. Kreativität ist das Thema des zweiten Energierads. Hier werden Kräfte erzeugt, die sowohl für das Erschaffen als auch für das Zerstören eingesetzt werden können. Dieses Rad ist der Motor unseres Handelns. Wer sich scheut, seine Freude in die Tat umzusetzen, seinen Talenten und

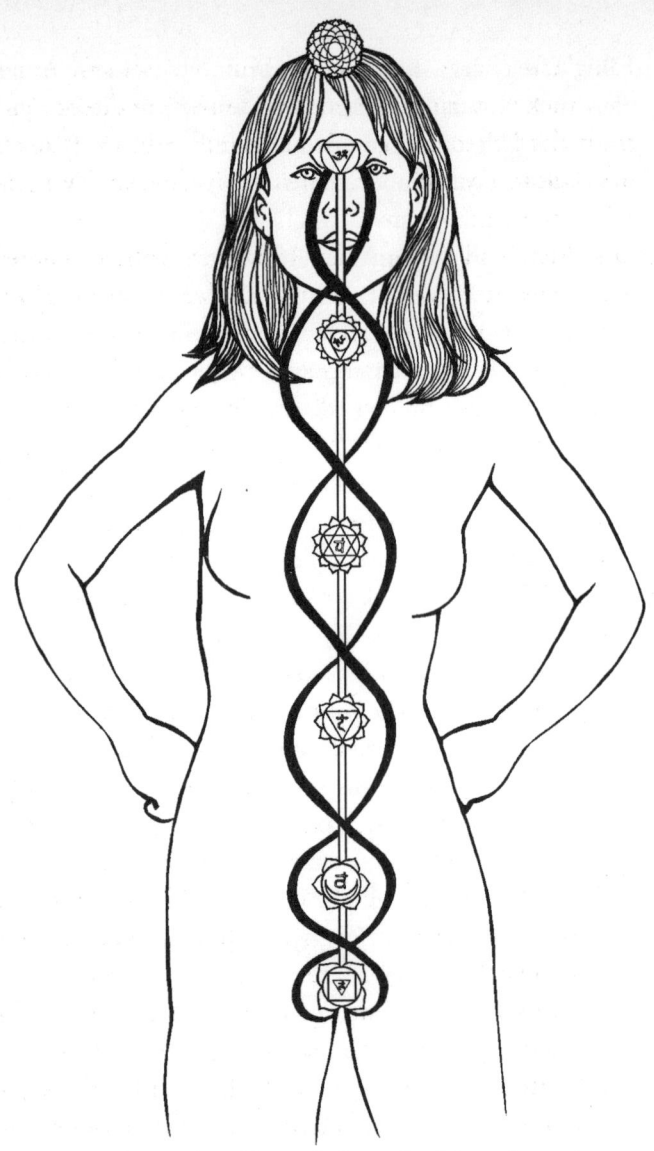

Die sieben Hauptchakren des Menschen

Fähigkeiten, aber auch seiner Wut und seinem Ärger Ausdruck zu verleihen, wirft Hindernisse in dieses Zentrum der Lebensenergie. Es hat seinen Sitz im Bereich des *Bauches*. Typische Krankheitssymptome sind Magenschmerzen und -geschwüre.

3. Das dritte Rad versorgt die Regierungszentrale unserer Seele. Hier sitzen Verantwortung und Macht. Wer die Verantwortung für sein Leben nicht übernehmen, die Macht, über die er verfügt, nicht ausüben möchte, blockiert dieses Rad der Energie. Ihr körperlicher Sitz ist der *Solarplexus*, das Sonnengeflecht. So wie eine Nation ihre Hauptstadt meist in der Mitte des Landes ansiedelt, ist auch der Regierungssitz der Seele im Zentrum des Oberkörpers. Neben Leber, Nieren und Galle ist dort das Zwerchfell angesiedelt. Wird das Rad blockiert, kann der Mensch nicht durchatmen. Er hat seine innere Mitte verloren.

4. Das vierte Rad ist das *Herzchakra*, der Ort der Liebe, des Mitgefühls und des Vertrauens. Wer glaubt, sich oder andere nicht lieben zu dürfen, wer glaubt, sich oder andere nicht lieben zu können, wer aus Angst vor dem Schmerz sich der Liebe verweigert, blockiert dieses Rad der Energie. Jede Ankunft führt irgendwann zum Abschied. In der Körperlichkeit ist nichts von Dauer. Einer geht immer voran. Entweder verlassen mich die, die mich lieben, oder ich verlasse sie. Die Scheidung kommt im Leben oder durch den Tod. Nur selten geht man zur gleichen Zeit. Herzkrankheiten sind die körperlichen Symptome der Blockade.

5. Das fünfte Rad ist das Rad der Wahrheit (das *Kehlkopf-* oder *Halschakra*). Durch die Sprache teile ich mir selbst und den anderen mit, was ich denke, was ich fühle, was

ich möchte, was ich will. Hier spreche ich wahr, hier spreche ich falsch. Habe ich nicht den Mut, mich meiner Wahrheit zu stellen, blockiere ich dieses Rad der Energie. Hals und Bronchien spüren oft die körperlichen Symptome der Blockade.

6. Das sechste Energierad ist für den Intellekt und die Intuition zuständig. Es ist die Kraftzentrale der Gedanken. Wer seinen Gedanken nicht gestattet, dass sie weiterziehen, ist dabei, das Rad anzuhalten. Grübelei bringt die Energie im Bereich des *Stirnchakras* bzw. *Dritten Auges* zum Stillstand. Oft manifestieren sich die aufgestauten Gedanken zu Schnupfen und verstopfen die Stirn- und Nebenhöhlen.
7. Das siebte Rad hält die Verbindung zur geistigen Quelle aufrecht. Ist das Rad in Schwung, kommt Inspiration. An Ideen und Eingebungen ist dann kein Mangel. Kopfschmerzen sind manchmal körperlicher Ausdruck einer Blockade im *Kronenchakra*.

Die hier aufgeführten Symptombeschreibungen sind keinesfalls allgemein gültig oder zwangsläufig. Nicht jeder, der Angst vor der Liebe hat, leidet unter körperlichen Herzschmerzen; und nicht jeder Herzkranke hat Angst vor der Liebe. Es gibt Bücher, in denen man die seelische Entsprechung einer Krankheit nachlesen kann. Oft sind die psychosomatischen Symptome wie in einem Lexikon erfasst, und man kann unter dem Stichwort der jeweiligen Krankheit nachlesen, welche Verhaltensweise des Nachbarn oder Kollegen zu dessen Störungen geführt hat und was er tun muss, um sie wieder loszuwerden. Das Tolle ist: Es stimmt immer!

Aber eben fast nur beim Nachbarn oder Kollegen. Bei einem selbst lediglich bedingt. Da ist man schon eher geneigt, die Ursache beim Wetter zu suchen… Hier trifft der Satz mit dem Splitter im Auge des anderen zu, den man trotz des Balkens im eigenen stets noch sehr gut erkennen kann. Zudem sind nicht alle Krankheiten Ausdruck von Blockaden. Manche Leiden sind unvermeidlich, andere wiederum nützlich. Der Körper muss beispielsweise ab und an sein Immunsystem trainieren. Die Abwehrzellen führen sozusagen eine Feuerwehrübung durch, um für den Ernstfall gerüstet zu sein. Andere Krankheiten wiederum dienen auch der Reinigung des Körpers. Solche Symptome sind nach einer Woche wieder vorbei. Blockaden halten länger.

Man muss nicht bei jeder Erkältung seine innere Wahrheit überprüfen. Meine Mutter schwört auf Hühnersuppe bei jeder Form von grippalem Infekt. Die Therapie funktioniert offenbar. Meine Theorie dazu ist folgende: Der menschliche Körper verträgt kein Federtier und tut alles, um das Viech wieder loszuwerden. Mit dem Geflügel schwitzt er auch die Bakterien aus…

Da sich die Räder verschieden schnell drehen, zeigt sich das Licht in jedem Chakra in einer anderen Farbe. Die Farben von unten nach oben sind: Rot, Orange, Gelb, Grün, Blau, Indigo, Violett. Es sind die Farben des Regenbogens, und zusammen ergeben sie weißes Licht.

Die Chakren gehen nahtlos ineinander über. Doch ebenso, wie das Licht der Aura nicht statisch, sondern fließend ist, sind auch die Grenzen zwischen den Chakren nicht fest. Entsprechend den Themen, die in meinem Leben eine Rolle spielen, ist der Einflussbereich des einen Chakras mal größer als der des nächstliegenden, dann wieder ist es umgekehrt. Die Themenschwerpunkte wechseln sich ab. In manchen Zeiten spielt das eine Lebensthema eine Hauptrolle, die übrigen Themen spielen eine Nebenrolle. In anderen Zeiten verschieben sich die Schwerpunkte.

Es gibt in der Aura keine Räume zwischen den Chakren, es gibt keine »chakrenfreien Zonen«. Da die Chakren ebenso wie die Aura den ganzen Körper umfassen, kann eine Behandlung sowohl an der Vorder- als auch an der Rückenseite des Körpers durchgeführt werden. Der Hinterkopf gehört zum »Einzugsbereich« des Stirnchakras, der Nacken zu dem des Kehlkopfchakras und so weiter. Für die Wirksamkeit einer Behandlung ist es daher unerheblich, auf welcher Körperseite die heilenden Hände aufgelegt werden.

Die folgende Übung beseitigt Blockaden. Die Räder der Aura können sich weiter schwungvoll drehen und für den nötigen Drive im Leben sorgen. Regelmäßig durchgeführt, verhilft die Übung mehr und mehr zur Befreiung von Ängsten. Denn die Ursache einer Blockade ist immer Angst, manchmal bewusst, meistens unbewusst. Es ist die Angst vor den Folgen eines schwungvollen Lebens, das unweigerlich mit Veränderung verbunden ist: Was könnte alles passieren, wenn ich der Energie erlaubte, sich in mir und außerhalb von mir völlig zu entfalten? Was könnte geschehen, wenn ich mich total auf das irdische Leben einließe? Was könnte eintreten, wenn ich meiner Freude und meiner Wut immer Ausdruck verliehe? Was könnte passieren, wenn ich jederzeit verantwortungsvoll meine Macht gebrauchte? Was könnte Wirklichkeit werden, wenn ich stets vertraute, statt zu kontrollieren? Was könnte auf mich zukommen, wenn ich meine Wahrheit immer aussprächte? Was geschähe, würde ich mehr fühlen als denken? Was könnte geschehen, wenn ich all meinen Eingebungen folgte?

Die Reiki-Meditation: Die reine Übung

Setz dich auf den Boden oder auf einen Stuhl und schließ die Augen.

1. Leg beide Hände zunächst auf das Wurzelchakra und lass die Energie fließen. Du musst dabei nichts Besonderes spüren, du musst nichts visualisieren, dir nichts vorstellen, leg einfach die Hände auf das Chakra und sei dir bewusst, dass die Energie fließt. Wenn du es möchtest, stell dir weißes Licht vor, das aus den Händen in das Chakra fließt. Dieses innere Bild kann helfen, ist jedoch für die Wirkung der Übung nicht wichtig. Das Licht fließt ohnehin, ob du es nun siehst oder nicht. Die Hände können aufgelegt werden oder aber einen geringen Abstand zum Körper haben. In diesem Fall berührst du nur die Aura. Das gilt für diese wie für alle weiteren Positionen.
2. Nach einigen Minuten legst du die Hände auf das Bauchchakra und lässt wie oben die Energie fließen.
3. Wiederum nach einigen Minuten legst du die Hände auf das Solarplexuschakra,
4. dann auf das Herzchakra.
5. Für das Hals- bzw. Kehlkopfchakra legst du je eine Hand vorn an den Hals und hinten an den Nacken.

6. Nach weiteren wenigen Minuten wandern die Hände eine Position höher, und du behandelst Stirn und Hinterkopf.
7. Leg die Hände auf den Scheitel. So gibst du Energie in das Kronenchakra.
8. Anschließend belässt du eine Hand oben auf dem Kronenchakra, die andere Hand legst du auf das Wurzelchakra. Dies ist die erste *Ausgleichsposition*. Du verbindest das Oben mit dem Unten, das Himmlische mit dem Irdischen, das Geistige mit dem Körperlichen.
9. Für die zweite Ausgleichsposition wandert die obere Hand ein Energiezentrum nach unten und die untere Hand eins nach oben. So verbindest du das Stirn- mit dem Bauchchakra, den Intellekt des Verstandes mit der Entscheidungskraft des Bauchs.
10. Anschließend geht wieder eine Hand nach unten, die andere nach oben; und so landest du zugleich an Hals und Sonnengeflecht. Du verbindest das Chakra deiner Wahrheit und Kommunikation mit dem Chakra deiner Macht und Verantwortung.
11. Zum Abschluss der »Chakrentour« legst du deine Hände über Kreuz auf das Herzchakra. Du baust die Brücke zwischen deiner linken und deiner rechten Seite. Du verbindest Yin und Yang, das weibliche und das männliche, das empfangende und das gebende Prinzip in dir.
12. Leg dann die Hände in den Schoß und stell dir die Lichthülle um deinen Körper vor. Mache dir bewusst: Ich bin umhüllt von Licht, um mich herum ist Licht.

Auch an dieser Stelle gilt: Wer Schwierigkeiten mit der Visualisierung hat, muss dennoch nicht aufgeben. Es reicht für die Wirkung völlig aus, sich der Existenz des Lichts, das den Körper umgibt, *bewusst* zu sein.

Die Positionen eins bis sieben geben den Energierädern in meiner Aura Schwung. Mit den Positionen acht bis elf stelle ich den Ausgleich zwischen den untereinander verbundenen Chakren her. Die Vorstellung der Lichthülle zum Abschluss verstärkt die magnetische Kraft meiner Aura. Ich ziehe schneller an, was aus der Zukunft zu mir kommen soll und kommen will.

Ich habe mit den Jahren festgestellt, dass alle Gedanken und Ideen, die mir während der Übung gekommen sind, immer gut und richtig für mich waren. Einige Entscheidungen, die ich währenddessen getroffen hatte, konnte ich erfolgreich umsetzen. Keine davon musste ich bereuen. Wenn ich bei der Übung an einen Menschen denken muss, bemühe ich mich darum, noch am selben Tag Kontakt mit ihm aufzunehmen. Oft hat sich dadurch für mich eine weitere Tür geöffnet. Ich habe gelernt, dass ich allen Gedanken und Gefühlen während meiner Übung vollkommen vertrauen kann. Einmal am Tag bin ich zumindest für wenige Minuten voller Selbstvertrauen. Und immer mehr strahlt dieses Selbstvertrauen auf die weitere Zeit des Tages aus.

Der innere Gottesdienst:
Die erweiterte Reiki-Meditation

Wer es möchte und einen Bezug dazu hat, führt die erweiterte Reiki-Meditation durch, die ich den »inneren Gottesdienst« nenne. So mache ich die Übung jeden Tag, und ich verspreche hoch und heilig, dass sie, dauerhaft und täglich praktiziert, wahrhaft Wunder vollbringt. Sie wirkt auf den Ebenen des Wortes, des Atems, der Berührung und des weißen Lichts. Das äußere Licht der Kerzen verbindet sich mit dem inneren Licht des Herzens und dem Licht der Aura. Das Mantra »Friede sei mit dir«, verbunden mit dem Namen, wurde im ersten Teil des Buchs beschrieben (siehe Seite 57 ff.). Auch das Vaterunser enthält Worte, die – in dem Bewusstsein gesprochen, wie es im zweiten Teil dargestellt ist (siehe Seite 235 ff.) – ihre magischen Kräfte im Menschen entfalten.

1. Zünde zunächst drei Kerzen an, die im Raum verteilt sind: die erste Kerze für den Glauben, die zweite für die Hoffnung und die dritte für die Liebe. Dann setz dich hin und schließ die Augen.
2. Zünde nun in deinem Inneren symbolisch drei Kerzen an: eine für den Glauben, eine für die Hoffnung, die dritte für die Liebe. Dann sprich im Stillen oder auch laut die Worte: »Ich glaube, ich hoffe, ich liebe.« Bei dem Wort »Ich« atmest du jeweils ein, bei den Worten »glaube«, »hoffe« und »liebe« atmest du jeweils aus.
3. Dann folgen die »Chakrentour« und die Lichthülle, also die komplette »reine Übung« wie zuvor beschrieben.

4. Nach der Lichthülle legst du deine rechte Hand auf das Herz und sprichst im Stillen oder laut das Vaterunser in dem Bewusstsein, wie es im zweiten Teil dargestellt ist.
5. Zum Schluss legst du deine linke Hand über Kreuz neben deine rechte Hand. Du nimmst jetzt die Position der letzten Ausgleichsposition ein (Punkt elf der »reinen Übung«). Dann sprichst du dreimal im Stillen oder laut die Worte: »Friede sei mit dir« und hängst als fünftes Wort jeweils deinen Vornamen an. Dabei atmest du jeweils bei den Worten »Friede sei mit dir« ein, und bei deinem Namen atmest du aus.

Diese Reiki-Übung ist für mich praktizierte *re-ligio*, die Rück-Verbindung zu meiner göttlichen Quelle. Ich verbinde mich mit dem Vater, dem Sohn und dem Heiligen Geist. Der Vater ist der Schöpfer, der Sohn ist die Schöpfung, der Heilige Geist ist die universelle Lebensenergie, die durch den Schöpfer und durch die Schöpfung fließt. Alles drei ist eins.

In dem ersten Kapitel meines Buchs *Wenn zwei sich treffen in meinem Namen* sagt Simon Petrus alias JJ, der Jünger Jesu, dass die Kirche des Meisters der Liebe in den Herzen der Menschen gebaut wird. Der Körper und die Seele sind der Tempel des Göttlichen. Ich kann tausend Gottesdienste in den schönsten Kathedralen der Welt besuchen, wenn ich nicht mit dem Herzen dabei bin, wenn die Worte, die Klänge, die Energie mich nicht berühren können, nutzen sie mir nichts. Ich kann den Klang der Worte, die Energie und die Berührung zu jeder Zeit an jedem Ort erfahren. Dafür brauche ich keinen anderen heiligen Raum und keine besondere

Liturgie. Jeder Raum, in dem ich bin, ist heilig, und meine Übung ist die Liturgie.

Glaube, Hoffnung, Liebe

Zünde drei Kerzen an. Eine für den Glauben, eine für die Hoffnung, eine für die Liebe. Leg deine Hände ineinander. Spür deine Hände.

Mach dir bewusst:
Mit diesen Händen fühlte einst ein Baby.
Und später fühlte mit ihnen ein Teenager.
Heute sind es die Hände des Erwachsenen,
*   zu dem du geworden bist.*

Das Baby hat sich verändert, und es fühlt immer noch.
Der Teenager hat sich verändert, und er fühlt immer noch.
In all den Jahren hast du dich verändert,
*   und du fühlst immer noch.*

Was aus dir geworden ist,
wie du heute denkst, wie du heute fühlst, wie du heute bist,
war für dich als Baby unvorhersagbar.
Was aus dir geworden ist,
wie du heute denkst, wie du heute fühlst, wie du heute bist,
war für dich als Teenager unvorhersagbar.

Und obwohl es für dich immer unvorhersagbar war,
*   konntest du vertrauen:*
Du konntest vertrauen, dass du der Mensch wirst,
*   der du heute bist.*
Du konntest an dich glauben, du konntest für dich hoffen.

Und auch heute kannst du darauf vertrauen,
dass du zu dem Menschen wirst, der du in der Zukunft bist.
Du kannst an dich glauben, du kannst für dich hoffen.

Und nun zünde in deinem Inneren drei Kerzen an:
eine für den Glauben, eine für die Hoffnung und die dritte für
  die Liebe.
Und dann sag dir im Stillen:
Ich glaube, ich hoffe, ich liebe.

Merksätze und weitere Übungen zur Selbstbehandlung

Wenn alles in deinem Leben fließen soll, dann sorg für den Fluss in dir. Dafür ist die Reiki-Meditation das Beste, was du tun kannst!

Nicht die Länge der Übung ist entscheidend; oft dauert sie insgesamt nur wenige Minuten. Es spielt keine Rolle, wie lange die Hände auf den Positionen verweilen. Die Übung kann sowohl mehr fließend als auch mehr statisch durchgeführt werden. Im ersten Fall bleiben die Hände nur für ein paar Atemzüge auf einer Position, im zweiten Fall lassen sie sich mehr Zeit, bevor sie auf ihrer »Chakrentour« weiterziehen. Jeder tue es auf seine Weise. Wichtig ist nur, dass man die Übung täglich praktiziert!

Sinnvoll ist, sie an jedem Tag zur gleichen Zeit am selben Ort zu machen: Stell dir einen Mann in seinem Garten vor. Er buddelt ein Loch. Am nächsten Tag gräbt er weiter. Am nächsten Tag wieder. Und so weiter.

Stell dir einen anderen Mann in seinem Garten vor. Er

buddelt ein Loch. Vier Wochen später geht er wieder in den Garten und gräbt an anderer Stelle ein neues Loch. Tage später buddelt er an einer dritten Stelle ein weiteres Loch. Viele Löcher hat er nun in seinem Garten. Aber keines ist wirklich tief.

Übe im Sitzen. Wenn der Rücken aufrecht ist, können sich die Blockaden am besten lösen. Wenn du die Übung liegend ausführst, ist die Wirkung mehr tiefenentspannend als blockadenlösend. Morgens im Sitzen und abends vor dem Einschlafen liegend im Bett zu üben ist ein geradezu geniales Konzept.

Wenn der Energiepegel im Lauf des Tages abgesunken ist, kann er mithilfe einer kleinen Übung schnell wiederhergestellt werden. Die Kurzübung »Aus der Mitte in die Mitte« basiert auf den vier Ausgleichspositionen, die zunächst in umgekehrter und anschließend in der gewohnten Reihenfolge durchlaufen werden:

> Zu Beginn legst du die Hände über Kreuz auf das Herzchakra und lässt die Energie für die Dauer weniger Atemzüge einfließen (Position elf der »reinen Übung«). Dann folgen in gleicher Weise die Positionen zehn, neun und acht. Hier liegen die Hände an Wurzel- und Kronenchakra. Nun geht die Reise zurück zu den Positionen neun, zehn und schließlich elf. Die Übung endet dort, wo sie begonnen hat.

Die folgende Übung im Freien (»Himmels-Reiki«) erfordert einen freien Blick nach oben. Ich praktiziere sie gern am

Nordseestrand. Dort stelle ich mich hin und schließe mich an die »himmlische Steckdose« an. Ein Balkon oder jede andere Stelle im Freien ist jedoch völlig ausreichend.

Stell dich hin, breite deine Arme nach oben aus und schau in den Himmel. Dann schließt du die Augen und führst zugleich deine Hände an das Wurzelchakra. Mach dir klar, dass du nun die Weite, das Licht, die Energie des Himmels in dir aufnimmst.

Dann öffnest du die Augen wieder, schaust nach oben und streckst die Arme in Richtung Himmel. Du nimmst die Energie des Himmels entgegen, schließt die Augen und legst die Hände auf das Bauchchakra. Dort lässt du die Energie einfließen.

So fährst du mit allen Chakren fort bis hoch zum Kronenchakra. Wenn du möchtest, kannst du dir jeweils im Stillen sagen: »Ich nehme die Weite und das Licht in mich hinein.«

Die Übung beschließt du mit der ersten Ausgleichsposition (eine Hand an das Wurzel-, die andere an das Kronenchakra).

Reiki trinken

Energie ist immer auch Information. Die (sich selbst) bewusste Lebensenergie ist Träger der Information des ICH BIN. Weitere Informationen werden durch Gedanken, Gefühle, Absichten und dergleichen hinzugefügt. Gedanken des Ärgers fügen dem ICH-BIN-Bewusstsein des Menschen die Information des Ärgers hinzu. Wenn ich mich ärgere, bin ich Ärger; wenn ich mich freue, bin ich Freude – und so weiter.

Ich erinnere mich an eine Situation als junger Kriminalkommissar. Ein paar Monate nachdem ich bei meiner neuen Dienststelle angetreten war, erwischte mich eine schwere Grippe. Ich meldete mich krank. Weder Krankheit noch Krankmeldung hielten mich jedoch davon ab, abends ins Stadion zu marschieren, wo der MSV gegen einen Verein aus Berlin spielte. Es war ein kalter Winterabend, und es regnete in Strömen. Doch keine Krankheit und kein Wetter, weder Pocken noch Sturm, sind in der Lage, mich von einem Heimspiel meines Vereins abzuhalten.

Ich setzte mich also auch an diesem Abend auf meinen Stammplatz auf die Tribüne und musste kurz vor Spielbeginn mit ansehen, wie mein Chef die Treppenstufen des Tribünenblocks hochmarschiert kam und sich auf den Platz neben mir setzte. Er sei Fan der Berliner Mannschaft und hätte sich kurzfristig entschieden, das Spiel live im Stadion anzusehen, erzählte er.

Überhaupt erzählte er im Laufe des Spieles viel, doch das wenigste hab ich behalten. Ich war zu sehr damit beschäftigt, den Eindruck des Kranken aufrechtzuerhalten. Ich weiß nicht einmal mehr, wie das Spiel ausgegangen ist, ich weiß lediglich, dass mir mein Vorgesetzter zum Schlusspfiff gute Besserung wünschte.

Während des gesamten Spiels fragte ich mich, was er denn jetzt wohl von mir denke. Glaubt er, dass ich krank bin und mich trotzdem bei dem Mistwetter auf die windige Tribüne setze und somit weitere Krankheitstage riskiere; oder glaubt er womöglich, dass ich gar nicht krank bin und mich dem Dienst entzogen habe, um in Ruhe das Spiel zu sehen? Meine Gedanken fügten meinem ICH BIN die Information des schlechten Gewissens hinzu. An diesem Abend im Stadion *war* ich »schlechtes Gewissen«.

Auch Wasser ist eine Form der Energie und somit Träger von Information. Es ist sich seiner selbst bewusst, auch das Wasser trägt in sich die Information des ICH BIN.

Dieser Information können weitere hinzugefügt werden. Ich kann dem Wasser beispielsweise die heilenden Informationen einer Pflanze hinzufügen. Die Bachblütentherapie etwa beruht auf diesem Prinzip. Eine Besonderheit homöopathischer Tropfen besteht darin, dass die Wirkung mit der Verdünnung (Potenzierung) steigt. Je höher die Potenz, desto stärker ist die Wirkung durch die Information des Mittels. Die Verdünnung in höchster Form ist Wasser pur. Nebenbei bemerkt, behaupten böse Zungen im Ruhrgebiet, bayrisches Bier sei der erste geglückte Versuch, Wasser zu verdünnen… Doch Scherz beiseite: Jeder Mensch ist in der Lage, sein Wasser mit Information zu versorgen.

Ich nehme eine Karaffe mit Wasser und halte meine Hand darüber. Dann füge ich allein durch meinen Willen die Informationen hinzu, die ich im Laufe der nächsten Stunden durch das Trinken verinnerlichen möchte. Was immer ich brauche, Heilung oder Vertrauen, Hoffnung oder Zuversicht, Entscheidungskraft oder Ausgeglichenheit, gebe ich in das Wasser. Mit jedem Schluck des Wassers tue ich mir etwas Gutes.

Dein Atem ist Liebe

Stell dir vor, wie jeder deiner Atemzüge das Universum durchdringt.
Dein Einatmen erreicht dein tiefstes Inneres,
und dein Ausatmen reicht bis in den äußersten Winkel des Universums.

Und nun stell dir die Liebe als einen Stoff vor, der alles durchdringt.
Stell sie dir wie klares Licht vor, das alles durchflutet,
alles miteinander verbindet.

Mach dir bewusst, dass jeder deiner Atemzüge
nichts anderes als dieser Stoff,
nichts anderes als dieses Licht,
nichts anderes als Liebe ist…

Reiki für andere

Praktiziere es auf deine Art und Weise

Gebe ich Reiki an einen anderen Menschen, schließe ich ihn in meine Meditation mit ein. Jede Fremd- ist zugleich eine Selbstbehandlung. Die Energie fließt immer zuerst durch mich. Die Reiki-Behandlung ist eine Meditation zu zweit.

Der Reiki-Geber leitet die Meditation nicht so sehr durch seine Worte, sondern durch die Berührung seiner Hände. Für die reine Übertragung der heilenden Energie reicht es aus, die Hand an eine Stelle zu legen und dort zu belassen, unabhängig davon, ob diese Stelle (die) schmerzend(e) ist oder nicht. Die Lebensenergie fließt immer dorthin, wo sie gebraucht wird. Sie wird von der Aura des Gebers in die Aura des Empfängers übertragen. Ähnlich wie der Wirkstoff einer Spritze über die Blutbahn an die Stelle transportiert wird, an der er benötigt wird, gelangt die heilende Energie auch stets an ihr Ziel. Die Aura ist nicht starr, sie besteht aus fließendem Licht. In diesem Sinne könnte man, in Analogie zum Blutkreislauf des physischen Körpers, von einem »Lichtkreislauf der Aura« sprechen.

Dennoch ist es natürlich nicht verkehrt, wenn die Hände bei der Reiki-Behandlung auf die schmerzenden Stellen gelegt werden. In japanischen Reiki-Kliniken wird der Bereich des Körpers, der unter den Krankheitssymptomen leidet, oft über mehrere Stunden hinweg so »versorgt«. Es handelt sich in diesem Fall sozusagen um »Power-Reiki«.

Es gibt viele Reiki-Praktizierende, die mit ihren Händen immer einen kleinen Abstand zum physischen Körper halten. Ich bevorzuge einen Wechsel zwischen Körper- und Auraberührung. Es tut gut, körperlichen Kontakt zu haben. Ein Mensch, dem Berührung fehlt, wird einsam und in der Folge manchmal auch krank.

Bei einer »Wohlfühlbehandlung« ist es für den Empfänger ebenfalls schöner, wenn die Hände des Gebers eine Reise über den Körper machen. Man muss sich dabei nicht streng an einer Regel orientieren. Reiki ist kein »Malen nach Zahlen«. Es gibt Lehrer, die eine penibel einzuhaltende Reihenfolge der Handpositionen vorschreiben. Davon halte ich jedoch weniger. Ich kann mir beim besten Willen nicht vorstellen, dass sich Jesus und die Jünger bei ihren Heilungen an einem Schema orientiert hätten – à la »Und Jesus sprach zu dem Gelähmten: ›Schließe deine Augen und lass geschehen. Ich beginne nun mit der Handposition 1a...‹« Vielmehr hat er dem Kranken in die Augen geschaut, ihn an der Schulter berührt und gesagt: »Steh auf, deine Sünden sind dir vergeben.« Jesus und seine Schüler heilten durch ihre Präsenz, nicht durch eine Methode.

Auch auf die Gefahr hin, dass ich mich an dieser Stelle wiederhole: Die Energie kann ohne Bedingung übertragen werden. Weder der Geber noch der Empfänger hat eine besondere Voraussetzung zu erfüllen. Man muss nicht vorher geduscht, sich allen Schmucks entledigt haben oder ein weißes Gewand tragen. Man muss nicht während der Behandlung liebe Gedanken denken und nachher viel Wasser trinken. Wer es mag, soll es tun. Die Energie hat nichts dagegen. Aber sie verlangt es nicht. Der Wille reicht aus: Der Wille des Gebenden, die Kraft zu übertragen, der Wille des Empfängers, sie in sich zuzulassen.

Reiki ist eine Praxis des Gebens. Nie wird dabei etwas (von einem) genommen. Es gibt Heiler, die Krankheiten von einem Menschen nehmen. Der Patient fühlt sich danach gut, dafür fühlt sich der Heiler anschließend schlechter als vorher. Das kann beim Reiki nicht geschehen. Die Energie fließt immer zunächst durch den Heiler selbst, bevor er sie an den anderen übertragen kann. Er profitiert von ihr, wird stärker statt schwächer. Reiki ist die praktische Erfahrung der Lehre, dass nur der bekommt, der gibt.

Bei einer Fremdbehandlung sollte man die folgenden Merksätze berücksichtigen:

- Jede Fremdbehandlung ist zugleich eine Eigenbehandlung. Das Licht fließt zuerst durch dich.
- Der Empfänger entscheidet selbst, wie viel er von der Energie in sich zulässt. Es kann keine Überdosis geben. Die Entscheidung erfolgt unbewusst. Ein »Glaube« an Reiki ist für die Wirkung nicht wichtig.
- Leg dich nicht auf fixe Handpositionen fest. Folge deiner Intuition! Es reicht aus, die Hand nur an eine Stelle zu legen. Die Energie fließt dorthin, wo sie gebraucht wird. Du kannst dich auch an den Chakren orientieren.
- Möchtest du jemandem eine Wohlfühlbehandlung ange-

deihen lassen, gib auch Reiki in die Handflächen und Fußsohlen. Reiki ist nicht nur reines Handauflegen. Man kann es gut mit Massagetechniken verbinden. Aber mach keine Wissenschaft aus deiner Behandlung.

Lichtbilder – Information und Resonanz

Da alle gegenwärtigen Gedanken, Gefühle und Bilder in der Aura des Menschen enthalten sind, können sie als Informationen von anderen abgerufen werden. Die Fähigkeit des Abrufens nennt man »Hellsehen« oder »-fühlen«. Hellsichtige Menschen erhalten die Informationen in Form von Bildern, hellfühlende in Form von Gefühlen.

Während einer Reiki-Behandlung kann der Geber jederzeit Informationen abrufen, die in Zusammenhang mit den gegenwärtigen Energieblockaden des Empfängers stehen. Dafür braucht man keine besonderen Talente oder Ausbildungen, lediglich ein wenig Übung und Vertrauen zu den Antworten, die man auf geistigem Wege erhält. Man schließe einfach während des Handauflegens die Augen und frage nach dem Thema, das den betreffenden Menschen derzeit beschäftigt. Die Antwort kommt in Form eines Bilds, eines Gefühls oder eines Gedankens.

Während der Behandlung verbindet sich die Aura des Gebers mit derjenigen des Empfängers. Auf diesem Weg findet ein Austausch statt. Salopp ausgedrückt, könnte man sagen: Der eine empfängt die Heilung und der andere die Informationen. Doch auch hier gilt das Gesetz der Resonanz. So sind alle Gedanken, Bilder und Gefühle, die dem Heiler während der Behandlung offenbar werden, auch für ihn selbst bedeutsam. Es ist nicht nur das Thema des anderen, mit dem er in Berührung kommt. Niemand kann im Außen erfahren, was nicht in ihm selbst enthalten ist.

Jeder Heiler wird für sich selbst herausfinden, in welcher Form die Informationen zu ihm gelangen. Ich erhalte sie meist durch Bilder aus meiner eigenen Vergangenheit. Ich erinnere mich dann an Geschehnisse, die (scheinbar) nichts mit der aktuellen Situation zu tun haben. Das Thema, das damals im Zentrum meiner Erfahrung stand, ist in diesem Moment für den anderen relevant. Meine frühere Erfahrung steht dann in Resonanz zu dem gegenwärtigen Thema des anderen.

Einmal erinnerte ich mich während einer Behandlung beispielsweise an einen lange zurückliegenden Polizeieinsatz. Er betraf die Fahndung nach einem »bösen Buben«, der in die Gegend Mannheim und Ludwigshafen geflüchtet war. Die beiden Städte sind durch den Rhein getrennt. Auf der Suche nach dem Mann, dessen Personalien unseren Haftbefehl zierten, fuhren wir unzählige Male über der Brücke zwischen den Städten hin und her. Sobald wir in der einen Stadt waren, hielt sich unser Freund in der anderen auf – und umgekehrt. Wir bekamen den Burschen einfach nicht zu fassen, er spielte Katz und Maus mit uns.

Dieses vergangene Szenario aus meinem Polizistenleben hatte nun wirklich nichts mit dem Heilen durch Handauflegen gemein, das ich gerade praktizierte. Dennoch wusste ich, dass meine Erinnerung irgendeinen symbolischen Bezug zu dem aktuellen Thema des anderen hatte. Also erzählte ich dem Adressaten meiner Reiki-Behandlung die Story von dem Typen, der zwischen zwei Städten hin und her gerissen war und sich nicht entscheiden konnte, wohin er flüchten sollte. Im Zentrum der Geschichte stand die Brücke, die beide Städte miteinander verbindet.

Als ich meine Schilderung beendet hatte, sagte er: »Genauso fühle ich mich zurzeit.« Er sei derzeit hin und her gerissen zwischen zwei gegensätzlichen Alternativen und grüble über eine Möglichkeit nach, beide unter einen Hut zu bringen oder – anders ausgedrückt – eine Brücke zu bauen, die das eine mit dem anderen verbindet. Ursache der Energieblockade war die Angst vor der Entscheidung. Die Brücke wäre für ihn ein Ausweg gewesen, sich nicht entscheiden zu müssen.

Die Informationen, die der Heiler erhält, helfen dem anderen, sich über seine Gedanken, Gefühle und Bilder klar zu werden. Der Heiler hat die Distanz zum Leben des anderen. Er ist nicht betroffen, kann aus der Ferne betrachten. Es braucht Distanz, um die Nuancen eines Bilds deutlich zu sehen. Indem er sagt, was er sieht, kann er dem anderen zur Erkenntnis verhelfen.

Doch sollte der Heiler unbedingt vermeiden, Angst zu erzeugen. Er sollte verantwortlich mit den Informationen umgehen, die er erhält. Die Ursache von Blockaden sind Ängste; da ist es wenig hilfreich, neue Befürchtungen zu schüren und damit weitere Blockaden zu schaffen.

Bilder von Krankheit und Tod beispielsweise stehen nicht immer unmittelbar für diese konkreten Ereignisse, sondern sind vielmehr Ausdruck entsprechender Themen, die den Menschen gerade beschäftigen. Das Bild des Todes ist auch ein Symbol für Abschied, das der Krankheit für Schmerz oder Verletzung. Die Bilder zeigen innere Gefühlswelten, nicht reelle äußere Geschehnisse. Sie taugen nicht generell als »konkrete« Zukunftsvorhersage.

Vor kurzem erhielt ich zum Beispiel einen Brief von einer Frau, die solch einen Eindruck »wörtlich nahm«. Sie hatte an einer meiner Lesungen teilgenommen und teilte mir mit, sie stünde in Kontakt mit einer hellsichtigen Heilpraktikerin und wisse nun durch die vermittelten Eindrücke, dass sie mir in einem früheren Leben begegnet sei. Wir hätten in inniger Beziehung zueinander gestanden. Das Wort »innig« hatte sie in dem Brief unterstrichen. Sie habe damals als Frau über außergewöhnliche Kräfte verfügt und ich, als männlicher Schamane, hätte ihr auf Anordnung meines Häuptlings, der ihre magischen Fähigkeiten fürchtete, die Energiebahnen durchgeschnitten. Daraufhin sei sie gestorben. Zwar hege sie keinen Groll mehr gegen mich, habe aber von dem Gedanken Abstand genommen, bei mir ein Reiki-Seminar zu buchen. Sie wisse zwar nicht, ob mich das alles interessiere, wolle mir diese wichtigen Informationen jedoch nicht vorenthalten.

Da ich nicht in einem falschen Licht erscheinen möchte, gestatte man mir an dieser Stelle die Versicherung, dass ich weder in diesem noch in vergangenen Leben die Energiebahnen irgendwelcher armen Menschen gekappt habe (zumindest keine lebensnotwendigen). Das entspricht nicht meinem Stil. Okay, vielleicht habe ich in mittelalterlichen Zeiten die eine oder andere Hexe verbrannt und manch störrischem Zeitgenossen bei lebendigem Leib die Fingernägel herausgerissen. Aber habt Verständnis: Wenn es so war, werde ich meine Gründe dafür gehabt haben …

Ich kenne die hellsichtige Heilpraktikerin nicht und kann

deshalb auch keine Aussage über die Qualität ihrer Arbeit machen. Sicherlich kann man in der Aura Spuren vergangener Leben erkennen. Das setzt aber voraus, dass man zu dem betreffenden Menschen auch Kontakt hat. Es fällt schwer, die seelische Geschichte eines Menschen zu erkennen, den man noch nie gesehen hat.

Es ist vielleicht auch bestätigend zu vernehmen, dass der Chef, der mich in diesem Leben mobbt, bereits in früheren Existenzen ein Bösewicht war. In der Werkstatt des Lebens erhalte ich jedoch nur den Meisterbrief, wenn ich bereit bin, die Verantwortung für meine Gedanken, Gefühle und Erfahrungen selbst zu übernehmen. Solange ich noch die dunklen Stellen meiner Aura anderen in die Schuhe schiebe, bleibe ich Geselle.

Knockin' on Heaven's Door

Ich habe in den letzten Jahren viele getroffen, die suchten – um des Suchens und nicht um des Findens willen. Denen vieles gezeigt wurde und die dann entschieden, dass es doch nicht das Richtige für sie sei. Die lieber viele Oberflächen betrachten als einmal in die Tiefe blicken wollten.

Ich habe in den letzten Jahren viele getroffen, die baten – um des Bittens und nicht um der Gaben willen. Denen oft Gaben gereicht wurden und die dann entschieden, sie aus diesen oder jenen Gründen doch nicht anzunehmen. Die lieber mit leeren Händen klagen als mit vollen Händen genießen wollten.

Ich habe in den letzten Jahren viele getroffen, die anklopften – um des Klopfens und nicht um des Eintritts willen.

*Denen das Tor zu ihren Gefühlen aufgetan wurde und
die dann entschieden, doch lieber außen vor zu bleiben.
Die viel Lärm um ihr spirituelles Wachstum machten
und doch nicht bereit waren, sich zu öffnen.*

*Wenn mein Suchen, Bitten, Klopfen nicht von meinem Willen
beseelt ist, vom Suchen, Bitten, Klopfen abzulassen,
werde ich immer weiter suchen, immer weiter bitten, immer
weiter klopfen müssen. Wenn mein Suchen, Bitten, Klopfen
nicht von meinem Glauben beseelt ist, dass mir das Richtige
gezeigt, das Richtige gegeben, die richtige Tür geöffnet wird,
werde ich immer weiter suchen, immer weiter bitten,
immer weiter klopfen müssen.*
*Ich muss es ernst meinen. Ich muss das Suchen beenden wollen, sonst bleibe ich Suchender. Ich muss es ernst meinen. Ich
muss das Bitten beenden wollen, sonst bleibe ich Klagender.
Ich muss es ernst meinen. Ich muss das Klopfen beenden
wollen, sonst bleibe ich Lärmender.*

*Leg deine rechte Hand auf dein Herz, schließ die Augen
und sieh dich um. Such in dir das Himmelstor.
Der Meister der Liebe sprach: Suche ehrlich, und du wirst finden.*

*Bitte darum, dass man dir zeige,
was hinter dem Tor verborgen liegt.
Der Meister der Liebe sprach: Bitte ehrlich, und dir wird gegeben.*

*Nun, wenn du das Tor gefunden
und um Einlass gebeten hast, klopf an.
Der Meister der Liebe sprach: Klopf an, und dir wird aufgetan.*

Und dann geh hinein in deinen Himmel.

Die Lehrerausbildung

Wer als Reiki-Meister Freude daran empfindet, anderen Menschen Reiki näherzubringen und in die drei Grade einzuweihen, kann eine Ausbildung zum Lehrer absolvieren. Der Lehrergrad ist keine weitere Stufe im klassischen Sinne. Ein Lehrer ist »nur« ein Meister, der Reiki lehrt. Ab und an höre ich von Leuten, sie seien in den siebten oder achten Grad eingeweiht worden. Diese Philosophie ist mir fremd. Ich halte drei Grade für völlig ausreichend und glaube auch, dass man als Reiki-Lehrer lernen muss, seine Teilnehmer beizeiten loszulassen, statt sie unentwegt von einem Seminar ins nächste zu befördern.

Im Lehrergrad entwickelt der Reiki-Meister die Fähigkeit, Meditationen und Übungen selbst zu schreiben, eigene Konzepte für die drei Grade im Sinne der Themen »Liebe, Vergebung, Verantwortung« zu erarbeiten und in die Praxis umzusetzen. Damit verbunden ist die Ausbildung zum Meditationslehrer. Ich halte diese Kombination für sinnvoll, wenn nicht sogar für erforderlich. Reiki ist eine Technik der Meditation und Heilung. Meditation ist daher die Basis eines guten Reiki-Seminars.

Ich habe früher sowohl Meditations- als auch Reiki-Lehrer ausgebildet. Beide Seminare liefen getrennt voneinander. Sehr schnell stellte ich fest, dass diejenigen Reiki-Lehrer, die zuvor die Ausbildung zum Meditationslehrer absolviert hatten, gegenüber den übrigen einen immensen Vorsprung hatten. Seitdem verbinde ich den Reiki-Lehrergrad mit der Ausbildung zum Meditationslehrer. Während eines Jahres mit monatlichen Treffen und vielen, vielen »Hausaufgaben« findet jeder Teilnehmer seinen eigenen, einzigartigen Stil. Auch hier gilt: Jeder tue es auf seine Weise.

Mein persönliches Ziel ist, dass zum Schluss der Ausbildung alle Meditations- und Reiki-Lehrer nicht nur arbeiten *können*, sondern es auch *tun*. Der Bedarf an Meditationsgruppen ist groß. Deshalb sollte die Ausbildung auch das Fach »Menschenfischen« nicht vernachlässigen. Viele, die im spirituellen Bereich arbeiten möchten, scheitern nicht an der Qualität ihrer Arbeit, sondern vielmehr daran, dass nicht genügend Menschen zu ihnen finden. Wer allerdings esoterischen Schnickschnack vermittelt, dem geschieht es recht. Es gilt das Prinzip der Resonanz. Jeder Seminarleiter erhält die Teilnehmer, die er verdient. Bei vielen guten Leuten aber ist es schade, dass sie ihre Fähigkeiten niemandem vermitteln können, weil einfach keiner kommt. Das Problem liegt jedoch nie bei den potenziellen Teilnehmern, sondern immer bei dem Anbieter, der zu wenig Energie in seine Sache investiert oder aber mit der Energie nicht gut genug in seinem Sinne umzugehen weiß.

Ich kenne Bauunternehmer, die mit esoterischen Themen nichts am Hut haben und dennoch mit der göttlichen Energie besser arbeiten als viele Seminarleiter, die sich mit Energiearbeit beschäftigen. Zur verantwortlichen Arbeit gehört auch die Zuverlässigkeit. Wer dienstagabends zur Meditation einlädt, darf nicht bereits nach sechs Wochen die erste schöpferische Pause einlegen. Es braucht seine Zeit, bis sich ein gutes Angebot herumgesprochen hat. Der Trick lautet: anfangen und nie mehr aufhören. Wer sich nicht immer wieder auf die Socken macht und durch Vorträge oder auf andere Weise Menschen anspricht, hat es schwer. Flyer in Naturkostläden zu deponieren oder Annoncen in Fachzeitschriften zu schalten reicht allein nicht immer aus. Auch Jesus ging »Klinken putzen« und sprach die Menschen persönlich an.

»Hey«, sagte er, »komm mit mir.«

»Warum sollte ich das tun?«, fragte der Angesprochene.

»Weil du sonst deine Chance verpasst«, antwortete Jesus. »Nur durch mich kannst du in den Himmel kommen. Also nutze die Gelegenheit, die ich dir heute biete.«

Hätte sich Jesus in eine Höhle gesetzt und auf Jünger gewartet, wären keine zwölf zusammengekommen. Auch ein Erleuchteter muss gelegentlich an die frische Luft, damit andere sein Licht von weitem sehen können.

Reiki-Lehrer und -Heiler können sich an den folgenden »Leitsätzen« orientieren:

- Wir bieten unseren Teilnehmern gute Seminare und stehen ihnen auch anschließend als Ansprechpartner zur Seite. Wir stellen den Menschen, die zu uns kommen, unser Wissen und unsere Hilfe zur Verfügung.
- Wir lehren, aber wir belehren nicht. Wir leisten Hilfe zur Heilung, aber wir heilen nicht.
- Wir verbreiten keine Angst, indem wir einen rechten Weg predigen und vor einem unrechten warnen. Wir glauben

nicht an dunkle Mächte und böse Energien. Wir lehren Eigenverantwortung statt Fremdbestimmung.
- Wir arbeiten, weil wir Freude daran haben, und nicht, weil wir uns dazu verpflichtet fühlen. Wir wissen, dass wir alles auch für uns und nichts nur für andere tun.
- Wir betrachten die Menschen, die zu uns kommen, nicht als Schüler. Für uns gibt es kein Oben und kein Unten. Wir reichen die Hand und nehmen zugleich die Hand des anderen. In diesem Sinne geht es immer eins zu eins aus.
- Wir sind nicht verantwortlich für die Menschen. Jeder muss sein Leben selbst leben. Aber wir sind verantwortlich für unsere Arbeit.

Zum Schluss

Im März 1998 wurde ich in den ersten Grad des Reiki eingeweiht. Ich hatte mich einige Wochen vorher zu dem Seminar angemeldet, ohne zu wissen, was mich dort erwarten würde. An spirituellen Seminaren oder Workshops hatte ich nie teilgenommen. Ich war also ein echtes esoterisches Greenhorn. Als Kriminalbeamter und Angehöriger einer Spezialeinheit war meine flüssigste Handbewegung bis dahin das Ziehen meiner Dienstpistole aus dem Hosenbund und eine meiner Lieblingsbeschäftigungen das Eintreten von Türen auf der Suche nach gefährlichen Straftätern. Niemals hätte ich zu diesem Zeitpunkt geglaubt, dass das Seminar mein Leben entscheidend verändern würde. Doch es wurde alles auf den Kopf gestellt.

In der Folge fiel es mir innerlich immer schwerer, die Rolle des »harten Bullen« zu spielen; und auch meine Ehe geriet für kurze Zeit in Gefahr. Doch wie es sich für einen guten Kriminalbeamten gehört, blieb ich hartnäckig auf der Spur. Meine tägliche Reiki-Übung wurde für mich so selbstverständlich wie Essen und Trinken. Sie half mir, nach und nach meine äußeren und inneren Panzer abzulegen, die mich bis dahin vor meinen und den Gefühlen anderer geschützt hatten. Ich spürte, dass ich auf dem Weg war, glücklich zu werden. Nichts konnte mich mehr davon abhalten, diesen Weg weiterzugehen. Er führte mich in mein neues Leben als Reiki-Lehrer. Ich war voller Tatendrang und Vorfreude und brannte darauf, meine Erfahrungen nun selbst an andere Menschen weiterzugeben. Niemals wäre ich zu diesem Zeitpunkt auf die Idee gekommen, dass irgendjemand etwas Schlechtes daran vermuten könnte.

Vor meinem ersten eigenen Seminar suchte ich einen esoterischen Buchladen auf. Ich wollte mich mit dem nötigen Handwerkszeug »ausrüsten«. Auf meiner Einkaufsliste standen Klangschalen, Meditationsmusik, Räucherstäbchen, Aura-Soma-Fläschchen und vieles mehr. Eben alles, was ein Reiki-Lehrer so braucht, um seinen Schülern eine vorschriftsmäßige Reiki-Einweihung zu verpassen.

Die Buchhandlung gehörte zwei älteren Damen, die mich zunächst sehr freundlich bedienten. Obwohl ich gerade dabei war, mehrere hundert Mark auszugeben, veränderte sich ihr Verhalten mir gegenüber, als sie hörten, dass ich Reiki-Lehrer sei. Ich konnte mir das nicht erklären. Die Buchhandlung war gut besucht, und die beiden Damen begegneten allen Kunden sehr hilfsbereit und zuvorkommend. Aber irgendetwas hatte sie offensichtlich an mir abgeschreckt, sodass sie sogar riskierten, auf eine gute Einnahme zu verzichten. Tatsächlich hatte ihr plötzlicher Stimmungswechsel in mir zunächst den Impuls hervorgerufen, den Laden unverrichteter Dinge zu verlassen. Diese Buchhandlung war schließlich nicht die einzige in der Umgebung. An Esoterikläden herrscht im Ruhrgebiet kein Mangel. Aber ich blieb und führte meine Einkäufe zu Ende, bevor ich das Geschäft verließ.

Im Laufe der nächsten Monate etablierte ich mich mit

meinen Meditations- und Reiki-Kursen. Meine Arbeit sprach sich herum, und ich lernte Menschen kennen, die ebenfalls Kunden dieser Buchhandlung waren. Einige kannten die Damen näher und berichteten mir, dass die beiden im Laufe der Jahre eine regelrechte Abneigung gegen Reiki entwickelt hätten. Sie wären an allen möglichen und unmöglichen esoterischen Themen interessiert, man könnte mit ihnen über Entführungen durch Außerirdische und Kontakte zu Jenseitigen sprechen. Man könnte sich mit ihnen über Tai Chi, Qigong und Yoga unterhalten und ihnen die verschiedensten Geistheilungsmethoden aus den entlegensten Winkeln dieser Welt schildern. Sie hätten ein offenes Ohr für alles und jedes, doch wenn das Wort »Reiki« fiele, machten sie die Schotten dicht.

Woran lag das? Was hatte dazu geführt, dass diese sonst so aufgeschlossenen Menschen die Technik, die mich glücklich machte, missbilligten?

Im Laufe der Zeit stellte ich fest, dass Reiki nicht durch sich selbst in Verruf gekommen war, sondern durch wenige, die es repräsentierten. Einen negativen Touch erhielt das Reiki zunächst durch unangemessen hohe Preise, die manch Lehrende für ihre Seminare verlangten. Dies ließ bei vielen den Verdacht aufkommen, dass, wenn der Preis für ein Seminar eine Abzocke ist, dies dann auch für seinen Inhalt gelte. Schließlich ist dies ein Indikator für Betrug. Der Betrüger will ohne entsprechende Gegenleistung reich werden. Die Ausbreitung des Reiki hatte jedoch zur Folge, dass es immer mehr Reiki-Lehrer gab, und die Preise sanken glücklicherweise wieder. Jeder hat das Recht, einen angemessenen Preis für seine Leistung zu erhalten. Doch käme wohl kein ernst zu nehmender Tai-Chi-Lehrer auf die Idee, für einen Fortgeschrittenenkurs mehrere tausend Euro zu verlangen, die auch heute noch mancher Reiki-Lehrer als Gegenleistung für einen Meistergrad haben möchte.

Manche betrachteten die drei Grade des Reiki als eine Art Hierarchie. Sie glaubten, der Reiki-Meister sei in seiner seelischen Entwicklung weiter fortgeschritten als andere; und viele der vermeintlich Eingeweihten verhielten sich auch so. Sie waren der Ansicht, aufgrund ihrer spirituellen Ausbildung und Verhaltensweisen »bessere« Menschen zu sein. Sie waren ihrer Meinung nach bewusst, andere unbewusst: Sie waren die Lichtarbeiter, während andere noch durch die Dunkelheit irrten. Auch diese Haltung stieß bei vielen auf wenig Gegenliebe. Menschen, die eine hehre Einstellung zur Schau tragen, statt einfach zu praktizieren, wirken auf andere oft wenig authentisch.

Ich glaube, dass es keinen allgemein gültigen Seelenweg gibt, an dem man abmessen kann, welcher »Läufer« weiter oder schneller ist. Jeder von uns befindet sich auf seinem eigenen, höchstpersönlichen Weg. Es gibt kein Ziel im absoluten Sinne. Jeder kann nur Meister seines eigenen Lebens werden. Und auf diesem Weg gibt es keine Abkürzung.

Ab und an hört man esoterisch interessierte Leute über andere urteilen, der (oder die) sei »noch nicht so weit«. Sie meinen den seelischen Entwicklungsstand des betreffenden Menschen und wollen damit gleichzeitig signalisieren: »Ich bin schon weiter als der andere.« Diese Denkweise beruht auf dem Glauben, es gebe eine Art spiritueller Karriereleiter, die man erklimmen könnte. Die Feststellung, wie weit jemand im Vergleich zu einem anderen gegangen ist, setzt jedoch die Vergleichbarkeit ihrer Wege voraus. Gingen beide denselben Weg, könnte man sagen, der eine ist bis hierhin und der andere bis dorthin gekommen. Es ist aber jeder auf seiner eigenen Reise. Jeder geht seinen eigenen, höchstpersönlichen Weg, der sich von den Wegen jedes anderen unterscheidet. Wer könnte mit Sicherheit sagen, welcher von zwei Suchenden auf seiner Reise durch die Ewigkeit weiter vorangeschritten ist? Wie lauten die Kriterien für ein solches Urteil? Ich kenne keine.

Während ich dies schreibe, schaue ich aus dem Fenster und sehe auf dem Rasen einen Hund, der am Baum vor unserem Haus sein kleines Geschäft erledigt. Es ist Frühling. Der Baum ist bevölkert von zwitschernden Vögeln. Wer ist nun »weiter«? Der Hund oder die Vögel? Oder vielleicht der Baum...?

Ich habe auf esoterischen Messen viele gesehen, die auf der Flucht vor sich selbst so weit gekommen waren, dass man befürchten musste, sie könnten es nicht schaffen, rechtzeitig vor ihrem Tod wieder zu sich zurückzufinden.

Ich glaube an die Weiterexistenz nach dem Tod, und zwar schon deshalb, weil man die Chance haben muss, die Eindrücke des vergangenen Lebens zu verarbeiten. Ich habe in diesem Erdendasein viel erfahren sowie verdrängt, und ich schleppe manch unverarbeiteten Kram mit mir herum. Zahlreiche Erfahrungen werden, wie ich hoffe, noch dazukommen. Ich glaube nicht, dass mich mein zukünftiger Tod davon befreien wird, mich mit alldem auseinanderzusetzen.

Viele unserer Gefühle sind Eindrücke längst vergangener

Leben. Es sind Gefühle ohne Bilder. Die Seele schützt uns vor Erinnerungen. Die Bilder unserer früheren Existenzen würden uns heute nur verwirren. Schlimmstenfalls könnten wir sie nicht verkraften. Rückführungen in vergangene Leben halte ich daher weder für sinnvoll noch für erstrebenswert. Die Erinnerungen kehren wieder, wenn wir uns zwischen den Ausflügen in die Körperlichkeit in der geistigen Welt aufhalten. (»Geistige Welt« ist ein schöner Begriff, wenn auch nicht ganz zutreffend. Das Jenseits ist kein Ort, sondern vielmehr eine Bewusstseinsqualität, die losgelöst vom irdischen Körper existiert.)

Auch die Frohe Botschaft des Meisters der Liebe hat das Versprechen des ewigen Lebens zum Inhalt. Dies bedeutet, dass es nach dem Tod »weitergeht«. Mein jetziges Leben ist für mich der Beweis dafür, dass es auch nach meinen letzten Toden nicht endet. Würde man mich an das Grab eines meiner früheren Leben führen und dort fragen, ob ich mit diesem Menschen, der ich war und der womöglich um sein Leben gekämpft und den Tod gefürchtet hat, tauschen möchte, würde ich die Frage verneinen. Wer steigt schon gern in ein altes Grab, auch wenn es sein eigenes ist? Vielmehr wäre ich froh, dass mein damaliges Festhalten am Leben vergebens war und ich so zu dem werden konnte, der ich heute bin. Niemals mehr würde ich tauschen wollen. Und so würde es auch in der Zukunft sein, stünde ich in einem neuen Leben vor dem Grab meines heutigen Körpers.

Man braucht keine mediale Ausbildung, um den Kontakt zur geistigen Welt herzustellen. Jeder von uns macht es auf seine eigene Weise. Jede Nacht, wenn wir schlafen, gehen wir über unsere körperlichen Sinne hinaus. Oftmals träumen wir von einem Verstorbenen; und mancher Traum ist so klar, dass wir uns auch nach dem Aufwachen an ihn erinnern können. Ich habe nicht den geringsten Zweifel daran, dass diese Begegnungen genauso real sind wie der Milchkaffee, den ich zum Frühstück trinke.

Doch es gibt auch Menschen, die in ihrem Wachzustand mit der geistigen Welt kommunizieren können. Sie arbeiten als Dolmetscher zwischen Jenseits und Diesseits. Manche halten nur Einzelsitzungen ab, andere treten ebenso vor einem größeren Publikum auf. Je nach Arbeitsweise und Fähigkeit sehen oder fühlen sie die Anwesenheit eines Verstorbenen, der sich einem Zuhörer mitteilen möchte. Die Inhalte der Botschaften ähneln sich und gehen nur selten über das Niveau eines Grußworts hinaus: »Hallo, mir geht es gut. Ihr habt nur meinen Körper begraben. Ich existiere weiter.« Viele übermitteln ihren Dank für die Pflege, die sie in ihren letzten irdischen Tagen erfahren habe. Sehr oft werden die Hinterbliebenen aufgefordert, endlich von der Trauer loszulassen. Der Verstorbene hat nach einer mehr oder weniger langen Ruhephase das Bedürfnis, seine neue Erfahrungswelt zu erkunden. Doch solange seine Liebsten auf der Erde noch trauern, fällt es ihm schwer, sie allein zu lassen. Welche Mutter verlässt leichten Herzens ihr weinendes Kind?

Für manchen Angehörigen ist die Bestätigung wichtig, die Beerdigung im Sinne des Verstorbenen ausgerichtet zu haben. Die Hauptpersonen der Veranstaltungen berichten über die Medien aber einvernehmlich, dass man diesbezüglich nichts falsch machen kann. Der Tod beendet die Verbindung der Seele mit dem Körper. Das Ende der Verbindung ist absolut. Was aus dem Körper wird, ist der Seele dann gleich. Sie hat keine Beziehung mehr zu ihm. Wir haben ja auch keine Beziehung zu den Körperbestandteilen, die wir während des Lebens naturgemäß verlieren. Das Schicksal des Fingernagelstücks zum Beispiel, das ich morgens ins Waschbecken geschnitten habe, ist mir abends vollkommen gleichgültig.

Die Botschaft, dass ein verstorbener Mensch nicht wirklich tot ist, sondern in einer anderen Dimension weiterlebt, ist tröstlich. Der Gang zu einem Medium sollte dennoch nicht zur Gewohnheit werden. Wenn ich mir einmal die Gewissheit verschafft habe, dass Onkel Paul nach seinem Dahinscheiden ein tolles Leben in der geistigen Welt führt, kann ich ihn loslassen. Man sieht sich früh genug wieder.

Doch mancher ist geradezu süchtig nach Jenseitskontakten und klammert sich an die feinstofflichen Hemden seiner Verstorbenen. Nach der Rückkehr von der irdischen Reise werden wir von unseren jenseitigen Angehörigen gefragt: »Und, wie war es? Hast du das Leben auf der Erde genossen?« Viele fragen dann erstaunt: »Ach, darum ging es?« Und mancher verbissene Esoteriker muss die Frage mit dem Satz beantworten: »Nein, ich habe dauernd versucht, mit euch zu telefonieren.«

Mein lieber Freund Thommy sagte zu dem Thema: »Mich braucht ihr im Jenseits nicht anzurufen. Ich will gar nicht erreichbar sein. Sobald ich drüben bin, schalte ich den Anrufbeantworter ein und geh auf Party...«

In den letzten Jahren habe ich auf spirituellem Gebiet vieles gesehen und gehört. Ich habe esoterische Buchhandlungen,

Messen und Kongresse besucht und dort meine Lesungen und Vorträge gehalten. Ich bin Jenseitsmedien und Geistheilern, spirituellen Lehrern und selbsternannten Meistern begegnet. Viele waren im Hinblick auf ihre Arbeit gut und empfehlenswert. Für mindestens genauso viele galt aber auch das genaue Gegenteil.

Die »guten« Anbieter spiritueller Dienstleistungen zeichnen sich durch ihre Bodenständigkeit aus. Sie beherzigen den Grundsatz, dass der Ausgleich zwischen Kronen- und Wurzelchakra, zwischen dem Spirituellen und dem Körperlichen, auch im Leben hergestellt werden muss. Sie erhöhen sich nicht über andere und sind sich bewusst, dass sie nur einen Aspekt der Wahrheit vermitteln. Eine Wahrheit, die allein die ihre ist. Sie tun nicht »heiliger«, als sie sind, und verbreiten keine Angst, indem sie vor dunklen Mächten und schlechten Energien warnen. Wer ohne Bodenhaftung im spirituellen Universum herumflattert, sollte dies für sich allein tun, damit der Absturz nicht zum Massenunglück wird.

Die guten Lehrer predigen frohe Botschaften.

Advent: Eine Weih-Nachts-Meditation

Du befindest dich allein an einem Ort, an dem es außer Sand nichts anderes gibt. Dein Blick ist auf den Horizont gerichtet. Du siehst dort nur die Weite, unendliche Weite. Die Sonne scheint, doch ist es nicht zu heiß. Der Himmel ist strahlend blau. Vor dir ist nichts, hinter dir ist nichts. Es gibt keinen, den du sehen kannst, keinen, mit dem du sprechen kannst. Du bist allein. Und

doch fühlst du dich wohl. Es ist genau das, was du momentan nötig hast. Und nun gehst du langsam los, du gehst hinein in die Wüste, immer geradeaus. Es fällt dir nicht schwer, der Boden ist sandig, aber fest.
Plötzlich siehst du vor dir in der Ferne einen wunderschönen Garten, einen Garten mit Bäumen und Blumen, mit Wasser in Bächen und kleinen Seen. In der Mitte des Gartens ist eine große Wiese. Noch ist sie weit entfernt, doch mit jedem Schritt kommst du näher. Plötzlich siehst du auf der Wiese, klein noch, kaum erkennbar, einen Menschen sitzen, sanft umhüllt von weißem Licht. Er sitzt dort in der gleichen Haltung wie du hier im Raum. Und obwohl du ihn kaum erkennen kannst, weißt du genau, dass dieser Mensch dort auf der Wiese in dem schönen Garten... du selbst bist.
Es ist der Teil von dir, den du auf deiner Reise durch Raum und Zeit zurückgelassen hast.
Es ist der Teil von dir, der keine Fragen hat, der keine Angst hat, der keine Sorgen hat, der nicht urteilt, sondern nur beobachtet.
Es ist der Teil von dir, der in jedem Augenblick deines Lebens absolut im Hier und Jetzt ist.
Es ist der Teil von dir, der um seine Ewigkeit weiß und sich immer seiner Göttlichkeit bewusst ist.
Es ist der Teil von dir, der die Bedeutung deines jetzigen, deiner vielen vergangenen und deiner zukünftigen Leben kennt.
Es ist der Teil von dir, der immer unermessliche Freude an der Existenz empfindet. Es ist der Teil von dir, der immer da war, immer da ist und immer da sein wird.
Langsam näherst du dich dem Garten. Immer noch siehst du vor dir auf der Wiese den Menschen in ruhiger Haltung und mit geschlossenen Augen sitzen. Nun gehst du hin und setzt dich ihm schweigend gegenüber.

Hätten die Jünger des Meisters damals im Garten Gethsemane nicht geschlafen, wären sie in dieser Nacht erleuchtet worden. Es wäre ihre Weih-Nacht geworden.
Während du jetzt auf der Wiese in deinem Garten Gethsemane deinem göttlichen Teil gegenübersitzt, beschließt du, nicht einzuschlafen. Du beschließt, wach zu bleiben, damit du deine Weih-Nacht nicht verpasst.
Es ist Advent. »Advent« heißt »Ankunft«.
Und nun öffnet auch dein Gegenüber die Augen.
Beide schaut ihr euch an. Und du hörst die Worte:

»Da bist du ja endlich.«

Nachwort

Zum Abschluss meiner Reiki-Ausbildung bei Peter Dieckmann war ich aufgefordert, mich zu drei Dingen zu bekennen: die Verantwortung zu übernehmen für meine Gedanken, Gefühle und die Ereignisse meines Lebens. Ja, mittlerweile bin ich davon überzeugt, dass dies das Wichtigste im Leben eines jeden Menschen ist.

Peter Dieckmanns Arbeit hat mich tief innerlich auf einer zwar nicht sichtbaren, aber doch spürbaren Ebene erreicht. Nach meinem ersten Reiki-Seminar bei ihm kam ich nach Hause, und meine Frau und meine Tochter meinten ganz unabhängig voneinander, dass ich irgendwie verändert sei. Mein Frau sagte: »Das ist schon verrückt, aber deine Berührungen fühlen sich viel weicher und so sanft an. Es ist, als ob etwas anderes von dir ausgeht.«

Ja, das konnte ich auch selbst fühlen. Dabei war ich mit vielen Fragezeichen zum Seminar an die Nordseeküste gefahren. Dass ich mich überhaupt für eine Reiki-Ausbildung entschieden hatte, lag an Peter Dieckmann: Durch seine handfeste Art ohne zu viele Worte konnte er mich mit in eine Welt nehmen, in der es um Energien und oft wenig Greifbares ging. Sein Humor, seine bodenständige Direktheit und seine trotzdem tiefe Verbundenheit zur inneren Welt sind aus meiner Sicht eine wunderbare und seltene Paarung.

Ich habe bei ihm gelernt, dass es wirklich große Kräfte gibt, die weit über mich selbst hinausgehen. Dass es diese Kräfte sind, die wirklich heilen können. Und dass ich selbst mich lediglich zur Verfügung stellen muss, um diese Kräfte durch mich wirken zu lassen. Sich dieser Tatsache zu öffnen ist erst einmal nicht leicht. Aber dann ist es erleichternd zu erkennen, dass nicht wir es tun müssen, wenn es um Heilung geht, sondern dass alle wichtigen Dinge durch uns getan werden. Von uns wird nur eins verlangt: Wir müssen uns für die größeren Kräfte öffnen und bereit sein zur Hingabe.

Ich habe durch Reiki in erster Linie einen tieferen Zugang und ein besseres Verständnis für mich selbst gewonnen. Und ich habe noch deutlicher gesehen, wie wichtig es ist, die Verantwortung für das eigene Leben und das eigene Handeln vollends zu übernehmen.

Dafür danke ich Peter Dieckmann von Herzen und wünsche allen Lesern weiterführende Einsichten und die nötige Offenheit, das, worüber er schreibt, auch wirklich bis ins Innere zuzulassen. Dann kann Reiki verblüffende Wirkungen zeigen.

Wolfram Zurhorst

Dank

Anett Schultze und Siegfried Reitz sind verantwortlich dafür, dass ich das Buch schon jetzt und nicht erst als Reiki-Lehrer im Ruhestand geschrieben habe.

Karola Bruder verhalf dem Buch dazu, aus seinen Kinderschuhen herauszuwachsen.

Claudia Simon, Bianca Lübben und Britta Millek lasen das Manuskript. Ihre Anregungen waren wichtig und wertvoll.

Jens Schmidt und Lars Bratke danke ich dafür, dass sie mir den heiligsten Raum für meine Seminare zur Verfügung stellen.

Ralf Lay danke ich für die gute Zusammenarbeit an der Endfassung des Buches.

Ohne Karina wäre dieses Buch niemals geschrieben worden.

Die Meditationen

Vor deiner Geburt wurde dir gesagt............	14
Das Schiff auf dem Meer der Ewigkeit..........	88
Länder der Seele	89
Die Schule des Lebens	91
Das Mädchen aus dem kleinen Dorf irgendwo auf dieser Welt	93
Durch dich hat das Göttliche ein Zeichen gesetzt	105
Diese Augen suchen......................	117
Und es geschieht doch	123
Das Kind in dir..........................	145
Du bist einfach nur da	149
Ich fließe mit dem Fluss meines Lebens	154
Der Weg, den du schon oft gegangen bist.......	165
Vorsätze	178
Mach deine Sache gut	185
Verantwortlich	190
Hier bin ich	192
Meister und Schüler......................	198
Leben, um zu lernen	211
Ein neuer Tag in deinem Leben	216
Niemand kann dich zwingen	227
Das Leben, die Liebe und du	231

Ich werde da sein 237
Tu es auf deine Weise 242
Glaube, Hoffnung, Liebe 284
Dein Atem ist Liebe......................... 290
Knockin' on Heaven's Door 298
Advent: Eine Weih-Nachts-Meditation 312

Kontakt

Ursprünglich sollte dieses Buch *Lumen alba* heißen. *Lumen* ist das Licht, das aus der einen, göttlichen Quelle fließt; *alba* bedeutet »weiß«. Beide Wörter kommen aus dem Lateinischen. Latein ist die Sprache des alten Rom. Rom wird auch die »Ewige Stadt« genannt; und der lateinische Titel für ein Reiki-Buch sollte dokumentieren, dass das Licht des Reiki kein japanisches, sondern ein ewiges ist. Der lateinische Titel sollte sinnbildlich für die Botschaft des Buches stehen, dass Reiki nicht erst seit hundert Jahren, sondern zu allen Zeiten und in allen Kulturen praktiziert wurde.

Da die grammatisch korrekte Übersetzung des Begriffs »weißes Licht« jedoch *Lumen album* lautet und etwas lahm klingt, haben wir uns für einen völlig anderen Titel entschieden. Ganz verzichten wollte ich aber nicht auf »mein *Lumen alba*«, deshalb habe ich meine Homepage (s. u.) so genannt.

Informationen zu Vorträgen und Seminarterminen finden Sie unter:

www.lumenalba.de
und
www.gespraechemitjj.de.

Wenn Sie Kontakt mit mir aufnehmen möchten, schreiben Sie eine Mail an:

pmd@gespraechemitjj.de.